日本食品標準成分表
2020年版（八訂）

炭水化物成分表編
－利用可能炭水化物、糖アルコール、食物繊維

及び有機酸－

STANDARD TABLES
OF
FOOD COMPOSITION IN JAPAN
- 2020 -
(Eighth Revised Edition)

- Available Carbohydrates, Polyols, Dietary Fiber and
Organic Acids -

令和2年12月

文部科学省 科学技術・学術審議会
資源調査分科会 報告

Report of the Subdivision on Resources
The Council for Science and Technology
Ministry of Education, Culture, Sports, Science and Technology, Japan

目　　次

第1章　説　明

1　炭水化物成分表の目的及び性格

1)　目的

　炭水化物は、生体内で主にエネルギー源として利用される重要な栄養成分である。これまで日本食品標準成分表（以下「食品成分表」という）及びその追補における炭水化物量は、可食部 100 g から水分、たんぱく質、脂質及び灰分等の合計 (g) を差し引いた、いわゆる「差引き法による炭水化物」の値を収載するとともに、それに含まれる利用可能炭水化物[注]（単糖当量）、糖アルコール及び食物繊維の値を収載してきた。差し引き法による炭水化物については、食品の栄養成分のバランスをつかむ上で有効であるが、でん粉、ぶどう糖、果糖、糖アルコール、食物繊維、酢酸以外の有機酸等の差引法による炭水化物の構成成分は、ヒトにおける消化の様相やエネルギーとしての利用性等に違いがあることが指摘されている。日本食品標準成分表 2020 年版（八訂）（以下「食品成分表 2020 年版」）では、成分項目群「たんぱく質」と成分項目群「脂質」のエネルギーを、原則として、それぞれアミノ酸組成によるたんぱく質と脂肪酸のトリアシルグリセロール当量で表した脂質を用いて計算することに変更したことに合わせ、炭水化物に由来するエネルギーを、その組成成分をもとに算出する方法に変更することとした。具体的には、成分項目群「炭水化物」に属する成分の消化性に応じて、単糖類、二糖類及びでん粉からなる「利用可能炭水化物（単糖当量）」、ソルビトール、マルチトール等の「糖アルコール」及びヒト小腸の内在性酵素では消化されない、三糖類以上のオリゴ糖類と多糖類と定義される「食物繊維」のそれぞれに異なる換算係数を乗じて、食品中の炭水化物のエネルギーを算出することとした。また、有機酸については、従来は酢酸のみをエネルギー計算に利用していたが、全ての有機酸をエネルギー計算に利用することとした。

　食品成分表 2020 年版には、エネルギー計算に用いる、利用可能炭水化物（単糖当量）、食物繊維総量、糖アルコール及び有機酸及び差引き法による利用可能炭水化物の量を収載したが、炭水化物成分表編においては、差引き法による炭水化物に含まれる成分の組成を、きめ細かく示すことにより、近年、栄養学的な関心の高まっている各種の糖類や難消化性の炭水化物成分の摂取量の推計が可能となる等、国民の健康づくりに貢献する調査研究の進展や栄養指導の高度化が進むことが期待される。

　日本食品標準成分表 2015 年版（七訂）（以下「成分表 2015 年版」という）で初めて策定した炭水化物成分表は、食品中の利用可能炭水化物、糖アルコール及び有機酸の組成を収載していた。今回の改訂においては、追補 2018 年から開始した、AOAC. 2011.25 法を用いて測定した食物繊維の収載を充実し、これらの供給と摂取に関する現状と今後のあり方を検討するための基礎資料を提供するものである。さらに、栄養学、食品学、家政学、生活科学、医学、農学等における調査研究分野や様々な疾患に関する臨床分野においても活用が期待される。

　このように炭水化物成分表は、国民が日常摂取する食品の利用可能炭水化物、糖アルコール、食物繊維及び有機酸に関する基礎データとして、関係方面での幅広い利用に供することを目的としている。

　（注）国際連合食糧農業機関（FAO）では、「available carbohydrate」を用いている。

2

2) 性格

炭水化物成分表は、我が国において常用される重要な食品について、炭水化物のうち、ヒトの酵素により消化され、吸収され、代謝される利用可能炭水化物と糖アルコール及びヒトの酵素による消化はされないが腸内細菌による代謝産物が吸収され、代謝される食物繊維並びに有機酸の標準的な成分値を収載している。

これらの成分値は、原材料である動植物や菌類の種類、品種、生育環境、加工方法等の諸種の要因により、変動することが知られている。炭水化物成分表の収載値は、炭水化物及び有機酸の成分値の変動要因を十分考慮しながら、日常、市場で入手し得る試料についての分析値を基に、年間を通して普通に摂取する場合の全国的な代表値と考えられる成分値を決定し、1 食品 1 標準成分値を原則として収載している。

3) 経緯

国際連合食糧農業機関（FAO）では、2003 年に公表した技術ワークショップ報告書[1]（以下「FAO 報告書（2003）」という）において、炭水化物の成分量の算出に当たっては利用可能炭水化物と食物繊維とを直接分析して求めることを推奨している。

科学技術・学術審議会資源調査分科会（以下「資源調査分科会」という）では、食品成分表又はそのデータベースに関する国際的な動きとの整合性に配慮していくという観点から、日本食品標準成分表 2010（以下「成分表 2010」という）の公表前から、利用可能炭水化物を直接分析し、その組成に関する研究、検討を進めてきた。

さらに、資源調査分科会では食品成分委員会を設置し、その検討の中で成分表 2010 の改訂に合わせて炭水化物の組成に関する成分表を新規に作成することとし、引き続き主要な食品の炭水化物等の組成に関する情報の集積に努めてきた。

このような状況を経て、2015（平成 27）年 12 月の成分表 2015 年版の策定に合わせて、日本食品標準成分表 2015 年版（七訂）炭水化物成分表編（以下「炭水化物成分表 2015 年版」という）を取りまとめた。

食品成分表は、近年、5 年おきに策定されているが、一方、利用者の便宜を考え、食品の成分に関する情報を速やかに公開する観点から、次期改訂版公表までの各年に、その時点で食品成分表への収載を決定した食品について、成分表 2015 年版を追補する食品成分表として公表することとし、2016（平成 28）年、2017（平成 29）年及び 2018（平成 30）年において、日本食品標準成分表 2015 年版（七訂）追補 2016 年（以下「追補 2016 年」という）、同追補 2017 年版（以下「追補 2017 年」という）及び同追補 2018 年版（以下「追補 2018 年」という）を策定した。炭水化物等の組成についても、日本食品標準成分表 2015 年版（七訂）追補 2016 年炭水化物成分表編（以下「炭水化物成分表追補 2016 年」という）、同追補 2017 年炭水化物成分表編（以下「炭水化物成分表追補 2017 年」という）及び同追補 2018 年炭水化物成分表編（以下「炭水化物成分表追補 2018 年」という）として、同様に公表した。

なお、追補 2018 年からは、食物繊維の分析法の検証調査[7]の結果を踏まえ、食物繊維の分析法をそれまでのプロスキー変法及びプロスキー法に代えて、難消化性でん粉の全てと低分子量水溶性食物繊維を測定できる AOAC. 2011.25 法を採用し、炭水化物成分表追補 2018 年においては、

新旧の分析法による食物繊維を併せて収載する別表 1 を追加した。この変更により、従来の別表であった可食部 100g 当たりの有機酸については、新たに別表 2 として収載することとした。

なお、2019 年においても、2019 年における日本食品標準成分表 2015 年版（七訂）のデータ更新」（以下「2019 年データ更新」という）において炭水化物成分表編を公開している。

今回、炭水化物成分表 2015 年版を 5 年ぶりに改訂する日本食品標準成分表 2020 年版（八訂）炭水化物成分表編（以下「炭水化物成分表 2020 年版」という）を公表することとし、炭水化物の組成に基づくエネルギー計算の導入に併せて、その組成に関する情報の充実を図ることとした。

炭水化物成分表の沿革については、表 1 に示すとおりである。

表1　炭水化物成分表の沿革

名称	公表年	食品数（累計）
日本食品標準成分表 2015 年版（七訂）炭水化物成分表編	2015（平成 27）年	854
日本食品標準成分表 2015 年版（七訂）追補 2016 年炭水化物成分表編	2016（平成 28）年	878
日本食品標準成分表 2015 年版（七訂）追補 2017 年炭水化物成分表編	2017（平成 29）年	945
日本食品標準成分表 2015 年版（七訂）追補 2018 年炭水化物成分表編	2018（平成 30）年	977
2019 年における日本食品標準成分表 2015 年版（七訂）のデータ更新炭水化物成分表編	2019（令和元）年	1,043
日本食品標準成分表 2020 年版（八訂）炭水化物成分表編	2020（令和 2）年	1,075

2　炭水化物成分表 2020 年版

炭水化物成分表 2020 年版の成分値は、「本表」に可食部 100g 当たりの利用可能炭水化物及び糖アルコールの成分値を収載するとともに、「別表 1」に食物繊維の成分値、そして「別表 2」に有機酸の成分値を収載した。

すなわち、本表には、でん粉、単糖類、二糖類及び糖アルコールを収載した。食品によっては、備考欄に、80％エタノールに可溶性のマルトデキストリン、マルトトリオース等のオリゴ糖類、イソマルトースを記載しているものがある。炭水化物のうち食物繊維については、追補 2018 年より、難消化性オリゴ糖類及び難消化性でん粉を含む食品の食物繊維分をより適切に定量するため、AOAC.2011.25 法による成分値の収載を開始したことから、「別表 1」として、従来法（プロスキー変法及びプロスキー法）による食物繊維と AOAC.2011.25 法による食物繊維を併記して収載することとした。なお、食品成分表 2020 年版において食物繊維総量のみの収載したことに伴い、炭水化物成分表 2020 年版では、食物繊維について、別表 1 には、従来法のみの収載値がある食品も収載した。有機酸については、FAO/INFOODS が定義する差引き法による炭水化物（CHOCDF）に含まれていることを考慮し、「別表 2」として収載した。

4

各表の名称は下記のとおりとした。

〇炭水化物成分表 2020 年版に収載する成分表の名称と収載している成分の種類
　本表　可食部 100 g 当たりの利用可能炭水化物（でん粉、単糖類、二糖類等）、糖アルコール
　別表 1　可食部 100 g 当たりの食物繊維（プロスキー変法及びプロスキー法によるもの、AOAC.
2011.25 法によるもの）
　別表 2　可食部 100 g 当たりの有機酸

1)　収載食品
　(1)　食品群の分類及び配列
　　　食品群の分類及び配列は、成分表 2020 年版に準じ、次のとおりである。
　　1 穀類、2 いも及びでん粉類、3 砂糖及び甘味類、4 豆類、5 種実類、6 野菜類、7 果実類、
　　8 きのこ類、9 藻類、10 魚介類、11 肉類、12 卵類、13 乳類、14 油脂類、15 菓子類、16 し
　　好飲料類、17 調味料及び香辛料類、18 調理済み流通食品類

　(2)　収載食品の概要
　　　収載食品は、原則として炭水化物の含有割合が高い食品、日常的に摂取量の多い食品、原材料
　的食品及び代表的加工食品とし、原材料的食品は実際の消費形態に近いものを対象とした。
　　　食物繊維については、炭水化物成分表追補 2018 年及び 2019 年データ更新においては、AOAC.
　2011.25 法による成分値があるものに限って、従来法であるプロスキー変法等の成分値の比較表
　として収載していたが、食品成分表 2020 年版の本表には、水溶性食物繊維、不溶性食物繊維等
　の食物繊維の内訳を収載しなくなったことに伴い、本編では、これまで食物繊維の成分値を決定
　したすべての食品（魚介類、肉類等の動物性食品において「(0)」とした食品を含む。）を収載す
　ることとした。
　　　また、有機酸については、これらの食品のうち、種々の情報から判断して、有機酸の含有量が
　多いと考えられる食品を中心に選定した。
　　　なお、成分値は、原則として、食品成分表 2020 年版の本表の水分値で補正して収載した。
　　　この結果、炭水化物成分表 2015 年版に収載した本表 854 食品に、新たに 221 食品が追加し、
　計 1,075 食品となった。別表 1 において食物繊維の成分値を収載した食品は 1,416 食品、別表 2
　において有機酸を収載した食品は、炭水化物成分表 2015 年版に収載した 96 食品に、新たに 312
　食品を追加し、計 409 食品となった。各表における食品群別の収載食品数は表 2 に示すとおりで
　ある。

表2　食品群別収載食品数

食品群	食品数				
	本表	増加数	別表1	別表2	増加数
1　穀類	177	45	203	3	3
2　いも及びでん粉類	57	4	62	33	11
3　砂糖及び甘味類	28	5	4	2	2
4　豆類	81	14	106	20	16
5　種実類	42	8	46	7	7
6　野菜類	190	25	395	90	62
7　果実類	91	16	181	26	14
8　きのこ類	51	7	53	15	12
9　藻類	14	-2	56	7	4
10　魚介類	16	8	4	6	6
11　肉類	42	36	6	48	47
12　卵類	15	-3	0	3	3
13　乳類	48	4	4	40	22
14　油脂類	4	1	0	0	0
15　菓子類	118	-3	166	42	40
16　し好飲料類	21	5	23	7	5
17　調味料及び香辛料類	79	50	65	59	58
18　調理済み流通食品類	1	1	42	0	0
合　計	1,075	221	1,416	409	312

注：別表1は新設のため、収載食品数と増加数は同じとなる。

(3)　食品の名称、分類、配列、食品番号及び索引番号

　食品の名称、分類、配列及び食品番号については、食品成分表2020年版に準じた。この番号は食品成分表2020年版等と共通のものであり、各成分表の収載食品数が異なることから、炭水化物成分表2020年版には収載されない食品番号がある。

(4)　収載食品の留意点

　各食品群及び各食品の詳細な説明については、食品成分表2020年版の第3章の食品群別留意点を参照されたい。

2)　収載成分項目等

(1)　利用可能炭水化物及び糖アルコール

　利用可能炭水化物は、でん粉、ぶどう糖、果糖、ガラクトース、しょ糖、麦芽糖、乳糖及びトレハロースを収載し、糖アルコールは、ソルビトール及びマンニトールを収載した。80%エタノ

ールに可溶性のマルトデキストリン、マルトトリオース等のオリゴ糖類、イソマルトース、マルチトールは備考欄に示した。あわせて、利用可能炭水化物（単糖当量）及び利用可能炭水化物の合計量（質量）も収載した。

　でん粉及び二糖類のその単糖当量への換算係数は、FAO/INFOODS の指針（2012）[3] を参考にして、でん粉及び 80 ％エタノールに可溶性のマルトデキストリンについては 1.10、マルトトリオース等のオリゴ糖類については 1.07 とし、二糖類については 1.05 とした。

　また、でん粉については、適用した分析法の特性から、でん粉以外の 80 ％エタノール不溶性の多糖類（例えば、デキストリンやグリコーゲン）も区別せずに測定するため、食品によっては、これらの多糖類をでん粉として収載している。

　成分項目名は FAO/INFOODS の指針に従って「でん粉」としているため、例えば、きのこ類や魚介類に含まれるグリコーゲンはでん粉として収載されているが、きのこ類や生の魚介類がでん粉を含んでいることを示すものではない。

　収載した成分の概要については解説を参考にされたい。また、これらの測定法の概要は表 3 のとおりである。

(2)　食物繊維

　食物繊維は、追補 2017 年までは成分表の本表（エネルギー、一般成分、ビタミン、ミネラル等を収載するもの）のみに収載し、炭水化物成分表への収載はなかったが、追補 2018 年に係る成分分析より、コーデックス食品委員会の定義による食物繊維を測定可能な分析法（AOAC．2011.25 法）を適用したため、炭水化物成分表追補 2018 年以降の報告では、別表 1 として食物繊維の成分値を収載することとした。また、食品成分表 2020 年版の本表では、食物繊維の内数（プロスキー変法では水溶性食物繊維及び不溶性食物繊維、AOAC．2011.25 法では低分子量水溶性食物繊維、高分子量水溶性食物繊維及び不溶性食物繊維）の収載はしていない。このため、これまで収載してきた食物繊維の構成成分については、本炭水化物成分表 2020 年版に一括して収載することとした。このため、別表 1 では、食品成分表 2020 年版の本表に食物繊維を収載した 1,420（推定ゼロは含まない）食品を一括して収載した。この際、従来の分析法（プロスキー変法等）と新たな分析法では測定される食物繊維の成分が異なることから、調査時期は異なるものの、両法による成分値について、その内数も含めて、併せて収載し、利用者がその目的に応じて各欄の値を参照できるように配慮した。すなわち、従来法（プロスキー変法等）に基づく成分値として、「水溶性食物繊維」、「不溶性食物繊維」及び「食物繊維総量」を、AOAC．2011.25 法に基づく成分値として、「低分子量水溶性食物繊維」、「高分子量水溶性食物繊維」、「不溶性食物繊維」、「難消化性でん粉」及び「食物繊維総量」を収載することとした。なお、「難消化性でん粉」は「不溶性食物繊維」に含まれる内数として収載したが、本表の利用可能炭水化物にあるでん粉量からこの値を差し引くことにより、易消化性でん粉量を計算できる。

(3)　有機酸

　ギ酸、酢酸、グリコール酸、乳酸、グルコン酸、シュウ酸、マロン酸、コハク酸、フマル酸、リンゴ酸、酒石酸、α-ケトグルタル酸、クエン酸、サリチル酸、p-クマル酸、コーヒー酸、フェルラ酸、クロロゲン酸、キナ酸、オロト酸、プロピオン酸及びピログルタミン酸の 22 種類を収載した。収載した有機酸は、カルボキシル基を 1 個から 3 個もつカルボン酸である。

　これらの成分の測定法の概要は表3に示した。収載した成分の概要については解説を参考にされたい。

表3　利用可能炭水化物、糖アルコール及び有機酸の測定法

成分項目	成分	測定方法
利用可能炭水化物	でん粉（デキストリン、グリコーゲンを含む）	AOAC. 996.11法。80％エタノール抽出処理により、測定値に影響する可溶性炭水化物（ぶどう糖、麦芽糖、マルトデキストリン等）を除去した。
	ぶどう糖、果糖、ガラクトース、しょ糖、麦芽糖、乳糖及びトレハロース	高速液体クロマトグラフ法
糖アルコール	ソルビトール及びマンニトール	高速液体クロマトグラフ法
食物繊維	AOAC. 2011.25法による食物繊維 ・不溶性、難消化性でん粉、高分子量水溶性、低分子量水溶性、総量 プロスキー変法等による食物繊維 ・不溶性、水溶性、総量	酵素－重量法・高速液体クロマトグラフ法 ・AOAC. 2011.25法 ・プロスキー変法 ・プロスキー法（不溶性と水溶性の分画の困難な藻類等の場合）
有機酸	ギ酸、酢酸、グリコール酸、乳酸、シュウ酸、マロン酸、コハク酸、フマル酸、リンゴ酸、酒石酸、α-ケトグルタル酸、クエン酸、サリチル酸、p-クマル酸、コーヒー酸、フェルラ酸、クロロゲン酸、キナ酸、オロト酸、プロピオン酸及びピログルタミン酸	高速液体クロマトグラフ法
	グルコン酸	酵素法

(4)　備考欄

　　食品の別名、試料、性状、廃棄部位等を記載した。推計した成分値はその根拠等を記載した。

(5)　成分識別子（Component identifier）

　　各成分項目には成分識別子を付けた。成分識別子には、原則として、FAO/INFOODS の Tagname を用いた。Tagname ではない成分識別子についての説明は次のとおりである。

　　別表 1

　　　FIB-IDF：AOAC. 2011.25 法による不溶性食物繊維

　　　FIB-SDFP：AOAC. 2011.25 法による高分子量水溶性食物繊維

　　　FIB-SDFS：AOAC. 2011.25 法による低分子量水溶性食物繊維

　　　FIB-TDF：AOAC. 2011.25 法による食物繊維総量

　　別表 2

　　　OROTAC：オロト酸

　　　PYROGAC：ピログルタミン酸

3)　数値の表示方法

　　成分値の表示はすべて可食部 100 g 当たりの値とし、数値の表示方法は以下による（表4参照）。

水分、利用可能炭水化物、単糖当量及び糖アルコール及び食物繊維の単位はgとし、小数第2位を四捨五入して小数第1位まで表示した。有機酸の単位は、下記のものを除き、gとし、小数第2位を四捨五入して小数第1位まで表示した。

なお、*p*-クマル酸、コーヒー酸、フェルラ酸及びクロロゲン酸については、単位をmgとし、小数第1位を四捨五入して整数表示とした。各成分において、「0」は最小記載量の1/10未満又は検出されなかったことを、「Tr（微量、トレース）」は最小記載量の1/10以上含まれているが、5/10未満であることを、「－」は分析をしていない、あるいは情報がないことをそれぞれ示す。

推計値は（　）を付けて収載した（推計値については「2　1）　(2)収載食品の概要」を参照）。

表4　数値の表示方法

成分項目	成分	単位	最小表示の位	数値の丸め方
水分				
利用可能炭水化物	でん粉、ぶどう糖、果糖、ガラクトース、しょ糖、麦芽糖、乳糖、トレハロース	g	小数第1位	小数第2位を四捨五入
利用可能炭水化物（単糖当量）				
糖アルコール	ソルビトール及びマンニトール			
食物繊維	不溶性食物繊維、難消化性でん粉、高分子量水溶性食物繊維、低分子量水溶性食物繊維、水溶性食物繊維	g	小数第1位	小数第2位を四捨五入
有機酸	ギ酸、酢酸、グリコール酸、乳酸、グルコン酸、シュウ酸、マロン酸、コハク酸、フマル酸、リンゴ酸、酒石酸、α-ケトグルタル酸、クエン酸、サリチル酸、キナ酸、オロト酸、プロピオン酸及びピログルタミン酸	g	小数第1位	小数第2位を四捨五入
	p-クマル酸、コーヒー酸、フェルラ酸及びクロロゲン酸	mg	1の位	小数第1位を四捨五入
	合計	g	小数第1位	小数第2位を四捨五入

4)　食品の調理条件

食品の調理条件は、食品成分表2020年版と同様、一般調理（小規模調理）を想定し基本的な調理条件を定めた。炭水化物成分表2020年版の加熱調理は、ゆで、電子レンジ調理、油いため、ソテー、天ぷら及びフライ（素揚げ及び衣付きフライ）を収載した。加熱調理の調理過程の詳細は、食品成分表2020年版の第1章表12-14を参照されたい。

【参考】

解　説

1　炭水化物

　国際純正・応用化学連合（IUPAC）の炭水化物命名法[4]の定義では、炭水化物は、単糖類、オリゴ糖類（単糖がグリコシド結合で結び付いたもので、特定の構造をもつものと定義している）及び多糖類（オリゴ糖類との区別は曖昧で、特定の重合度によって定義してはいない）並びに単糖類に由来する物質、例えば、カルボニル基が還元されたアルディトール類、1個以上の末端基が酸化されたカルボン酸類、1個以上の水酸基が水素、アミノ基、チオール基あるいは類似のヘテロ原子含有基で置換した物質及びそれらの化合物の誘導体を含む。

　この定義に従えば、炭水化物成分表2020年版に収載している有機酸のうちグルコン酸は、ぶどう糖の1位のアルデヒド基が酸化されたカルボン酸であり、炭水化物である。食品成分委員会は、この定義があることを認識しているが、食品分野における一般的な取り扱いに従い、グルコン酸を有機酸とみなしている。

　炭水化物は、化学式では、一般に $C_m(H_2O)_n$ で表される。FAO/INFOODS の指針（2012）[3] では、次の式を用いて、差引き法により求めた炭水化物の Tagnames（FAO/INFOODS が定めている食品成分識別子）は CHOCDF である。

　　可食部100 g 中の炭水化物（CHOCDF）
　　　＝100－（可食部100 g 中の［水分 ＋ たんぱく質 ＋ 脂質 ＋ 灰分 ＋ アルコール］の g 数）

　日本食品標準成分表において従来収載してきた炭水化物は、酢酸等の他の成分も差し引いて計算しているため、この CHOCDF の定義には該当しない、わが国の食品成分表固有の成分項目であるので、成分識別子として CHOCDF- を用いている。

　FAO/INFOODS では、成分項目として、（差引き法による）炭水化物を用いずに、利用可能炭水化物と食物繊維とを用いるよう勧めている。食品成分表2020年版では、エネルギー計算に用いる炭水化物を、（差引法による）炭水化物から、利用可能炭水化物（単糖当量）及び食物繊維に変更した。

　なお、コーデックス食品委員会の定義に沿った食物繊維の分析法（AOAC.2011.25 法）については、平成28年度に分析法の妥当性検証を実施したうえで、追補2018年に係る成分分析から導入しており、今後、炭水化物含量が相対的に大きい植物性食品（穀類、いも及びでん粉類、豆類及び種実類）を中心に、順次、エネルギー計算に用いる収載値の変更を進めていくこととしている。

　食品成分表の収載値は、成分値が様々な要因で変動することを勘案し、食品によっては、異なる年次にわたり収集した分析値を基に決定している。この際、年次による水分含量等の変動を各成分値に反映させるため補正しなければならない場合がある。

　実際には、脂肪酸組成とアミノ酸組成を除く各成分については、水分を用いて、試料の水分の分析値が食品成分表の収載値になるように補正係数を定め、これを試料の各成分の分析値に乗じて補正している。炭水化物成分表2020年版においても、利用可能炭水化物等の各成分の補正は水分によることとした。

10

なお、FAO 報告書（2003）では、利用可能炭水化物について、差引き法による利用可能炭水化物も「許容し得る方法」としている。このことに関し、平成 22 年度炭水化物量妥当性検証調査[2]では、炭水化物及び利用可能炭水化物の差引き法による成分値と直接分析による成分値の間には極めて強い正相関が認められると報告している。このことから、炭水化物成分表 2020 年版に収載されていない食品であっても、食品成分表 2020 年版に収載している炭水化物の成分値は、直接分析による炭水化物の成分値と正相関があるものと推察できる。

2 利用可能炭水化物

FAO/INFOODS の Tagnames は、個別の成分を直接分析して、合計した場合は CHOAVL、差引き法により求めた場合は CHOAVLDF である。FAO/INFOODS の差引き法による利用可能炭水化物（CHOAVLDF）は次の式を用いて計算する。

可食部 100 g 中の差引き法による利用可能炭水化物（CHOAVLDF）（g）
＝100 －（可食部 100 g 中の［水分 ＋たんぱく質 ＋脂質 ＋灰分 ＋アルコール ＋食物繊維］g 数）
＝可食部 100 g 中の（差引き法による炭水化物 － 食物繊維）の g 数

この考え方は、四訂日本食品標準成分表における糖質（Non-fibrous carbohydrates）の求め方に類似しているが、四訂成分表の糖質は、差引き法による炭水化物（Carbohydrate by difference）から繊維（Fiber）、アルコール、タンニン、カフェイン、酢酸等を差し引いて求めていたため、FAO/INFOODS の差引き法による利用可能炭水化物（CHOAVLDF）ではない。

食品成分表 2020 年版では、個別の成分の直接分析による利用可能炭水化物（CHOAVL）がない場合のエネルギー計算に用いる成分項目として、差引き法による利用可能炭水化物（CHOAVLDF-）を収載した。なお、従来法の炭水化物から食物繊維を差し引いたものを利用可能炭水化物とみることもできるが、前述の炭水化物の定義の違いから、この値も FAO/INFOODS が定義する差引き法による利用可能炭水化物（CHOAVLDF）とは一致しない。そのため、成分識別子は CHOAVLDF-を用いた。また、差引き法による利用可能炭水化物（CHOAVLDF-）の計算において、アミノ酸組成によるたんぱく質や脂肪酸のトリアシルグリセロール当量で表した脂質の収載値がある場合には、その値を差し引くことにしているため、炭水化物から食物繊維総量を差し引いても、差引き法による利用可能炭水化物の収載値にならないことがある。

エネルギー換算係数は、FAO/INFOODS の指針（2012）[5] が推奨するものを採用し、利用可能炭水化物（単糖当量）は 16 kJ/g（3.75 kcal/g）、差引き法による利用可能炭水化物は 17 kJ/g（4 kcal/g）とした。

表5 利用可能炭水化物及び糖アルコールの名称

成分	英名	IUPAC 系統名	IUPAC 慣用名
でん粉	Starch	-	-
ぶどう糖	Glucose	D-*gluco*-Hexose	D-Glucose
果糖	Fructose	D-*arabino*-Hex-2-ulose	D-Fructose
ガラクトース	Galactose	D-*galacto*-Hexose	D-Galactose
しょ糖	Sucrose	β- D-Fructofuranosyl α-D-glucopyranoside	Sucrose, Saccharose
麦芽糖	Maltose	α-D-Glucopyranosyl-(1→4)-D-glucopyranose 又は 4-*O*-α-D-Glucopyranosyl-D-glucopyranose	Maltose
乳糖	Lactose	β-D-Galactopyranosyl-(1→4)-D-glucopyranose 又は 4-*O*-β-D-Galactopyranosyl-D-glucopyranose	Lactose
トレハロース	Trehalose	α-D-Glucopyranosyl α-D-glucopyranoside	α,α-Trehalose
イソマルトース	Isomaltose	α-D-Glucopyranosyl-(1→6)-D-glucose 又は 6-*O*-α-D-Glucopyranosyl-D-glucopyranose	-
マルトデキストリン	Maltodextrin	-	-
ソルビトール	Sorbitol	D-Glutitol	-
マンニトール	Mannitol	*meso*-Mannitol	-
マルチトール	Maltitol	4-*O*-α-D-Glucopyranosyl-D-glucitol	-

（注）IUPAC 系統名及び慣用名は参考文献[4]及びウェブ上の情報による。

12

表6　利用可能炭水化物及び糖アルコールの分子式と分子量

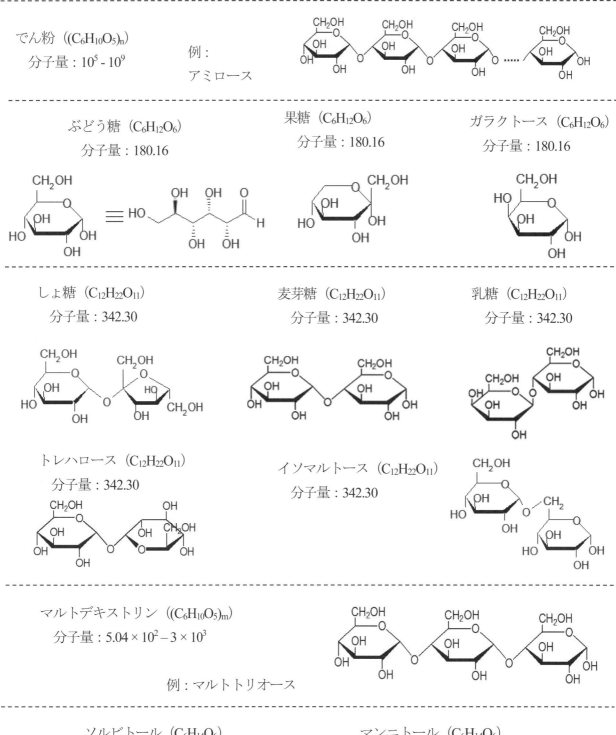

でん粉　$((C_6H_{10}O_5)_n)$
分子量：$10^5 - 10^9$

例：
アミロース

ぶどう糖　$(C_6H_{12}O_6)$
分子量：180.16

果糖　$(C_6H_{12}O_6)$
分子量：180.16

ガラクトース　$(C_6H_{12}O_6)$
分子量：180.16

しょ糖　$(C_{12}H_{22}O_{11})$
分子量：342.30

麦芽糖　$(C_{12}H_{22}O_{11})$
分子量：342.30

乳糖　$(C_{12}H_{22}O_{11})$
分子量：342.30

トレハロース　$(C_{12}H_{22}O_{11})$
分子量：342.30

イソマルトース　$(C_{12}H_{22}O_{11})$
分子量：342.30

マルトデキストリン　$((C_6H_{10}O_5)_m)$
分子量：$5.04 \times 10^2 - 3 \times 10^3$

例：マルトトリオース

ソルビトール　$(C_6H_{14}O_6)$
分子量：182.17

マンニトール　$(C_6H_{14}O_6)$
分子量：182.17

3 利用可能炭水化物の単糖当量及び換算係数

FAO/INFOODS は、利用可能炭水化物を質量で表すこと、あるいは単糖当量として表すことを認めている。食品成分委員会が、食品成分表 2020 年版で、単糖当量を用いることにした理由は、単糖当量で表した収載値（g）に単糖当量で表した利用可能炭水化物に適用するエネルギー換算係数（16 kJ/g、3.75 kcal/g）を乗ずることにより、利用可能炭水化物のエネルギーをより的確に計算できると判断したためである。

従来の方法では、炭水化物のエネルギー換算（kcal）の際には質量に 4 kcal/g を乗じていた。しかし、例えば単糖類のぶどう糖と多糖類のでん粉とに同一の係数を用いているため、同一の質量で比較した場合にはエネルギー量に矛盾が生じた。すなわち、でん粉からはその質量の約 1.11 倍のぶどう糖が生じるため、エネルギーも約 1.11 倍生じるはずであるが、これに関する補正はなされていなかった（ただし、FAO/INFOODS は、質量で表した利用可能炭水化物のエネルギー換算係数は 17 kJ/g（4 kcal/g）と定めている）。

でん粉及び二糖類の質量から単糖当量へ換算する場合、分子量（式量）に基づく単糖当量への換算係数は次のようになる。

六炭糖の単糖類（ぶどう糖、果糖、ガラクトース）の分子量を 180.16、六炭糖のみからなる二糖類（しょ糖、麦芽糖、乳糖及びトレハロース）の分子量を 342.30 及び水の分子量を 18.02 とすると、でん粉中のぶどう糖残基の式量は 180.16 - 18.02 = 162.14 となる。したがって、二糖類の質量を単糖当量に換算するための係数は、(180.16＋180.16)/342.30＝1.052…であり、でん粉の質量を単糖当量に換算するための係数は、180.16/162.14＝1.111…である。

しかし、我が国の食品成分表の策定過程においては、これまでも FAO/INFOODS の提案や指針をできる限り尊重しているので、国際的基準を採用する等の実用的見地から、科学的には適切な換算係数を採用することはせず、単糖当量への換算係数は、でん粉については 1.10 とし、二糖類については 1.05 とした。なお、80％エタノールに可溶性のマルトデキストリンについては、でん粉と同じ、1.10 とし、マルトトリオース等のオリゴ糖類については 1.07 とした。

4 糖アルコール

糖アルコールは、IUPAC の炭水化物命名法[4]の定義では炭水化物に分類されるが、食品成分表/データベースの分野では、利用可能炭水化物には分類されない。また、FAO/INFOODS やコーデックス食品委員会では、糖アルコールは Polyol(s)と呼び、Sugar alcohol(s)とは呼ばない。

しかし、食品成分委員会では、化学用語としてのポリオール（多価アルコール）が「糖アルコール」以外の化合物を含む名称であり、ポリオールを糖アルコールの意味に用いることは不適切であると考えられることを主な根拠として、炭水化物成分表追補 2017 年では「ポリオール」を用いずに、「糖アルコール」を用いることとした。この判断により、炭水化物成分表 2020 年版の日本語版では「糖アルコール」を用い、英語版では「Polyol」を用いている。

エネルギー換算係数は、可食部 100 g 当たり 1 g 以上含む食品がある、ソルビトール、マンニトール、マルチトール及び還元水飴については、米国 Federal Register/Vol. 79, No. 41/Monday, March 3, 2014/Proposed Rules に記載されている kcal/g 単位のエネルギー換算係数を採用し、それに 4.184 を乗ずることにより、kJ/g 単位のエネルギー換算係数に換算した：ソルビトール 10.8 kJ/g（2.6 kcal/g）、マンニトール 6.7 kJ/g（1.6 kcal/g）、マルチトール 8.8 kJ/g（2.1 kcal/g）、還元水あめ 12.6 kJ/g（3.0 kcal/g）。

その他の糖アルコールについては、FAO/INFOODS の指針（2012）[5] が推奨するエネルギー換算係数、10 kJ/g（2.4 kcal/g）を採用した。

5　食物繊維

コーデックス食品委員会では、食物繊維を次のように定義している（CAC/GL 2-1985、2017 修正版）[6]。

食物繊維は、10 個以上の単糖からなる炭水化物重合体で、ヒトの小腸に内在する酵素により加水分解されず、以下の範疇に属しているもの：

- 消費される食物に含まれる、天然に存在する可食性の炭水化物重合体、
- 食品原材料から物理的、酵素的、又は、化学的処理によって得られる炭水化物重合体で、監督官庁に対して、健康への利益に対する生理学的効果について、一般的に受容された科学的証拠が提示されているもの、
- 合成された炭水化物重合体で、監督官庁に対して、健康への利益に対する生理学的効果について、一般的に受容された科学的証拠が提示されているもの。

なお植物由来のものについては、植物の細胞壁を構成する多糖類は、リグニン及びその他の成分を含む場合がある。そのような成分は、規定する分析方法で測定した場合に、食物繊維に含まれることがある。しかし、そのような成分を分離し、食品に再添加した場合には食物繊維の定義からは外れる。また、3 個から 9 個の単糖からなる炭水化物を食物繊維に含めるか否かは、各国の当局の判断による。

一方、日本食品標準成分表では、追補 2017 年まで、食物繊維を「ヒトの消化酵素で消化されない食品中の難消化性成分の総体」（成分表 2015 年版（七訂）第 1 章 2 の（7））とし、その定量法として、多くの食品では、「不溶性食物繊維（Insoluble dietary fiber：IDF）」と「水溶性食物繊維（Soluble dietary fiber：SDF）」を定量し、食物繊維総量（TDF）として合算する、プロスキー変法（AOAC. 985.29 法を基礎とする分析法）を適用してきた。

この分析法（AOAC. 985.29 法）は、コーデックス食品委員会の分類による Type I に属する「定義法（defining method）」であり、分析法が規定する一定の酵素反応条件下において、不溶性の残渣の質量と、可溶性ではあるが、追加のエタノール添加等の処理によって不溶化する成分の質量とから、それぞれの残渣に含まれる灰分とたんぱく質の質量を差し引いたものの和を、この分析法に基づく「食物繊維」と定義するものである。

本分析法に基づく食物繊維には、コーデックス食品委員会が定義した「食物繊維」のうち、難消化性でん粉等の一部及びイヌリンの分解物や大豆オリゴ糖等の低分子量の難消化性水溶性炭水化物が含まれない。また、我が国の食品表示法で採用している、コーデックス食品委員会の Type I の定義法のひとつである、酵素-HPLC 法（AOAC. 2001.03 法）による食物繊維とは異なり、低分子量の水溶性炭水化物が定量できないことが指摘されており、さらに、コーデックス食品委員会において「（ヒトの酵素では消化できない）重合度 3 から 9 の低分子量炭水化物を食物繊維に含めるか否かは、各国当局の判断による」とされていることも踏まえ、成分表における対応が課題となっていた。

このため、食品成分委員会では、2016（平成 28）年度に実施した、新しい食物繊維分析法の妥当性検証調査（以下「検証調査」）[7] において、イヌリン分解物、大豆オリゴ糖、難消化性でん粉も捕捉でき、それらの定量が可能な方法として、コーデックス食品委員会における Type I の定義法の一つである AOAC. 2011.25 法と、将来的に定義法に採用される可能性がある、AOAC. 2011.25 法の改良法であ

る「スターチ法」の比較検討を行った。その結果、いずれの食品繊維画分においても二つの方法間において有意な差は認められなかったものの、「ながいも」、「えんどう」などの一部の個別食品において、両分析法の定量値間に有意差が見られたこと等から、当面の成分表の分析法としては、既にコーデックス食品委員会の定義法となっている、AOAC. 2011.25 法を採用することとした。なお AOAC. 2011.25 法は、消費者庁が採用している方法（AOAC. 2001.03 法）との整合性も念頭に、重合度 3 から 9 の炭水化物も定量できる方法として検討したものである。

新たな分析法は、コーデックス食品委員会における食物繊維の定義に即しており、従来法に比べて、難消化性でん粉、難消化性オリゴ糖等をもれなく定量するものである。検証調査においても、これらを多く含む食品において、従来法の修正法（プロスキー変法の定量値に、ろ液の HPLC 分析の定量値を加えたもの）の分析値との間で有意差が見られたこと等から、食品成分委員会では、従来の食物繊維の成分値を置き換えていく取り組みについては、再分析等の対象とする食品を、次のように整理している：

1) 難消化性でん粉と難消化性オリゴ糖の両方を含まない食品は再分析の必要性は低い、
2) 難消化性でん粉の影響が少ない食品に関しては、従前のプロスキー変法の不溶性食物繊維（IDF）および水溶性食物繊維（SDF）の成分値は使用可能であり、AOAC. 2011.25 法に準じた酵素反応条件を適用した「低分子量水溶性食物繊維（SDFS）」を再分析することも可能である。

これらのことから、総でん粉量が 1 ％以上であることを判断基準として、穀類、いも及びでん粉類、菓子類等に属する植物性食品から、順次再分析を実施することとする。

また、食品成分表 2020 年版及び炭水化物成分表 2020 年版における、食物繊維の収載については、食品成分表 2020 年版の本表においては、総量のみの収載に改め、炭水化物成分表 2020 年版の別表 1 においては、従来の分析法に対応した「水溶性食物繊維（SDF）」、「不溶性食物繊維（IDF）」及び食物繊維総量（TDF）」並びに AOAC. 2011.25 法に対応した、「低分子量水溶性食物繊維（SDFS）」、「高分子量水溶性食物繊維（SDFP）」、「不溶性食物繊維（IDF）」及び「食物繊維総量（TDF）」を収載した。なお、両分析法については、酵素処理条件の違いにより、各画分についても数値の対応関係はないと考えられるため、炭水化物成分表 2020 年版別表 1 では、両分析法による成分値を併記することとした。利用にあたっては、その目的に応じて、適切な成分値を参照することが必要である。

なお、生や乾の状態では摂取することがない食品及び多水分の状態で調理した食品については、難消化性でん粉の分析の過程で、採取した分析試料を加熱処理しているので、難消化性でん粉の収載値は摂取時の難消化性でん粉の量を表している。

各国の判断に任されている、重合度 3 から 9 の炭水化物を食物繊維に含めるか否かの問題については、食品成分委員会は、食品表示における食物繊維の分析法も考慮して、重合度 3 から 9 の炭水化物は食物繊維とみなしている。この判断にあたっては、糖類分析の観点から、二糖類（重合度：2）と三糖類（重合度：3）とを分別するよりも、重合度 9 のオリゴ糖と重合度 10 のオリゴ糖とを分別する方がより難しく、適用できる分析法が限定されることも考慮している。

また、FAO/INFOODS の指針（2012）[5] では、食物繊維のエネルギー換算係数は 8 kJ/g（2 kcal/g）としており、食品成分表 2020 年版でも、食物繊維総量に対するエネルギー換算は、その換算係数によっている。

表7　食物繊維の名称と略称表記

成分	英名（略称）	備考
食物繊維	Diertary fiber	
総量	Total dietary fiber (TDF)	
不溶性食物繊維	Insoluble dietary fiber (IDF)	
難消化性でん粉	Resistant starch (RS)	IDF に含まれる
水溶性食物繊維	Soluble dietary fibre (SDF)	
高分子量水溶性食物繊維	Soluble dietary fiber that precipitates from 78% aqueous ethanol (SDFP)	プロスキー変法による「水溶性食物繊維」に類似する
低分子量水溶性食物繊維	Soluble dietary fiber that remains soluble in 78% aqueous ethanol (SDFS)	プロスキー（変）法では捕捉できない

5　有機酸

　アミノ酸成分表に収載しているアミノ酸や脂肪酸成分表に収載している脂肪酸は全て有機酸であり、また、食品成分表に収載しているビタミン類のうち、葉酸、パントテン酸、アスコルビン酸も有機酸である。また、炭水化物成分表に収載した有機酸の化学構造もさまざまであるため、収載した有機酸を簡便かつ正確に定義することは難しい。

　ただし、食品成分表/データベースの分野では脂肪酸と脂肪酸ではない有機酸の区別はなされており、飽和カルボン酸のうち、炭素数が4のブタン酸以上は脂肪酸に分類し、炭素数が3のプロパン酸以下は有機酸に分類している。また、一般にアミノ酸と呼ぶ有機酸のうち、たんぱく質を構成するアミノ酸はアミノ酸成分表で扱っている。

　エネルギー換算係数は、可食部100 g 当たり1 g 以上含む食品がある、酢酸、乳酸、クエン酸及びリンゴ酸については、Merrill and Watt（1955）[8]に記載されている kcal/g 単位のエネルギー換算係数を採用し、それに 4.184 を乗ずることにより、kJ/g 単位のエネルギー換算係数に換算した：酢酸　14.6 kJ/g（3.5 kcal/g）、乳酸　15.1 kJ/g（3.6 kcal/g）、クエン酸　10.3 kJ/g（2.5 kcal/g）、リンゴ酸　10.0 kJ/g（2.4 kcal/g）。その他の有機酸については、FAO/INFOODS の指針（2012）[5]が推奨するエネルギー換算係数、13 kJ/g（3 kcal/g）を採用した。

表8　有機酸の名称

成分	英名	IUPAC 系統名
ギ酸	Formic acid	Methanoic acid
酢酸	Acetic acid	Ethanoic acid
グリコール酸	Glycolic acid	2-Hydroxyethanoic acid
乳酸	Lactic acid	2-Hydroxypropanoic acid
グルコン酸	Gluconic acid	D-Gluconic acid
シュウ酸	Oxalic acid	Ethanedioic acid
マロン酸	Malonic acid	Propanedioic acid
コハク酸	Succinic acid	Butanedioic acid
フマル酸	Fumaric acid	(2E)-But-2-enedioic acid
リンゴ酸	Malic acid	2-Hydroxybutanedioic acid
酒石酸	Tartaric acid	2,3-Dihydroxybutanedioic acid
α-ケトグルタル酸	α-Ketoglutaric acid	2-Oxopentanedioic acid
クエン酸	Citric acid	2-Hydroxypropane-1,2,3-trioic acid
サリチル酸	Salicylic acid	2-Hydroxybenzoic acid
p-クマル酸	p-Coumaric acid	(2E)-3-(4-Hydroxyphenyl)prop-2-enoic acid
コーヒー酸	Caffeic acid	3-(3,4-Dihydroxyphenyl)-2-propenoic acid
フェルラ酸	Ferulic acid	(E)-3-(4-Hydroxy-3-methoxy-phenyl)prop-2-enoic acid
クロロゲン酸	Chlorogenic acid	(1S,3R,4R,5R)-3-{[(2E)-3-(3,4-Dihydroxyphenyl)prop-2-enoyl]oxy}-1,4,5-trihydroxycyclohexanecarboxylic acid
キナ酸	Quinic acid	(1S,3R,4S,5R)-1,3,4,5-Tetrahydroxycyclohexanecarboxylic acid
オロト酸	Orotic acid	1,2,3,6-Tetrahydro-2,6-dioxo-4-pyrimidinecarboxylic acid
プロピオン酸	Propionic acid	Propanoic acid
ピログルタミン酸	Pyroglutamic acid	5-Oxopyrrolidine-2-carboxylic acid

（注）IUPAC 系統名及び慣用名は参考文献[4]及びウェブ上の情報による

表9　炭水化物成分表追補 2017 年に収載した有機酸の分子式と分子量

脂肪族カルボン酸

ギ　酸（CH_2O_2）
分子量：46.03
H−COOH

酢　酸（$C_2H_4O_2$）
分子量：60.05
CH_3−COOH

グリコール酸（$C_2H_4O_3$）
分子量：76.05
CH_2−COOH
|
OH

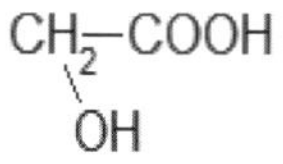

乳　酸（$C_3H_6O_3$）
分子量：90.08

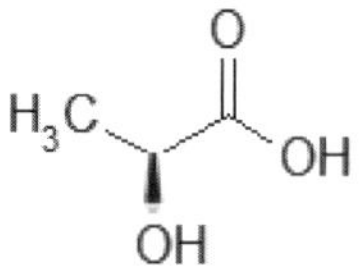

グルコン酸（$C_6H_{12}O_7$）
分子量：196.16

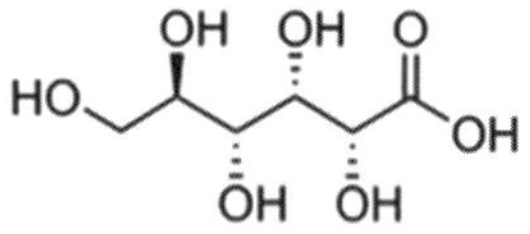

シュウ酸（$C_2H_2O_4$）
分子量：90.03
COOH
COOH

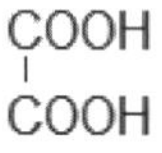

マロン酸（$C_3H_4O_4$）
分子量：104.06
CH_2−COOH
COOH

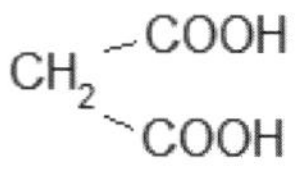

コハク酸（$C_4H_6O_4$）
分子量：118.09
CH_2−COOH
CH_2−COOH

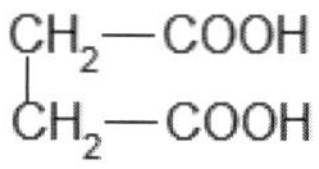

フマル酸（$C_4H_4O_4$）
分子量：116.07

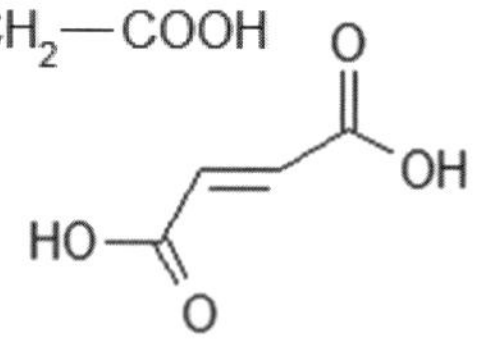

リンゴ酸（$C_4H_6O_5$）
分子量：134.09

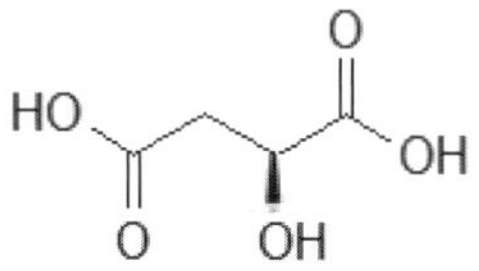

酒石酸（$C_4H_6O_6$）
分子量：150.09

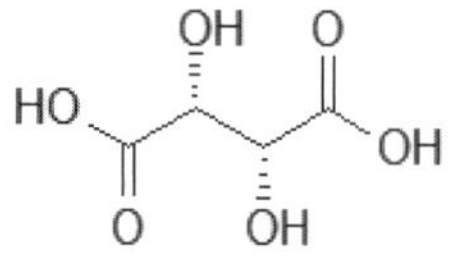

α-ケトグルタル酸（$C_5H_6O_5$）
分子量：146.11

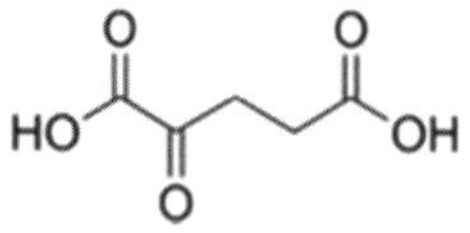

クエン酸（$C_6H_8O_7$）
分子量：192.12
CH_2−COOH
HO−C−COOH
CH_2−COOH

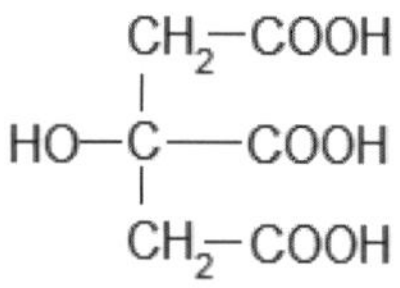

芳香族カルボン酸

サリチル酸（$C_7H_6O_3$）
分子量：138.12

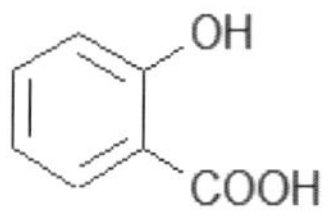

p-クマル酸（$C_9H_8O_3$）
分子量：164.16

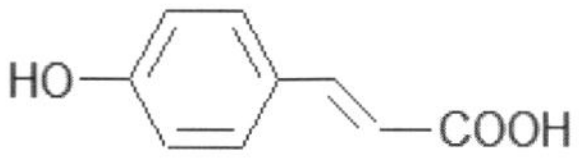

コーヒー酸（$C_9H_8O_4$）
分子量：180.16

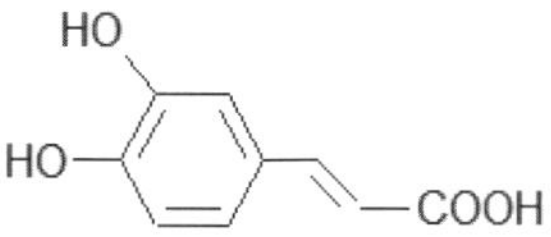

フェルラ酸（$C_{10}H_{10}O_4$）
分子量：194.18

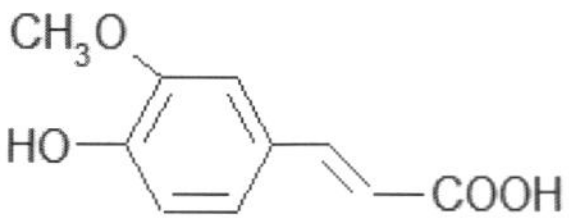

クロロゲン酸（$C_{16}H_{18}O_9$）
分子量：354.31

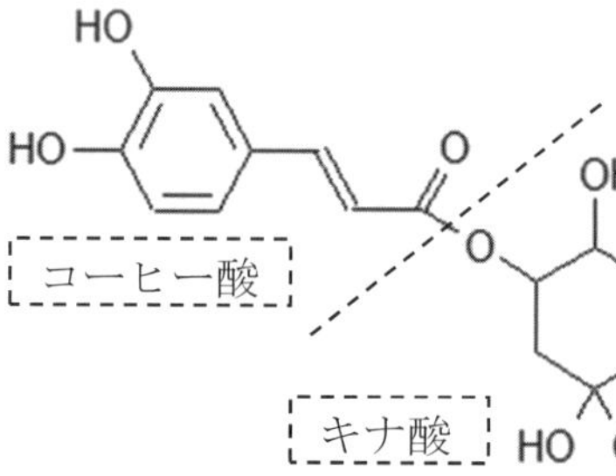

コーヒー酸

キナ酸

脂環式カルボン酸

キナ酸（$C_7H_{12}O_6$）
分子量：192.17

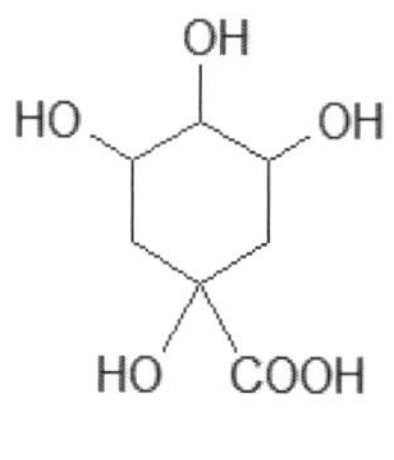

複素環式カルボン酸

オロト酸（$C_5H_4N_2O_4$）
分子量：156.10

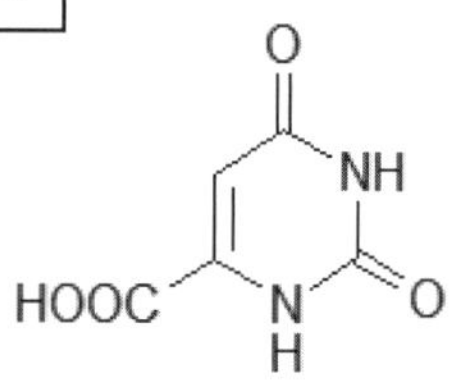

参考文献

1) Food and Agriculture Organization of the United Nations：Food energy - methods of analysis and conversion factors. Report of a technical workshop. FAO Food and Nutrition paper 77, p. 3-6, （2003）

2) 財団法人日本食品分析センター：日本食品標準成分表における炭水化物量に関する妥当性検証調査成果報告書. 平成 22 年度文部科学省委託調査報告書. p. 3-7 （2010）

3) FAO/INFOODS：Guidelines for Converting Units. Denominators and Expressions. version. 1.0 （2012）

4) INTERNATIONAL UNION OF PURE AND APPLIED CHEMISTRY and INTERNATIONAL UNION OF BIOCHEMISTRY AND MOLECULAR BIOLOGY

   IUPAC - IUBMB Joint Commission on Biochemical Nomenclature （JCBN）

   Nomenclature of Carbohydrates

   （Recommendations 1996）

   World Wide Web version prepared by G. P. Moss

   Department of Chemistry, Queen Mary University of London,

   Mile End Road, London, E1 4NS, UK.

   http://www.chem.qmul.ac.uk/iupac/2carb （検索：2015 年 8 月 15 日）

5) FAO/INFOODS：Guidelines for Checking Food Composition Data prior to publication of User Table /Database. version. 1.0 （2012）

6) CODEX ALIMEMTAIUS: GUIDELINES ON NUTRITION LABELLING/CAC/GL 2-1985 （Adopted in 1985. Revised in 1993 and 2011. Amended in 2003, 2006, 2009, 2010, 2012, 2013, 2015, 2016 and 2017. ANNEX adopted in 2011. Revised in 2013, 2015, 2016 and 2017.）

7) 財団法人日本食品分析センター：日本食品標準成分表における新しい食物繊維分析法の妥当性検証調査成果報告書. 平成 28 年度文部科学省委託調査報告書. p. 3-7 （2017）

8) Merrill, A.L. and Watt, B.K.：Energy value of foods-basis and derivation-. Agricultural Research Service United States Department of Agriculture. Agriculture Handbook. No. 74 （1955）, slightly revised（1973）

第2章　炭水化物成分表

本表　可食部 **100 g** 当たりの炭水化物成分表
　（利用可能炭水化物及び糖アルコール）

1 穀類

食品番号	索引番号	食品名	水分	単糖当量	でん粉	ぶどう糖	果糖	ガラクトース	しょ糖	麦芽糖	乳糖	トレハロース	計	ソルビトール	マンニトール	備考
							利用可能炭水化物							糖アルコール		
成分識別子			WATER	CHOAVLM	STARCH	GLUS	FRUS	GALS	SUCS	MALS	LACS	TRES	CHOAVL	SORTL	MANTL	
単位				(								g			)	
01001	1	アマランサス 玄穀	13.5	63.5	56.4	Tr	Tr	-	1.3	0	(0)	(0)	57.8	-	-	
01002	2	あわ 精白粒	13.3	69.6	62.2	0	-	-	1.0	0.1	(0)	(0)	63.3	0	-	うるち、もちを含む 歩留り：70～80 %
01003	3	あわ あわもち	48.0	(44.5)	(40.1)	(0)	-	-	(0.4)	(Tr)	(0)	(0)	(40.5)	-	-	原材料配合割合：もちあわ50、もち米50 01002あわ及び01151もち米から推計
01004	4	えんばく オートミール	10.0	63.1	56.3	0	Tr	-	1.0	0	(0)	(0)	57.4	-	-	別名：オート、オーツ
01005	5	おおむぎ 七分つき押麦	14.0	(71.3)	(64.4)	(Tr)	(0.1)	(0)	(0.3)	(0.1)	(0)	(0)	(64.9)	-	-	歩留り：玄皮麦60～65 %、玄裸麦65～70 % 01006押麦から推計
01006	6	おおむぎ 押麦 乾	12.7	72.4	65.4	Tr	0.1	Tr	0.3	0.1	0	(0)	65.8	-	-	歩留り：玄皮麦45～55 %、玄裸麦55～65 %
01170	7	おおむぎ 押麦 めし	68.6	24.2	22.0	0	0	-	0.1	0.1	(0)	(0)	22.0	-	-	乾35 g相当量を含む
01007	8	おおむぎ 米粒麦	14.0	68.8	62.1	Tr	Tr	-	0.3	0.1	(0)	(0)	62.5	-	-	別名：切断麦 白麦を含む 歩留り：玄皮麦40～50 %、玄裸麦50～60 %
01008	9	おおむぎ 大麦めん 乾	14.0	(72.2)	(65.3)	(Tr)	(Tr)	(0)	(0.3)	(0.1)	(0)	(0)	(65.7)	-	-	原材料配合割合：大麦粉 50、小麦粉 50 01006押麦及び01019中力粉2等から推計
01009	10	おおむぎ 大麦めん ゆで	70.0	(25.2)	(22.8)	(0)	(Tr)	(0)	(0.1)	(Tr)	(0)	(0)	(22.9)	-	-	原材料配合割合：大麦粉 50、小麦粉 50 01006押麦及び01019中力粉2等から推計
01010	11	おおむぎ 麦こがし	3.5	(80.1)	(72.3)	(Tr)	(0.1)	(Tr)	(0.3)	(0.1)	(0)	(0)	(72.8)	-	-	別名：こうせん、はったい粉 01006押麦から推計
01167	12	キヌア 玄穀	12.2	60.7	52.3	0.7	0.1	0	2.3	0	-	-	55.4	-	-	
01011	13	きび 精白粒	13.8	71.5	64.5	0.1	-	-	0.5	0.1	(0)	(0)	65.0	0.1	-	うるち、もちを含む 歩留り：70～80 %
01012	14	こむぎ [玄穀] 国産 普通	12.5	64.3	57.5	0.1	0	-	0.9	0.1	(0)	(0)	58.5	-	-	
01013	15	こむぎ [玄穀] 輸入 軟質	10.0	68.4	61.1	0.1	0.1	-	1.0	0.1	(0)	(0)	62.2	-	-	
01014	16	こむぎ [玄穀] 輸入 硬質	13.0	62.6	56.0	Tr	Tr	-	0.8	0.1	(0)	(0)	57.0	-	-	
01015	17	こむぎ [小麦粉] 薄力粉 1等	14.0	80.3	72.7	Tr	Tr	-	0.3	0.1	(0)	(0)	73.1	-	-	
01016	18	こむぎ [小麦粉] 薄力粉 2等	14.0	77.7	70.2	Tr	Tr	-	0.4	0.1	(0)	(0)	70.7	-	-	
01018	19	こむぎ [小麦粉] 中力粉 1等	14.0	76.4	69.1	Tr	Tr	-	0.2	0.1	(0)	(0)	69.5	-	-	
01019	20	こむぎ [小麦粉] 中力粉 2等	14.0	73.1	66.1	Tr	Tr	-	0.3	0.1	(0)	(0)	66.5	-	-	
01020	21	こむぎ [小麦粉] 強力粉 1等	14.5	73.5	66.5	Tr	Tr	0	0.1	0.2	0	(0)	66.8	-	-	
01021	22	こむぎ [小麦粉] 強力粉 2等	14.5	70.0	63.2	Tr	Tr	-	0.3	0.1	(0)	(0)	63.6	-	-	

1 穀類

食品番号	索引番号	食品名	水分	利用可能炭水化物										糖アルコール		備考
				単糖当量	でん粉	ぶどう糖	果糖	ガラクトース	しょ糖	麦芽糖	乳糖	トレハロース	計	ソルビトール	マンニトール	
		成分識別子	WATER	CHOAVLM	STARCH	GLUS	FRUS	GALS	SUCS	MALS	LACS	TRES	CHOAVL	SORTL	MANTL	
		単位	(..g..)													
01023	23	こむぎ　[小麦粉]　強力粉　全粒粉	14.5	(61.2)	(55.3)	(Tr)	(Tr)	(0)	(0.2)	(0)	(0)	(0)	(55.6)	-	-	米国成分表から推計
01146	24	こむぎ　[小麦粉]　プレミックス粉　お好み焼き用	9.8	74.1	63.6	0.3	0	0	3.0	0.6	0	-	67.6	-	-	
01024	25	こむぎ　[小麦粉]　プレミックス粉　ホットケーキ用	11.1	(78.6)	(54.6)	(3.5)	(0.1)	(0)	(12.9)	(0.2)	(1.0)	(0)	(72.4)	-	-	原材料配合割合から推計
01147	26	こむぎ　[小麦粉]　プレミックス粉　から揚げ用	8.3	69.4	57.5	0.9	0.1	0	2.1	2.4	0.4	-	63.4	-	-	
01025	27	こむぎ　[小麦粉]　プレミックス粉　天ぷら用	12.4	77.1	69.7	Tr	-	-	0.3	0.1	-	-	70.1	-	-	
01171	28	こむぎ　[小麦粉]　プレミックス粉　天ぷら用　バッター	65.5	(30.3)	(27.4)	(Tr)	-	-	(0.1)	(Tr)	-	-	(27.6)	-	-	天ぷら粉39、水61 01025プレミックス粉天ぷら用から推計
01026	30	こむぎ　[パン類]　角形食パン　食パン	39.2	48.2	38.9	1.5	2.2	-	0	1.3	0.2	0.1	44.2	0	-	
01174	31	こむぎ　[パン類]　角形食パン　焼き	33.6	52.1	42.5	1.5	2.4	-		1.4			47.8	-	-	
01175	32	こむぎ　[パン類]　角形食パン　耳を除いたもの	44.2	43.9	35.7	1.4	2.0	-	0	1.2			40.2	-	-	※耳の割合：45％、耳以外の割合：55％
01028	37	こむぎ　[パン類]　コッペパン	37.0	(49.6)	(41.9)	(Tr)	(Tr)	(0)	(2.2)	(0.1)	(1.1)	(0)	(45.3)	(0)	(0)	原材料配合割合から推計
01030	38	こむぎ　[パン類]　乾パン	5.5	(82.2)	(71.0)	(Tr)	(Tr)	(0)	(3.2)	(0.1)	(0.5)	(0.1)	(74.9)	(0)	(0)	原材料配合割合から推計
01031	39	こむぎ　[パン類]　フランスパン	30.0	63.9	56.3	Tr	-	-	0	1.8			58.2	-	-	
01034	43	こむぎ　[パン類]　ロールパン	30.7	49.7	39.1	1.8	2.7	-	0.2	1.3	0.4	0.2	45.7	Tr	-	
01036	47	こむぎ　[パン類]　イングリッシュマフィン	46.0	(40.1)	(33.7)	(0.5)	(0.7)	(0)	(Tr)	(1.8)	(Tr)	(0)	(36.7)	-	-	英国成分表から推計
01037	48	こむぎ　[パン類]　ナン	37.2	(45.6)	(38.8)	(0.6)	(0.7)	(0)	(Tr)	(1.1)	(0.3)	(0)	(41.6)	-	-	英国成分表から推計
01148	49	こむぎ　[パン類]　ベーグル	32.3	50.3	40.9	0.8	1.2	-	0.3	2.5	0	0.3	46.0	Tr	-	
01038	50	こむぎ　[うどん・そうめん類]　うどん　生	33.5	55.0	48.2	0.2	0.2	-	0.2	1.4	(0)	0	50.1	Tr	-	きしめん、ひもかわを含む
01039	51	こむぎ　[うどん・そうめん類]　うどん　ゆで	75.0	21.4	19.0	Tr	Tr	-	Tr	0.3	(0)	0	19.5	0	-	きしめん、ひもかわを含む
01186	52	こむぎ　[うどん・そうめん類]　うどん　半生うどん	23.8	(63.0)	(55.2)	(0.3)	(0.2)	-	(0.2)	(1.6)		(0)	(57.4)	(0.1)	-	01038うどん生から推計
01041	53	こむぎ　[うどん・そうめん類]　干しうどん　乾	13.5	(76.8)	(69.5)	(Tr)	(Tr)	-	(0.2)	(0.1)		(0)	(69.9)	-	-	01038うどん生から推計
01042	54	こむぎ　[うどん・そうめん類]　干しうどん　ゆで	70.0	(26.7)	(24.1)	(0)	(Tr)	-	(0.1)	(Tr)		(0)	(24.2)	-	-	01039うどんゆでから推計
01043	55	こむぎ　[うどん・そうめん類]　そうめん・ひやむぎ　乾	12.5	71.5	62.4	0.1	-	-	0.2	2.4	(0)	0	65.1	0	-	
01044	56	こむぎ　[うどん・そうめん類]　そうめん・ひやむぎ　ゆで	70.0	25.6	22.9	0	-	-	Tr	0.4	(0)	0	23.3	-	-	

1 穀類

食品番号	索引番号	食品名	可食部100g当たり													備考
			水分	利用可能炭水化物										糖アルコール		
				単糖当量	でん粉	ぶどう糖	果糖	ガラクトース	しょ糖	麦芽糖	乳糖	トレハロース	計	ソルビトール	マンニトール	
		成分識別子	WATER	CHOAVLM	STARCH	GLUS	FRUS	GALS	SUCS	MALS	LACS	TRES	CHOAVL	SORTL	MANTL	
		単位	(.. g ....)													
01045	57	こむぎ ［うどん・そうめん類］ 手延そうめん・手延ひやむぎ 乾	14.0	69.7	60.7	0.1	0.1	0	0.2	2.5	(0)	-	63.5	-	-	
01046	58	こむぎ ［うどん・そうめん類］ 手延そうめん・手延ひやむぎ ゆで	70.0	(24.3)	(21.2)	(Tr)	(Tr)	(0)	(0.1)	(0.9)	(0)	-	(22.2)	-	-	01045手延そうめん乾から推計
01047	59	こむぎ ［中華めん類］ 中華めん 生	33.0	52.2	46.3	Tr	0	-	0.1	0.9	-	0.3	47.6	0.1	-	
01048	60	こむぎ ［中華めん類］ 中華めん ゆで	65.0	27.7	24.9	Tr	0	-	Tr	0.1	-	0.1	25.2	Tr	-	
01187	61	こむぎ ［中華めん類］ 半生中華めん	23.7	(59.5)	(52.7)	(Tr)	(0)	-	(0.1)	(1.0)	-	(0.3)	(54.2)	(0.2)	-	01047中華めん生から推計
01049	62	こむぎ ［中華めん類］ 蒸し中華めん 蒸し中華めん	57.4	33.6	30.2	Tr	0	-	0.1	0.2	(0)	0	30.6	0.2	-	
01188	63	こむぎ ［中華めん類］ 蒸し中華めん ソテー	50.4	39.4	35.5	Tr	0	-	0.1	0.3	-	0	35.9	0.2	-	
01050	64	こむぎ ［中華めん類］ 干し中華めん 乾	14.7	71.4	63.6	Tr	Tr	-	0.2	1.2	(0)	0	65.0	0	-	
01051	65	こむぎ ［中華めん類］ 干し中華めん ゆで	66.8	28.0	25.1	Tr	0	-	Tr	0.3	(0)	0	25.4	-	-	
01052	66	こむぎ ［中華めん類］ 沖縄そば 生	32.3	(52.8)	(46.8)	(Tr)	(0)	-	(0.1)	(0.9)	-	(0.3)	(48.1)	-	-	別名：沖縄めん 01047中華めん生から推計
01053	67	こむぎ ［中華めん類］ 沖縄そば ゆで	65.5	(27.3)	(24.5)	(Tr)	(0)	-	(Tr)	(0.1)	-	(0.1)	(24.8)	-	-	別名：沖縄めん 01048中華めんゆでから推計
01054	68	こむぎ ［中華めん類］ 干し沖縄そば 乾	13.7	(67.3)	(59.6)	(Tr)	(0)	-	(0.1)	(1.1)	-	(0.3)	(61.3)	-	-	別名：沖縄めん 01047中華めん生から推計
01055	69	こむぎ ［中華めん類］ 干し沖縄そば ゆで	65.0	(27.7)	(24.9)	(Tr)	(0)	-	(Tr)	(0.1)	-	(0.1)	(25.2)	-	-	別名：沖縄めん 01048中華めんゆでから推計
01056	70	こむぎ ［即席めん類］ 即席中華めん 油揚げ味付け	2.0	63.0	56.5	Tr	0	-	0.7	0.2	-	0	57.3	0.1	-	別名：インスタントラーメン 添付調味料等を含む
01057	71	こむぎ ［即席めん類］ 即席中華めん 油揚げ 乾 （添付調味料等を含むもの）	3.0	(60.4)	(54.1)	(Tr)	(0)	-	(0.6)	(0.2)	(0)	(0)	(54.9)	(0.1)	-	別名：インスタントラーメン 調理前のもの、添付調味料等を含む 可食部(100g)から脂質量(g)を差し引いた部分について01056即席中華めん油揚げ味付けから推計
01198	72	こむぎ ［即席めん類］ 即席中華めん 油揚げ 調理後全体 （添付調味料等を含むもの）	78.5	(13.4)	(12.0)	(Tr)	(0)	-	(0.1)	(Tr)	(0)	(0)	(12.2)	(0)	-	添付調味料等を含む 01057即席中華めん、油揚げ、乾から再推計
01189	73	こむぎ ［即席めん類］ 即席中華めん 油揚げ ゆで （添付調味料等を含まないもの）	59.8	28.7	25.8	0	0	-	0.1	0.3	-	0	26.1	0	-	添付調味料等を含まない
01144	74	こむぎ ［即席めん類］ 即席中華めん 油揚げ 乾 （添付調味料等を含まないもの）	3.7	65.2	58.2	Tr	Tr	-	0.2	0.9	-	0	59.3	0	-	調理前のもの、添付調味料等を除く

1 穀類

食品番号	索引番号	食品名	水分 WATER	単糖当量 CHOAVLM	でん粉 STARCH	ぶどう糖 GLUS	果糖 FRUS	ガラクトース GALS	しょ糖 SUCS	麦芽糖 MALS	乳糖 LACS	トレハロース TRES	計 CHOAVL	ソルビトール SORTL	マンニトール MANTL	備考
																可食部100g当たり／利用可能炭水化物／糖アルコール／単位 (………g………)
01058	75	こむぎ [即席めん類] 即席中華めん 非油揚げ 乾 (添付調味料等を含むもの)	10.0	(65.7)	(58.9)	(Tr)	(0)	-	(0.7)	(0.2)	(0)	(0)	(59.8)	(0.1)	-	別名：インスタントラーメン 調理前のもの、添付調味料等を含む 可食部(100g)から脂質量(g)を差し引いた部分について01056即席中華めん油揚げ味付けから推計
01199	76	こむぎ [即席めん類] 即席中華めん 非油揚げ 調理後全体 (添付調味料等を含むもの)	76.2	(17.4)	(15.6)	(Tr)	(0)	-	(0.2)	(0.1)	(0)	(0)	(15.8)	(0)	-	添付調味料等を含む 01058即席中華めん、非油揚げ、乾から再推計
01190	77	こむぎ [即席めん類] 即席中華めん 非油揚げ ゆで (添付調味料等を含まないもの)	63.9	29.2	26.4	Tr	0	-	0.1	0.1	-	0.1	26.6	0	-	添付調味料等を含まない
01145	78	こむぎ [即席めん類] 即席中華めん 非油揚げ 乾 (添付調味料等を含まないもの)	10.7	74.4	66.8	0.1	Tr	-	0.2	0.2	-	0.3	67.7	0	-	調理前のもの、添付調味料等を除く
01193	79	こむぎ [即席めん類] 中華スタイル即席カップめん 油揚げ 塩味 乾 (添付調味料等を含むもの)	5.3	57.0	48.3	1.7	0.3	-	0.9	0.9	-	0	52.1	0.2	-	調理前のもの、添付調味料等を含む
01201	80	こむぎ [即席めん類] 中華スタイル即席カップめん 油揚げ 塩味 調理後全体 (添付調味料等を含むもの)	79.8	(3.8)	(3.2)	(0.1)	(Tr)	-	(0.1)	(0.1)	-	(0)	(3.5)	(Tr)	-	添付調味料等を含む 01193中華スタイル即席カップめん、油揚げ、塩味、乾より推計
01194	81	こむぎ [即席めん類] 中華スタイル即席カップめん 油揚げ 塩味 調理後のめん (スープを残したもの)	62.0	24.9	22.1	0.2	Tr	-	0.1	0.2	-	0	22.7	Tr	-	添付調味料等を含む
01191	82	こむぎ [即席めん類] 中華スタイル即席カップめん 油揚げ しょうゆ味 乾 (添付調味料等を含むもの)	9.7	54.7	47.7	0.3	0.1	-	1.0	0.7	-	0	49.8	0.2	-	調理前のもの、添付調味料等を含む
01200	83	こむぎ [即席めん類] 中華スタイル即席カップめん 油揚げ しょうゆ味 調理後全体 (添付調味料等を含むもの)	80.8	(6.6)	(5.7)	(Tr)	(Tr)	-	(0.1)	(0.1)	-	(0)	(6.0)	(Tr)	-	添付調味料等を含む 01191中華スタイル即席カップめん、油揚げ、しょうゆ味、乾より推計
01192	84	こむぎ [即席めん類] 中華スタイル即席カップめん 油揚げ しょうゆ味 調理後のめん (スープを残したもの)	69.1	18.3	16.3	Tr	Tr	-	0.1	0.1	-	0	16.7	Tr	-	添付調味料等を含む
01060	85	こむぎ [即席めん類] 中華スタイル即席カップめん 油揚げ 焼きそば 乾 (添付調味料等を含むもの)	11.1	59.4	47.3	2.6	0.9	-	2.9	0.7	-	0	54.5	0.1	-	別名：カップ焼きそば 調理前のもの、添付調味料等を含む
01202	86	こむぎ [即席めん類] 中華スタイル即席カップめん 油揚げ 焼きそば 調理後全体 (添付調味料等含むもの)	53.6	(14.7)	(11.7)	(0.6)	(0.2)	-	(0.7)	(0.2)	-	(0)	(13.5)	(Tr)	-	添付調味料等を含む 01060中華スタイル即席カップめん、油揚げ、焼きそば、乾より推計
01061	87	こむぎ [即席めん類] 中華スタイル即席カップめん 非油揚げ 乾 (添付調味料を含むもの)	15.2	59.5	51.2	1.1	0.2	-	1.3	0.4	-	0.1	54.3	0.1	-	別名：カップラーメン 調理前のもの、添付調味料等を含む

1 穀類

食品番号	索引番号	食品名	水分	利用可能炭水化物 単糖当量	でん粉	ぶどう糖	果糖	ガラクトース	しょ糖	麦芽糖	乳糖	トレハロース	計	糖アルコール ソルビトール	マンニトール	備考
		成分識別子	WATER	CHOAVLM	STARCH	GLUS	FRUS	GALS	SUCS	MALS	LACS	TRES	CHOAVL	SORTL	MANTL	
		単位	(						g					)		
01203	88	こむぎ [即席めん類] 中華スタイル即席カップめん 非油揚げ 調理後全体 （添付調味料等を含むもの）	83.5	(13.3)	(11.5)	(0.3)	(Tr)	-	(0.3)	(0.1)	-	(Tr)	(12.2)	(Tr)	-	添付調味料等を含む 01061中華スタイル即席カップめん、非油揚げ、乾より推計
01195	89	こむぎ [即席めん類] 中華スタイル即席カップめん 非油揚げ 調理後のめん （スープを残したもの）	68.8	25.7	22.9	0.1	Tr	-	0.2	0.1	-	Tr	23.4	0	-	添付調味料等を含む
01062	90	こむぎ [即席めん類] 和風スタイル即席カップめん 油揚げ 乾 （添付調味料等を含むもの）	6.2	58.1	48.2	0.2	0.1	-	4.0	0.6	-	0	53.0	0.3	-	別名：カップうどん 調理前のもの、添付調味料等を含む
01204	91	こむぎ [即席めん類] 和風スタイル即席カップめん 油揚げ 調理後全体 （添付調味料等を含むもの）	80.5	(7.3)	(6.1)	(Tr)	(Tr)	-	(0.5)	(0.1)	-	(0)	(6.7)	(Tr)	-	添付調味料等を含む 01062和風スタイル即席カップめん、油揚げ、乾より推計
01196	92	こむぎ [即席めん類] 和風スタイル即席カップめん 油揚げ 調理後のめん （スープを残したもの）	64.4	23.3	20.6	Tr	0	-	0.4	0.2	-	0	21.2	Tr	-	添付調味料等を含む
01063	93	こむぎ [マカロニ・スパゲッティ類] マカロニ・スパゲッティ 乾	11.3	73.4	64.1	0.1	0.1	0	0.4	2.3	(0)	-	66.9		-	
01064	94	こむぎ [マカロニ・スパゲッティ類] マカロニ・スパゲッティ ゆで	60.0	31.3	27.9	Tr	Tr	-	0.1	0.5	(0)	-	28.5		-	1.5 ％食塩水でゆでた場合
01149	96	こむぎ [マカロニ・スパゲッティ類] 生パスタ 生	42.0	46.1	36.9	0.2	0.1	-	0.1	4.7	-	0.2	42.2	0	-	デュラム小麦100 ％以外のものも含む
01070	102	こむぎ [その他] 小麦はいが	3.6	29.6	15.6	0	0	-	11.8	Tr	(0)	-	27.5	-	-	試料：焙焼品
01074	107	こむぎ [その他] ぎょうざの皮 生	32.0	(60.4)	(54.6)	(Tr)	(Tr)	-	(0.2)	(0.1)	(0)	(0)	(54.9)	-	-	01018中力粉1等から推計
01075	108	こむぎ [その他] しゅうまいの皮 生	31.1	(61.2)	(55.3)	(Tr)	(Tr)	-	(0.2)	(0.1)	(0)	(0)	(55.7)	-	-	01018中力粉1等から推計
01076	111	こむぎ [その他] ピザ生地	35.3	(53.2)	(45.5)	(0.3)	(0.3)	-	(Tr)	(2.5)	(Tr)	-	(48.5)	-	-	別名：ピザクラスト 英国成分表から推計
01077	113	こむぎ [その他] パン粉 生	35.0	(51.5)	(41.6)	(1.6)	(2.4)	-	(0)	(1.4)	(0.2)	(0.1)	(47.2)	-	-	01026食パンから推計
01078	114	こむぎ [その他] パン粉 半生	26.0	(58.6)	(47.4)	(1.8)	(2.7)	-	(0)	(1.6)	(0.2)	(0.1)	(53.8)	-	-	01026食パンから推計
01079	115	こむぎ [その他] パン粉 乾燥	13.5	(68.5)	(55.4)	(2.1)	(3.1)	-	(0)	(1.9)	(0.3)	(0.1)	(62.9)	-	-	01026食パンから推計
01150	116	こむぎ [その他] 冷めん 生	36.4	57.6	50.7	Tr	0	-	0.1	1.6	-	0	52.4	Tr	-	
01080	117	こめ [水稲穀粒] 玄米	14.9	78.4	70.5	Tr	Tr	0	0.8	0	0	(0)	71.3	-	-	うるち米
01081	118	こめ [水稲穀粒] 半つき米	14.9	81.5	73.6	Tr	Tr	-	0.4	0	(0)	(0)	74.1	-	-	うるち米 歩留り：95～96 ％
01082	119	こめ [水稲穀粒] 七分つき米	14.9	83.3	75.4	Tr	Tr	-	0.3	0	(0)	(0)	75.8	-	-	うるち米 歩留り：92～94 ％
01083	120	こめ [水稲穀粒] 精白米 うるち米	14.9	83.1	75.4	0	0	-	0.2	0	(0)	(0)	75.6	-	-	うるち米 歩留り：90～91 ％

1 穀類

食品番号	索引番号	食品名	水分 WATER	単糖当量 CHOAVLM	でん粉 STARCH	ぶどう糖 GLUS	果糖 FRUS	ガラクトース GALS	しょ糖 SUCS	麦芽糖 MALS	乳糖 LACS	トレハロース TRES	計 CHOAVL	ソルビトール SORTL	マンニトール MANTL	備考
																可食部100 g当たり — 利用可能炭水化物 / 糖アルコール / 単位 (.......... g ....)
01151	121	こめ [水稲穀粒] 精白米 もち米	14.9	77.6	70.3	0	-	-	0.3	0	(0)	(0)	70.5	0	-	歩留り：90〜91 %
01152	122	こめ [水稲穀粒] 精白米 インディカ米	13.7	80.3	72.9	0	0	0	Tr	0	-	-	73.0	-	-	うるち米　歩留り：90〜91 %
01084	123	こめ [水稲穀粒] はいが精米	14.9	79.4	71.5	Tr	0	-	0.6	0	(0)	(0)	72.2	-	-	うるち米 歩留り：91〜93 %
01153	124	こめ [水稲穀粒] 発芽玄米	14.9	76.2	68.8	0.1	Tr	-	0.4	0	(0)	(0)	69.3	-	-	うるち米
01181	125	こめ [水稲穀粒] 赤米	14.6	71.6	64.1	Tr	Tr	-	1.0	0	-	-	65.2	Tr	-	
01182	126	こめ [水稲穀粒] 黒米	15.2	72.3	64.7	0.1	Tr	-	1.0	0	-	-	65.7	0	-	
01085	127	こめ [水稲めし] 玄米	60.0	35.1	30.9	0.2	0.1	-	0.8	Tr	(0)	(0)	32.0	-	-	うるち米 玄米47 g相当量を含む
01086	128	こめ [水稲めし] 半つき米	60.0	36.8	33.1	0.2	Tr	-	0.2	0	(0)	(0)	33.5	-	-	うるち米 半つき米47 g相当量を含む
01087	129	こめ [水稲めし] 七分つき米	60.0	36.8	33.2	0.1	Tr	-	0.1	0	(0)	(0)	33.5	-	-	うるち米 七分つき米47 g相当量を含む
01168	130	こめ [水稲めし] 精白米 インディカ米	54.0	41.0	37.3	0.1	0	0	0	0	-	-	37.3	-	-	精白米51 g相当量を含む
01088	131	こめ [水稲めし] 精白米 うるち米	60.0	38.1	34.5	0.1	0	-	Tr	0	(0)	(0)	34.6	-	-	精白米47 g相当量を含む
01154	132	こめ [水稲めし] 精白米 もち米	52.1	45.6	41.4	0.1	-	-	Tr	0	(0)	(0)	41.5	0	-	精白米55 g相当量を含む
01089	133	こめ [水稲めし] はいが精米	60.0	37.9	34.2	0.1	0	-	0.2	0	(0)	(0)	34.5	-	-	うるち米 はいが精白米47 g相当量を含む
01155	134	こめ [水稲めし] 発芽玄米	60.0	33.2	30.0	0.1	0	-	0.2	0	(0)	(0)	30.2	-	-	うるち米 発芽玄米47 g相当量を含む
01183	135	こめ [水稲めし] 赤米	61.3	31.0	27.7	Tr	Tr	-	0.4	-	-	-	28.2	0	-	
01184	136	こめ [水稲めし] 黒米	62.0	30.9	27.7	0.1	Tr	-	0.3	-	-	-	28.2	-	-	
01185	137	こめ [水稲軟めし] 精白米	71.5	(27.1)	(24.6)	(0.1)	(0)	-	(Tr)	(0)	(0)	(0)	(24.7)	-	-	01088水稲めしうるち米から推計
01090	138	こめ [水稲全かゆ] 玄米	83.0	(14.9)	(13.1)	(0.1)	(Tr)	-	(0.3)	(0)	(0)	(0)	(13.6)	-	-	うるち米 5倍かゆ 玄米20 g相当量を含む 01085水稲めし玄米から推計
01091	139	こめ [水稲全かゆ] 半つき米	83.0	(15.7)	(14.1)	(0.1)	(0)	-	(0.1)	(0)	(0)	(0)	(14.2)	-	-	うるち米 5倍かゆ 半つき米20 g相当量を含む 01086水稲めし半つき米から推計
01092	140	こめ [水稲全かゆ] 七分つき米	83.0	(15.6)	(14.1)	(0.1)	(0)	-	(Tr)	(0)	(0)	(0)	(14.2)	-	-	うるち米 5倍かゆ 七分つき米20 g相当量を含む 01087水稲めし七分つき米から推計
01093	141	こめ [水稲全かゆ] 精白米	83.0	(16.2)	(14.7)	(Tr)	(0)	-	(0)	(0)	(0)	(0)	(14.7)	-	-	うるち米 5倍かゆ 精白米20 g相当量を含む 01088水稲めし精白米うるち米から推計

1 穀類

食品番号	索引番号	食品名	水分 WATER	単糖当量 CHOAVLM	でん粉 STARCH	ぶどう糖 GLUS	果糖 FRUS	ガラクトース GALS	しょ糖 SUCS	麦芽糖 MALS	乳糖 LACS	トレハロース TRES	計 CHOAVL	ソルビトール SORTL	マンニトール MANTL	備考
				利用可能炭水化物 (g)										糖アルコール		
01094	142	こめ ［水稲五分かゆ］ 玄米	91.5	(7.5)	(6.6)	(Tr)	(Tr)	-	(0.2)	(0)	(0)	(0)	(6.8)	-	-	うるち米 10倍かゆ 玄米10g相当量を含む 01085水稲めし玄米から推計
01095	143	こめ ［水稲五分かゆ］ 半つき米	91.5	(7.8)	(7.0)	(Tr)	(0)	-	(Tr)	(0)	(0)	(0)	(7.1)	-	-	うるち米 10倍かゆ 半つき米10g相当量を含む 01086水稲めし半つき米から推計
01096	144	こめ ［水稲五分かゆ］ 七分つき米	91.5	(7.8)	(7.1)	(Tr)	(0)	-	(Tr)	(0)	(0)	(0)	(7.1)	-	-	うるち米 10倍かゆ 七分つき米10g相当量を含む 01087水稲めし七分つき米から推計
01097	145	こめ ［水稲五分かゆ］ 精白米	91.5	(8.1)	(7.3)	(Tr)	(0)		(0)	(0)	(0)	(0)	(7.4)	-	-	うるち米 10倍かゆ 精白米10g相当量を含む 01088水稲めし精白米うるち米から推計
01098	146	こめ ［水稲おもゆ］ 玄米	95.0	(4.4)	(3.9)	(Tr)	(0)	-	(0.1)	(0)	(0)	(0)	(4.0)	-	-	うるち米 弱火で加熱、ガーゼでこしたもの 玄米6g相当量を含む 01085水稲めし玄米から推計
01099	147	こめ ［水稲おもゆ］ 半つき米	95.0	(4.6)	(4.1)	(Tr)	(0)	-	(Tr)	(0)	(0)	(0)	(4.2)	-	-	うるち米 弱火で加熱、ガーゼでこしたもの 半つき米6g相当量を含む 01086水稲めし半つき米から推計
01100	148	こめ ［水稲おもゆ］ 七分つき米	95.0	(4.6)	(4.2)	(Tr)	(0)	-	(Tr)	(0)	(0)	(0)	(4.2)	-	-	うるち米 弱火で加熱、ガーゼでこしたもの 七分つき米6g相当量を含む 01087水稲めし七分つき米から推計
01101	149	こめ ［水稲おもゆ］ 精白米	95.0	(4.8)	(4.3)	(Tr)	(0)		(0)	(0)	(0)	(0)	(4.3)	-	-	うるち米 弱火で加熱、ガーゼでこしたもの 精白米6g相当量を含む 01088水稲めし精白米うるち米から推計
01102	150	こめ ［陸稲穀粒］ 玄米	14.9	(78.4)	(70.5)	(Tr)	(Tr)	(0)	(0.8)	(0)	(0)	(0)	(71.3)	-	-	うるち、もちを含む 01080水稲穀粒玄米から推計
01103	151	こめ ［陸稲穀粒］ 半つき米	14.9	(81.5)	(73.6)	(Tr)	(Tr)	-	(0.4)	(0)	(0)	(0)	(74.1)	-	-	うるち、もちを含む 歩留り：95～96％ 01081水稲穀粒半つき米から推計
01104	152	こめ ［陸稲穀粒］ 七分つき米	14.9	(83.3)	(75.4)	(Tr)	(Tr)	-	(0.3)	(0)	(0)	(0)	(75.8)	-	-	うるち、もちを含む 歩留り：93～94％ 01082水稲穀粒七分つき米から推計
01105	153	こめ ［陸稲穀粒］ 精白米	14.9	(77.6)	(70.3)	(0)	-		(0.3)	(0)	(0)	(0)	(70.5)	-	-	うるち、もちを含む 歩留り：90～92％ 01083水稲穀粒精白米うるち米から推計
01106	154	こめ ［陸稲めし］ 玄米	60.0	(35.1)	(30.9)	(0.2)	(0.1)	-	(0.8)	(Tr)	(0)	(0)	(32.0)	-	-	うるち、もちを含む 玄米47g相当量を含む 01085水稲めし玄米から推計

1 穀類

食品番号	索引番号	食品名	水分	利用可能炭水化物 可食部100g当たり										糖アルコール		備考
				単糖当量	でん粉	ぶどう糖	果糖	ガラクトース	しょ糖	麦芽糖	乳糖	トレハロース	計	ソルビトール	マンニトール	
		成分識別子	WATER	CHOAVLM	STARCH	GLUS	FRUS	GALS	SUCS	MALS	LACS	TRES	CHOAVL	SORTL	MANTL	
		単位	(..... g .....)													
01107	155	こめ [陸稲めし] 半つき米	60.0	(36.8)	(33.1)	(0.2)	(Tr)	-	(0.2)	(0)	(0)	(0)	(33.5)		-	うるち、もちを含む 半つき米47g相当量を含む 01086水稲めし半つき米から推計
01108	156	こめ [陸稲めし] 七分つき米	60.0	(36.8)	(33.2)	(0.1)	(Tr)	-	(0.1)	(0)	(0)	(0)	(33.5)		-	うるち、もちを含む 七分つき米47g相当量を含む 01087水稲めし七分つき米から推計
01109	157	こめ [陸稲めし] 精白米	60.0	(38.1)	(34.5)	(0.1)	(0)	-	(Tr)	(0)	(0)	(0)	(34.6)		-	うるち、もちを含む 精白米47g相当量を含む 01088水稲めし精白米うるち米から推計
01110	158	こめ [うるち米製品] アルファ化米 一般用	7.9	87.6	79.5	Tr	0	0	Tr	0	(0)	(0)	79.6		-	
01156	159	こめ [うるち米製品] アルファ化米 学校給食用強化品	7.9	(87.6)	(79.5)	(Tr)	(0)	(0)	(Tr)	(0)	(0)	(0)	(79.6)		-	01110アルファ化米、一般用と同値
01111	160	こめ [うるち米製品] おにぎり	57.0	39.7	36.0	Tr	0		0	0	0	0	36.1		-	塩むすび（のり、具材なし） 食塩0.5gを含む
01112	161	こめ [うるち米製品] 焼きおにぎり	56.0	(40.6)	(36.9)	(Tr)	(0)		(0)	(0)	(0)	(0)	(36.9)		-	こいくちしょうゆ6.5gを含む 01111おにぎりから推計
01113	162	こめ [うるち米製品] きりたんぽ	50.0	(46.1)	(41.9)	(0.1)	(0)		(0)	(0)	(0)	(0)	(41.9)		-	01111おにぎりから推計
01114	163	こめ [うるち米製品] 上新粉	14.0	83.5	75.8	Tr	-		0.1	0	(0)	(0)	75.9		-	
01157	164	こめ [うるち米製品] 玄米粉	4.6	84.8	77.0	0	0		0.1	0	(0)	(0)	77.1		-	焙煎あり
01158	165	こめ [うるち米製品] 米粉	11.1	81.7	74.2	Tr	0		Tr	0	(0)	(0)	74.3		-	
01159	168	こめ [うるち米製品] 米粉パン 小麦グルテン不使用のもの	41.2	55.6	46.5	1.1	1.4		0.1	0	0	1.7	50.8	0	-	試料：小麦アレルギー対応食品（米粉100%）
01160	169	こめ [うるち米製品] 米粉めん	37.0	56.6	51.2	0.1	0		Tr	0.1	0	0	51.5	0.2	-	試料：小麦アレルギー対応食品（米粉100%）
01115	170	こめ [うるち米製品] ビーフン	11.1	(79.9)	(72.3)	(0.2)	(0)	-	(0.1)	(0.1)	(0)	(0)	(72.7)		-	01160米粉めんから推計
01169	171	こめ [うるち米製品] ライスペーパー	13.2	85.7	77.9	0	0	0	0	0	-	-	77.9		-	別名：生春巻きの皮
01116	172	こめ [うるち米製品] 米こうじ	33.0	60.3	44.3	11.4	0	0	0	0.3	-	-	55.9		-	
01117	173	こめ [もち米製品] もち	44.5	50.0	45.5	0	0		0	0	(0)	(0)	45.5		-	
01118	174	こめ [もち米製品] 赤飯	53.0	(41.0)	(37.1)	(0)	-	-	(0.2)	(0)	(0)	(0)	(37.3)		-	別名：おこわ、こわめし 原材料配合割合：もち米100、ささげ10 01154水稲めし精白米もち米及び04018ささげゆでから推計
01119	175	こめ [もち米製品] あくまき	69.5	(29.0)	(26.3)	(Tr)	-	-	(Tr)	(0)	(0)	(0)	(26.4)		-	01154水稲めしもち米から推計
01120	176	こめ [もち米製品] 白玉粉	12.5	84.2	76.5	Tr	-		Tr	0	(0)	(0)	76.5		-	別名：寒晒し粉（かんざらし）

食品番号	索引番号	食品名	水分 WATER	単糖当量 CHOAVLM	でん粉 STARCH	ぶどう糖 GLUS	果糖 FRUS	ガラクトース GALS	しょ糖 SUCS	麦芽糖 MALS	乳糖 LACS	トレハロース TRES	計 CHOAVL	ソルビトール SORTL	マンニトール MANTL	備考
01121	177	こめ [もち米製品] 道明寺粉	11.6	(85.1)	(77.3)	(Tr)	-	-	(Tr)	(0)	(0)	(0)	(77.3)	-	-	01120白玉粉から推計
01161	178	こめ [その他] 米ぬか	10.3	27.5	18.4	0.1	Tr	-	6.8	Tr	(0)	(0)	25.3	-	-	
01122	179	そば そば粉 全層粉	13.5	70.2	62.7	0.1	Tr	0	1.1	0	0	(0)	63.9	-	-	表層粉の一部を除いたもの 別名：挽きぐるみ
01123	180	そば そば粉 内層粉	14.0	81.2	73.5	Tr	Tr	-	0.2	0	(0)	(0)	73.8	-	-	別名：さらしな粉、ごぜん粉
01124	181	そば そば粉 中層粉	13.5	71.3	63.9	Tr	Tr	-	1.0	0	(0)	(0)	64.9	-	-	
01125	182	そば そば粉 表層粉	13.0	45.5	38.9	0.1	0.1	-	2.3	Tr	(0)	(0)	41.5	-	-	
01126	183	そば そば米	12.8	(70.8)	(63.2)	(0.1)	(Tr)	(0)	(1.1)	(0)	(0)	(0)	(64.4)	-	-	別名：そばごめ、むきそば 01122そば粉全層粉から推計
01127	184	そば そば 生	33.0	(56.4)	(50.9)	(Tr)	(0)	-	(0.3)	(0.1)	-	(0)	(51.3)	-	-	別名：そば切り 小麦製品を原材料に含む 原材料配合割合から推計
01128	185	そば そば ゆで	68.0	(27.0)	(24.3)	(Tr)	(0)	-	(Tr)	(Tr)	-	(0)	(24.5)	-	-	別名：そば切り 原材料配合割合から推計
01197	186	そば そば 半生そば	23.0	(64.9)	(58.5)	(Tr)	(0)	(Tr)	(0.4)	(0)	-	(0)	(59.0)	(0.1)	(0)	原材料配合割合から推計
01129	187	そば 干しそば 乾	14.0	(72.4)	(65.3)	(Tr)	(Tr)	(0)	(0.4)	(0.1)	-	(0)	(65.9)	-	-	原材料配合割合：小麦粉65、そば粉35 原材料配合割合から推計
01130	188	そば 干しそば ゆで	72.0	(23.6)	(21.3)	(Tr)	(Tr)	(0)	(0.1)	(Tr)	-	(0)	(21.5)	-	-	原材料配合割合から推計
01131	189	とうもろこし 玄穀 黄色種	14.5	71.2	63.4	0.2	0.1	0	1.1	0	(0)	(0)	64.8	-	-	別名：とうきび
01162	190	とうもろこし 玄穀 白色種	14.5	(71.2)	(63.4)	(0.2)	(0.1)	(0)	(1.1)	(0)	(0)	(0)	(64.8)	-	-	別名：とうきび 01131とうもろこし黄色種から推計
01132	191	とうもろこし コーンミール 黄色種	14.0	(79.7)	(71.0)	(0.5)	(0.2)	(0)	(0.7)	(0.2)	-	(0)	(72.5)	-	-	別名：とうきび 歩留り：75〜80% 米国成分表から推計
01163	192	とうもろこし コーンミール 白色種	14.0	(79.7)	(71.0)	(0.5)	(0.2)	(0)	(0.7)	(0.2)	-	(0)	(72.5)	-	-	別名：とうきび 歩留り：75〜80% 米国成分表から推計
01133	193	とうもろこし コーングリッツ 黄色種	14.0	82.3	74.3	0.1	0.1	-	0.2	0	(0)	(0)	74.8	-	-	別名：とうきび 歩留り：44〜55%
01164	194	とうもろこし コーングリッツ 白色種	14.0	(82.3)	(74.3)	(0.1)	(0.1)	-	(0.2)	(0)	(0)	(0)	(74.8)	-	-	別名：とうきび 歩留り：44〜55% 01133コーングリッツ黄色種から推計
01134	195	とうもろこし コーンフラワー 黄色種	14.0	(79.7)	(71.0)	(0.5)	(0.2)	(0)	(0.7)	(0.2)	-	(0)	(72.5)	-	-	別名：とうきび 歩留り：4〜12% 米国成分表から推計
01165	196	とうもろこし コーンフラワー 白色種	14.0	(79.7)	(71.0)	(0.5)	(0.2)	(0)	(0.7)	(0.2)	-	(0)	(72.5)	-	-	別名：とうきび 歩留り：4〜12% 米国成分表から推計
01136	198	とうもろこし ポップコーン	4.0	(59.5)	(53.5)	(Tr)	(Tr)	(0)	(0.6)	(0)	-	(0)	(54.1)	-	-	別名：とうきび 英国成分表から推計
01137	199	とうもろこし コーンフレーク	4.5	(89.9)	(75.1)	(1.7)	(1.5)	(0)	(3.9)	(Tr)	(0)	(0)	(82.2)	-	-	別名：とうきび 英国成分表から推計
01139	201	ひえ 精白粒	12.9	77.9	70.5	Tr	0	-	0.3	0	(0)	(0)	70.8	-	-	歩留り：55〜60%
01140	202	もろこし 玄穀	12.0	65.6	58.8	0.1	0.1	-	0.7	0	(0)	(0)	59.7	-	-	別名：こうりゃん、ソルガム、たかきび、マイロ

1 穀類

食品番号	索引番号	食品名	水分	単糖当量	でん粉	ぶどう糖	果糖	ガラクトース	しょ糖	麦芽糖	乳糖	トレハロース	計	ソルビトール	マンニトール	備考
													糖アルコール			
		成分識別子	WATER	CHOAVLM	STARCH	GLUS	FRUS	GALS	SUCS	MALS	LACS	TRES	CHOAVL	SORTL	MANTL	
		単位	(										g		)	
01141	203	もろこし 精白粒	12.5	72.0	64.9	0.1	Tr	-	0.5	0	(0)	(0)	65.4	-		別名：こうりゃん、ソルガム、たかきび、マイロ 歩留り：70〜80％
01142	204	ライむぎ 全粒粉	12.5	61.2	54.5	0.1	0.1	-	1.0	0.1	(0)	(0)	55.7	-	-	別名：黒麦（くろむぎ）
01143	205	ライむぎ ライ麦粉	13.5	64.4	57.7	0.1	0.1	-	0.6	0.1	(0)	(0)	58.6	-		別名黒麦（くろむぎ）歩留り：65〜75％

2 いも及びでん粉類

食品番号	索引番号	食品名	水分	単糖当量	でん粉	ぶどう糖	果糖	ガラクトース	しょ糖	麦芽糖	乳糖	トレハロース	計	ソルビトール	マンニトール	備考
		成分識別子	WATER	CHOAVLM	STARCH	GLUS	FRUS	GALS	SUCS	MALS	LACS	TRES	CHOAVL	SORTL	MANTL	
		単位	(						g						)	
02068	206	<いも類> アメリカほどいも 塊根 生	56.5	33.3	26.0	0.1	0.1	0	4.2	0.1	-	-	30.5	-	-	別名：アピオス 廃棄部位：表層及び両端
02069	207	<いも類> アメリカほどいも 塊根 ゆで	57.1	30.4	23.0	0.1	0.2	-	4.6	0.1	-	-	27.9	-	-	別名：アピオス 廃棄部位：表皮、剥皮の際に表皮に付着する表層及び両端
02001	208	<いも類> きくいも 塊茎 生	81.7	(2.8)	(0.3)	(0.4)	(0.4)	-	(1.7)	(0)	(0)	-	(2.7)	-	-	廃棄部位：表層 豪州成分表から推計
02041	209	<いも類> きくいも 塊茎 水煮	85.4	(2.2)	(0.2)	(0.3)	(0.3)	-	(1.3)	(0)		-	(2.1)	-	-	豪州成分表から推計
02045	217	<いも類> （さつまいも類） さつまいも 塊根 皮つき 生	64.6	31.0	24.1	0.7	0.5	-	3.0	0.1	(0)	(0)	28.4	-	-	別名：かんしょ（甘藷） 廃棄部位：両端
02046	218	<いも類> （さつまいも類） さつまいも 塊根 皮つき 蒸し	64.2	31.1	14.5	0.6	0.4	-	3.1	10.3	(0)	(0)	28.9	-	-	別名：かんしょ（甘藷） 廃棄部位：両端
02047	219	<いも類> （さつまいも類） さつまいも 塊根 皮つき 天ぷら	52.4	36.3	23.6	0.6	0.5	-	3.1	5.7	-	-	33.5	-	-	別名：かんしょ（甘藷）
02006	220	<いも類> （さつまいも類） さつまいも 塊根 皮なし 生	65.6	30.9	24.5	0.6	0.4	-	2.7	0.1	0	(0)	28.3	-	-	別名：かんしょ（甘藷） 廃棄部位：表層及び両端（表皮の割合：2％）
02007	221	<いも類> （さつまいも類） さつまいも 塊根 皮なし 蒸し	65.6	32.6	17.5	0.5	0.4	-	2.6	9.2	(0)	(0)	30.3	-	-	別名：かんしょ（甘藷） 廃棄部位：表皮及び両端
02008	222	<いも類> （さつまいも類） さつまいも 塊根 皮なし 焼き	58.1	36.7	13.1	0.4	0.4	-	4.7	15.8	(0)	(0)	34.4	-	-	別名：かんしょ（甘藷）、石焼き芋 廃棄部位：表層
02009	223	<いも類> （さつまいも類） さつまいも 蒸し切干	22.2	66.5	21.8	2.6	2.2	-	11.5	24.4	(0)	(0)	62.5	-	-	別名：かんしょ（甘藷）、乾燥いも、干しいも
02048	224	<いも類> （さつまいも類） むらさきいも 塊根 皮なし 生	66.0	29.9	22.7	0.8	0.7	-	3.3	0	(0)	(0)	27.5	-	-	別名：かんしょ（甘藷） 廃棄部位：表層及び両端
02049	225	<いも類> （さつまいも類） むらさきいも 塊根 皮なし 蒸し	66.2	29.2	13.6	0.7	0.6	-	3.3	9.0	(0)	(0)	27.2	-	-	別名：かんしょ（甘藷） 廃棄部位：表層及び両端
02010	226	<いも類> （さといも類） さといも 球茎 生	84.1	11.2	8.7	0.3	0.4	-	0.9	Tr	0	(0)	10.3	-	-	廃棄部位：表層
02011	227	<いも類> （さといも類） さといも 球茎 水煮	84.0	11.1	8.9	0.2	0.3	-	0.8	Tr	(0)	(0)	10.2	-	-	
02012	228	<いも類> （さといも類） さといも 球茎 冷凍	80.9	13.7	11.3	0.1	0.1	-	0.5	0.5	(0)	(0)	12.5	-	-	
02050	229	<いも類> （さといも類） セレベス 球茎 生	76.4	17.1	14.5	0.1	0.1	-	0.9	Tr	(0)	(0)	15.6	-	-	別名：あかめいも 廃棄部位：表層
02051	230	<いも類> （さといも類） セレベス 球茎 水煮	77.5	16.6	14.3	Tr	0.1	-	0.8	Tr	(0)	(0)	15.2	-	-	別名：あかめいも
02052	231	<いも類> （さといも類） たけのこいも 球茎 生	73.4	20.4	17.0	0.1	0.1	-	1.1	0.1	(0)	(0)	18.6	-	-	別名：京いも 廃棄部位：表層
02053	232	<いも類> （さといも類） たけのこいも 球茎 水煮	75.4	19.2	16.3	0.1	0.1	-	1.1	0	(0)	(0)	17.6	-	-	別名：京いも
02013	233	<いも類> （さといも類） みずいも 球茎 生	70.5	25.3	21.7	0.2	0.1	-	1.0	0.1		(0)	23.1	-	-	別名：田芋 廃棄部位：表層及び両端

2 いも及びでん粉類

食品番号	索引番号	食品名	水分	単糖当量	でん粉	ぶどう糖	果糖	ガラクトース	しょ糖	麦芽糖	乳糖	トレハロース	計	ソルビトール	マンニトール	備考
														可食部100g当たり		
						利用可能炭水化物									糖アルコール		
成分識別子			WATER	CHOAVLM	STARCH	GLUS	FRUS	GALS	SUCS	MALS	LACS	TRES	CHOAVL	SORTL	MANTL	
単位			(..g..)													
02014	234	<いも類> （さといも類） みずいも 球茎 水煮	72.0	24.1	20.9	0.1	Tr	-	0.9	0	(0)	(0)	22.0	-	-	別名：田芋
02015	235	<いも類> （さといも類） やつがしら 球茎 生	74.5	20.2	17.4	Tr	Tr	-	0.8	Tr	(0)	(0)	18.4	-	-	廃棄部位：表層
02016	236	<いも類> （さといも類） やつがしら 球茎 水煮	75.6	19.9	17.4	Tr	Tr	-	0.7	0.1	(0)	(0)	18.2	-	-	
02063	237	<いも類> じゃがいも 塊茎 皮つき 生	81.1	15.5	13.4	0.3	0.2	-	0.2	0	(0)	(0)	14.2	(0)	-	別名：ばれいしょ（馬鈴薯） 廃棄部位：損傷部及び芽 ソルビトールは豪州成分表から推計
02064	238	<いも類> じゃがいも 塊茎 皮つき 電子レンジ調理	77.6	17.1	14.9	0.3	0.2	-	0.3	0	(0)	(0)	15.6	(0)	-	別名：ばれいしょ（馬鈴薯） 損傷部及び芽を除いたもの ソルビトールは豪州成分表から推計
02065	239	<いも類> じゃがいも 塊茎 皮つき フライドポテト （生を揚げたもの）	65.2	23.6	19.8	0.7	0.7	-	0.4	0	(0)	(0)	21.6	(0)	-	別名：ばれいしょ（馬鈴薯） 損傷部及び芽を除いたもの ソルビトールは豪州成分表から推計
02017	240	<いも類> じゃがいも 塊茎 皮なし 生	79.8	17.0	14.7	0.3	0.2	-	0.3	0	0	(0)	15.5	(0)	-	別名：ばれいしょ（馬鈴薯） 廃棄部位：表層 ソルビトールは豪州成分表から推計
02019	241	<いも類> じゃがいも 塊茎 皮なし 水煮	80.6	16.0	13.9	0.2	0.2	-	0.2	Tr	(0)	(0)	14.6	(0)	-	別名：ばれいしょ（馬鈴薯） 表層を除いたもの ソルビトールは豪州成分表から推計
02018	242	<いも類> じゃがいも 塊茎 皮なし 蒸し	78.8	16.6	14.4	0.3	0.2	-	0.3	0	(0)	(0)	15.1	(0)	-	別名：ばれいしょ（馬鈴薯） 廃棄部位：表皮 ソルビトールは豪州成分表から推計
02066	243	<いも類> じゃがいも 塊茎 皮なし 電子レンジ調理	78.0	17.4	15.1	0.3	0.2	-	0.3	0	(0)	(0)	15.9	(0)	-	別名：ばれいしょ（馬鈴薯） 廃棄部位：表皮 ソルビトールは豪州成分表から推計
02067	244	<いも類> じゃがいも 塊茎 皮なし フライドポテト （生を揚げたもの）	64.2	25.1	21.0	0.8	0.7	-	0.4	0	(0)	(0)	23.0	(0)	-	別名：ばれいしょ（馬鈴薯） 表層を除いたもの ソルビトールは豪州成分表から推計
02020	245	<いも類> じゃがいも 塊茎 皮なし フライドポテト （市販冷凍食品を揚げたもの）	52.9	(27.5)	(24.6)	(0.1)	(0)	(0)	(0.2)	(0)	(0)	-	(25.0)	(0)	-	別名：ばれいしょ（馬鈴薯） 米国成分表から推計。ソルビトールは豪州成分表から推計
02021	246	<いも類> じゃがいも 乾燥 マッシュポテト	7.5	73.5	63.9	1.0	0.9	-	1.2	0	(0)	(0)	67.1	(0)	-	別名：ばれいしょ（馬鈴薯） ソルビトールは豪州成分表から推計
02054	247	<いも類> ヤーコン 塊根 生	86.3	0.5	-	0.1	0.1	-	0.3	-	-	-	0.5	-	-	廃棄部位：表層及び両端
02022	249	<いも類> （やまのいも類） ながいも いちょういも 塊根 生	71.1	23.6	20.2	0.4	0.4	-	0.5	0	(0)	(0)	21.5	-	-	別名：やまいも、手いも 廃棄部位：表層
02023	250	<いも類> （やまのいも類） ながいも ながいも 塊根 生	82.6	14.1	11.8	0.4	0.5	-	0.2	Tr	(0)	(0)	12.9	-	-	別名：やまいも 廃棄部位：表層、ひげ根及び切り口
02024	251	<いも類> （やまのいも類） ながいも ながいも 塊根 水煮	84.2	12.9	11.0	0.3	0.4	-	0.2	Tr	(0)	(0)	11.8	-	-	別名：やまいも

2 いも及びでん粉類

食品番号	索引番号	食品名	水分	単糖当量	でん粉	ぶどう糖	果糖	ガラクトース	しょ糖	麦芽糖	乳糖	トレハロース	計	ソルビトール	マンニトール	備考
		成分識別子	WATER	CHOAVLM	STARCH	GLUS	FRUS	GALS	SUCS	MALS	LACS	TRES	CHOAVL	SORTL	MANTL	
		単位	(..g..)													
02025	252	＜いも類＞ （やまのいも類） ながいも やまといも 塊根 生	66.7	26.9	23.4	0.3	0.3	-	0.6	0	(0)	(0)	24.5	-	-	別名：やまいも 伊勢いも、丹波いもを含む 廃棄部位：表層及びひげ根
02026	253	＜いも類＞ （やまのいも類） じねんじょ 塊根 生	68.8	25.7	22.7	0.2	0.2	-	0.4	0	(0)	(0)	23.4	-	-	別名：やまいも 廃棄部位：表層及びひげ根
02027	254	＜いも類＞ （やまのいも類） だいじょ 塊根 生	71.2	23.7	20.6	0.1	0.2	-	0.7	0	(0)	(0)	21.6	-	-	別名：やまいも、だいしょ 廃棄部位：表層
02070	255	＜でん粉・でん粉製品＞ （でん粉類） おおうばゆりでん粉	16.2	88.3	80.2	0	0	0	0	0	-	-	80.2	-	-	
02028	256	＜でん粉・でん粉製品＞ （でん粉類） キャッサバでん粉	14.2	(93.8)	(85.3)	(0)	(0)	(0)	(0)	(0)	(0)	(0)	(85.3)	-	-	別名：タピオカ 炭水化物と食物繊維総量の差が全てでん粉であると仮定して推計
02029	257	＜でん粉・でん粉製品＞ （でん粉類） くずでん粉	13.9	(94.2)	(85.6)	(0)	(0)	(0)	(0)	(0)	(0)	(0)	(85.6)	-	-	別名：くず粉 炭水化物と食物繊維総量の差が全てでん粉であると仮定して推計
02030	258	＜でん粉・でん粉製品＞ （でん粉類） 米でん粉	9.7	(98.2)	(89.3)	(0)	(0)	(0)	(0)	(0)	(0)	(0)	(89.3)	-	-	炭水化物と食物繊維総量の差が全てでん粉であると仮定して推計
02031	259	＜でん粉・でん粉製品＞ （でん粉類） 小麦でん粉	13.1	(94.6)	(86.0)	(0)	(0)	(0)	(0)	(0)	(0)	(0)	(86.0)	-	-	炭水化物と食物繊維総量の差が全てでん粉であると仮定して推計
02032	260	＜でん粉・でん粉製品＞ （でん粉類） サゴでん粉	13.4	(94.7)	(86.1)	(0)	(0)	(0)	(0)	(0)	(0)	(0)	(86.1)	-	-	炭水化物と食物繊維総量の差が全てでん粉であると仮定して推計
02033	261	＜でん粉・でん粉製品＞ （でん粉類） さつまいもでん粉	17.5	(90.2)	(82.0)	(0)	(0)	(0)	(0)	(0)	(0)	(0)	(82.0)	-	-	別名：かんしょ（甘藷）でん粉 炭水化物と食物繊維総量の差が全てでん粉であると仮定して推計
02034	262	＜でん粉・でん粉製品＞ （でん粉類） じゃがいもでん粉	18.0	(89.8)	(81.6)	(0)	(0)	(0)	(0)	(0)	(0)	(0)	(81.6)	-	-	別名：ばれいしょ（馬鈴薯）でん粉、かたくり粉 炭水化物と食物繊維総量の差が全てでん粉であると仮定して推計
02035	263	＜でん粉・でん粉製品＞ （でん粉類） とうもろこしでん粉	12.8	(94.9)	(86.3)	(0)	(0)	(0)	(0)	(0)	(0)	(0)	(86.3)	-	-	別名：コーンスターチ 炭水化物と食物繊維総量の差が全てでん粉であると仮定して推計
02036	264	＜でん粉・でん粉製品＞ （でん粉製品） くずきり 乾	11.8	89.6	81.5	0	0	-	0	0	(0)	(0)	81.5	-	-	
02037	265	＜でん粉・でん粉製品＞ （でん粉製品） くずきり ゆで	66.5	32.4	29.4	0	0	-	0	0	(0)	(0)	29.4	-	-	
02056	266	＜でん粉・でん粉製品＞ （でん粉製品） ごま豆腐	84.8	(7.8)	(6.5)	(0.5)	(0)	(0)	(Tr)	(0.1)	(0)	(0)	(7.2)	-	-	原材料配合割合から推計
02039	272	＜でん粉・でん粉製品＞ （でん粉製品） はるさめ 緑豆はるさめ 乾	11.8	88.5	80.4	0	0	-	0	0	(0)	(0)	80.4	-	-	主原料：緑豆でん粉
02061	273	＜でん粉・でん粉製品＞ （でん粉製品） はるさめ 緑豆はるさめ ゆで	79.3	19.8	18.0	0	0	-	0	0	(0)	(0)	18.0	-	-	

2 いも及びでん粉類

食品番号	索引番号	食品名	水分	単糖当量	でん粉	ぶどう糖	果糖	ガラクトース	しょ糖	麦芽糖	乳糖	トレハロース	計	ソルビトール	マンニトール	備考
								利用可能炭水化物							糖アルコール		
		成分識別子	WATER	CHOAVLM	STARCH	GLUS	FRUS	GALS	SUCS	MALS	LACS	TRES	CHOAVL	SORTL	MANTL	
		単位	(...g...)													
02040	274	<でん粉・でん粉製品>　（でん粉製品）　はるさめ　普通はるさめ　乾	12.9	86.1	78.2	0	0	-	0	0	(0)	(0)	78.2	-	-	主原材料：じゃがいもでん粉、さつまいもでん粉
02062	275	<でん粉・でん粉製品>　（でん粉製品）　はるさめ　普通はるさめ　ゆで	80.0	19.7	17.9	0	0	-	0	0	(0)	(0)	17.9	-	-	

3 砂糖及び甘味類

食品番号	索引番号	食品名	水分	単糖当量	でん粉	ぶどう糖	果糖	ガラクトース	しょ糖	麦芽糖	乳糖	トレハロース	計	ソルビトール	マンニトール	備考
成分識別子			WATER	CHOAVLM	STARCH	GLUS	FRUS	GALS	SUCS	MALS	LACS	TRES	CHOAVL	SORTL	MANTL	
単位			(..g..)													
03001	276	（砂糖類）　黒砂糖	4.4	93.2	(0)	0.6	1.0	-	87.3	Tr	0	(0)	88.9	-	-	別名：黒糖
03030	277	（砂糖類）　てんさい含蜜糖	2.0	89.7	-	0.1	0.1	-	85.1			-	85.4			ラフィノース：4.7 g 1-ケストース：0.6 g
03002	278	（砂糖類）　和三盆糖	0.3	(104.5)	(0)	(0.8)	(0.8)	-	(98.0)	(0)	(0)	(0)	(99.6)	-	-	03004三温糖から推計
03003	279	（砂糖類）　車糖　上白糖	0.7	104.2	(0)	0.7	0.7	-	97.9	0	0	(0)	99.3	-	-	別名：ソフトシュガー 精糖工業会提供資料からしょ糖及び還元糖（ぶどう糖・果糖）の成分値を推計
03004	280	（砂糖類）　車糖　三温糖	0.9	103.9	(0)	0.8	0.8	-	97.4	(0)	(0)	(0)	99.0	-	-	別名：ソフトシュガー 精糖工業会提供資料からしょ糖及び還元糖（ぶどう糖・果糖）の成分値を推計
03005	281	（砂糖類）　ざらめ糖　グラニュー糖	Tr	(104.9)	(0)	(Tr)	(Tr)	-	(99.9)	(0)	(0)	(0)	(99.9)	-	-	別名：ハードシュガー 精糖工業会提供資料からしょ糖及び還元糖（ぶどう糖・果糖）の成分値を推計
03006	282	（砂糖類）　ざらめ糖　白ざら糖	Tr	(104.9)	(0)	(0)	(0)	(0)	(99.9)	(0)	(0)	(0)	(99.9)	-	-	別名：上ざら糖 精糖工業会提供資料からしょ糖及び還元糖（ぶどう糖・果糖）の成分値を推計
03007	283	（砂糖類）　ざらめ糖　中ざら糖	Tr	(104.8)	(0)	(0)	(0)	(0)	(99.8)	(0)	(0)	(0)	(99.8)	-	-	別名：黄ざら糖 精糖工業会提供資料からしょ糖及び還元糖（ぶどう糖・果糖）の成分値を推計
03008	284	（砂糖類）　加工糖　角砂糖	Tr	(104.9)	(0)	(Tr)	(Tr)	(0)	(99.9)	(0)	(0)	(0)	(99.9)	-	-	精糖工業会提供資料からしょ糖及び還元糖（ぶどう糖・果糖）の成分値を推計
03009	285	（砂糖類）　加工糖　氷砂糖	Tr	(104.9)	(0)	(Tr)	(Tr)	(0)	(99.9)	(0)	(0)	(0)	(99.9)	-	-	別名：氷糖 精糖工業会提供資料からしょ糖及び還元糖（ぶどう糖・果糖）の成分値を推計
03010	286	（砂糖類）　加工糖　コーヒーシュガー	0.1	104.9	(0)	Tr	Tr	-	99.9	0	(0)	(0)	99.9	-	-	
03011	287	（砂糖類）　加工糖　粉糖	0.3	(104.7)	(0)	(0)	(0)	(0)	(99.7)	(0)	(0)	(0)	(99.7)	-	-	別名：粉砂糖 か（顆）粒糖を含む 炭水化物が全てしょ糖であると仮定して推計
03012	288	（砂糖類）　液糖　しょ糖型液糖	32.1	(71.3)	(0)	(Tr)	(Tr)	(0)	(67.8)	(0)	(0)	(0)	(67.9)	-	-	精糖工業会提供資料からしょ糖及び還元糖（ぶどう糖・果糖）の成分値を推計
03013	289	（砂糖類）　液糖　転化型液糖	23.4	(78.5)	(0)	(19.9)	(18.6)	(0)	(38.1)	(0)	(0)	(0)	(76.6)	-	-	精糖工業会提供資料からしょ糖及び還元糖（ぶどう糖・果糖）の成分値を推計
03031	291	（でん粉糖類）　還元麦芽糖	0	(0)	(0)	0	0		0	0			(0)	Tr	-	別名：マルチトール マルチトール：98.9 g
03032	292	（でん粉糖類）　還元水あめ	30.1	20.3	6.2†	0	0	-	0	0	-	-	18.5†	16.4	-	80％エタノール可溶性のマルトデキストリン：12.3 g† マルチトール：19.6 g マルトトリイトール：8.2 g †は規定法による測定値
03015	293	（でん粉糖類）　粉あめ	3.0	105.9	19.8	3.0	0.1	-	-	9.4	-	-	97.0	-	-	80％エタノールに可溶性のマルトデキストリン：64.7 g
03024	294	（でん粉糖類）　水あめ　酵素糖化	15.0	91.3	1.6	2.5	0.1	-	0	38.5	(0)	(0)	85.0	-	-	80％エタノールに可溶性のマルトデキストリン：42.3 g

3 砂糖及び甘味類

食品番号	索引番号	食品名	水分 WATER	単糖当量 CHOAVLM	でん粉 STARCH	ぶどう糖 GLUS	果糖 FRUS	ガラクトース GALS	しょ糖 SUCS	麦芽糖 MALS	乳糖 LACS	トレハロース TRES	計 CHOAVL	ソルビトール SORTL	マンニトール MANTL	備考
															可食部100g当たり / 利用可能炭水化物 / 糖アルコール	
															単位 (..............................g..............................)	
03025	295	（でん粉糖類）　水あめ　酸糖化	15.0	91.0	1.1	18.2	0.3	-	0	12.9	(0)	(0)	85.0	-		80％エタノールに可溶性のマルトデキストリン：52.4 g
03017	296	（でん粉糖類）　ぶどう糖　全糖	9.0	(91.3)	(0)	(85.5)	(0)	(0)	(0)	(2.7)	(0)	(0)	(91.0)			日本農林規格の測定方法の特性を考慮して、炭水化物の94％がぶどう糖、6％が麦芽糖として推計
03018	297	（でん粉糖類）　ぶどう糖　含水結晶	8.7	(91.3)	(0)	(91.3)	(0)	(0)	(0)	(0)	(0)	(0)	(91.3)			炭水化物が全てぶどう糖であると仮定して推計
03019	298	（でん粉糖類）　ぶどう糖　無水結晶	0.3	(99.7)	(0)	(99.7)	(0)	(0)	(0)	(0)	(0)	(0)	(99.7)			炭水化物が全てぶどう糖であると仮定して推計
03020	299	（でん粉糖類）　果糖	0.1	(99.9)	(0)	(0)	(99.9)	(0)	(0)	(0)	(0)	(0)	(99.9)			炭水化物が全て果糖であると仮定して推計
03026	300	（でん粉糖類）　異性化液糖　ぶどう糖果糖液糖	25.0	75.5	(0)	40.8	26.7	-	0	0.9	(0)	(0)	75.0	-		果糖含有率50％未満のもの マルトトリオース等のオリゴ糖類：6.6 g
03027	301	（でん粉糖類）　異性化液糖　果糖ぶどう糖液糖	25.0	75.5	(0)	28.3	39.4	-	0	0.7	(0)	(0)	75.0	-		果糖含有率50％以上90％未満のもの マルトトリオース等のオリゴ糖類：6.5 g
03028	302	（でん粉糖類）　異性化液糖　高果糖液糖	25.0	75.3	(0)	0.9	69.5	-	0	0	(0)	(0)	75.0	-		果糖含有率90％以上のもの マルトトリオース等のオリゴ糖類：4.6 g
03029	303	（その他）　黒蜜	46.5	(52.2)	(0)	(0.3)	(0.5)	-	(48.8)	(Tr)	(0)	(0)	(49.7)	-		03001黒砂糖から推計
03022	304	（その他）　はちみつ	17.6	75.3	0	33.2	39.7	-	0.3	1.5	(0)	(0)	75.2	-		イソマルトース：0.5 g

4 豆類

食品番号	索引番号	食品名	水分	単糖当量	でん粉	ぶどう糖	果糖	ガラクトース	しょ糖	麦芽糖	乳糖	トレハロース	計	ソルビトール	マンニトール	備考
		成分識別子	WATER	CHOAVLM	STARCH	GLUS	FRUS	GALS	SUCS	MALS	LACS	TRES	CHOAVL	SORTL	MANTL	
		単位	(						g					)		
04001	306	あずき 全粒 乾	14.2	46.5	41.7	0	0	Tr	0.6	0	0	(0)	42.3	-	-	
04002	307	あずき 全粒 ゆで	63.9	18.2	16.4	0	0	-	0.1	0	(0)	(0)	16.5	-	-	
04003	308	あずき ゆで小豆缶詰	45.3	47.7	10.8	0.2	0.2	-	33.7	0	-	-	44.9	-	-	液汁を含む
04004	309	あずき あん こし生あん	62.0	26.0	23.6	0	0	-	0	0	(0)	(0)	23.6	-	-	
04005	310	あずき あん さらしあん（乾燥あん）	7.8	52.4	47.4	0	0	-	0.3	0	(0)	(0)	47.7	-	-	
04101	311	あずき あん こし練りあん（並あん）	35.0	(60.4)	(13.6)	(0.4)	(0.3)	(0)	(39.3)	(1.5)	(0)	(0)	(56.8)	-	-	加糖あん 配合割合：こし生あん100、上白糖70、水あめ7 原材料配合割合から推計
04102	312	あずき あん こし練りあん（中割りあん）	33.2	(63.0)	(12.4)	(0.4)	(0.3)	(0)	(43.3)	(1.4)	(0)	(0)	(59.3)	-	-	加糖あん 配合割合：こし生あん100、上白糖85、水あめ7 原材料配合割合から推計
04103	313	あずき あん こし練りあん（もなかあん）	25.7	(70.9)	(12.3)	(0.5)	(0.4)	(0)	(50.8)	(1.4)	(0)	(0)	(66.9)	-	-	加糖あん 配合割合：こし生あん100、上白糖100、水あめ7 原材料配合割合から推計
04006	314	あずき あん つぶし練りあん	39.3	54.7	11.7	0.1	0.1	-	39.6	0	(0)	(0)	51.6	-	-	別名：小倉あん 加糖あん
04007	315	いんげんまめ 全粒 乾	15.3	41.8	35.7	0	0	-	2.4	0	(0)	(0)	38.1	-	-	金時類、白金時類、手亡類、鶉類、大福、虎豆を含む
04008	316	いんげんまめ 全粒 ゆで	63.6	17.3	14.9	0	0	-	0.8	0	(0)	(0)	15.8	-	-	金時類、白金時類、手亡類、鶉類、大福、虎豆を含む
04009	317	いんげんまめ うずら豆	41.4	45.9	11.6	0.4	0.3	-	28.8	2.1	-	-	43.2	-	-	試料（原材料）：金時類 煮豆
04012	320	えんどう 全粒 青えんどう 乾	13.4	42.7	37.0	0	0	-	1.9	0	(0)	(0)	38.9	-	-	
04013	321	えんどう 全粒 青えんどう ゆで	63.8	18.8	16.2	0	0	-	0.9	0	(0)	(0)	17.2	-	-	
04074	322	えんどう 全粒 赤えんどう 乾	13.4	(42.7)	(37.0)	(0)	(0)	-	(1.9)	(0)	(0)	(0)	(38.9)	-	-	04012青えんどう乾から推計
04075	323	えんどう 全粒 赤えんどう ゆで	63.8	(18.8)	(16.2)	(0)	(0)	-	(0.9)	(0)	(0)	(0)	(17.2)	-	-	04013青えんどうゆでから推計
04017	327	ささげ 全粒 乾	15.5	40.7	35.2	Tr	Tr	-	1.8	0	(0)	(0)	37.1	-	-	
04018	328	ささげ 全粒 ゆで	63.9	18.7	16.4	Tr	Tr	-	0.6	Tr	(0)	(0)	17.0	-	-	
04019	329	そらまめ 全粒 乾	13.3	37.6	32.4	Tr	Tr	-	1.9	0	(0)	(0)	34.3	-	-	
04104	334	だいず ［全粒・全粒製品］ 全粒 青大豆 国産 乾	12.5	8.5	0.6	0.2	0.2	0.1	7.0	Tr	-	-	8.1	-	-	
04105	335	だいず ［全粒・全粒製品］ 全粒 青大豆 国産 ゆで	65.5	1.6	0.1	Tr	0	0	1.3	0.1	-	-	1.5	-	-	
04023	336	だいず ［全粒・全粒製品］ 全粒 黄大豆 国産 乾	12.4	7.0	0.6	0	0	0.1	5.9	Tr	-	(0)	6.7	-	-	
04024	337	だいず ［全粒・全粒製品］ 全粒 黄大豆 国産 ゆで	65.4	1.6	0.2	Tr	Tr	-	1.3	Tr	(0)	(0)	1.5	-	-	
04025	338	だいず ［全粒・全粒製品］ 全粒 黄大豆 米国産 乾	11.7	7.0	0.6	Tr	Tr	-	6.0	0	(0)	(0)	6.6	-	-	

4 豆類

食品番号	索引番号	食品名	水分 WATER	単糖当量 CHOAVLM	でん粉 STARCH	ぶどう糖 GLUS	果糖 FRUS	ガラクトース GALS	しょ糖 SUCS	麦芽糖 MALS	乳糖 LACS	トレハロース TRES	計 CHOAVL	ソルビトール SORTL	マンニトール MANTL	備考
																可食部100g当たり / 利用可能炭水化物 / 糖アルコール / 単位 (g)
04026	339	だいず [全粒・全粒製品] 全粒 黄大豆 中国産 乾	12.5	7.7	0.8	Tr	0	-	6.5	0	(0)	(0)	7.3	-	-	
04027	340	だいず [全粒・全粒製品] 全粒 黄大豆 ブラジル産 乾	8.3	5.2	0.4	Tr	Tr	-	4.6	0	(0)	(0)	5.0	-	-	
04077	341	だいず [全粒・全粒製品] 全粒 黒大豆 国産 乾	12.7	7.7	0.6	Tr	Tr	0.1	6.5	0.1	-	-	7.3	-	-	
04106	342	だいず [全粒・全粒製品] 全粒 黒大豆 国産 ゆで	65.1	1.7	0.2	0	0	0	1.4	0.1	-	-	1.6	-	-	
04080	343	だいず [全粒・全粒製品] いり大豆 青大豆	2.7	9.5	0.7	0	0	0	8.3	0	(0)	(0)	9.0	-	-	
04078	344	だいず [全粒・全粒製品] いり大豆 黄大豆	2.5	7.5	0.5	0	0	0	6.7	0	(0)	(0)	7.2	-	-	
04079	345	だいず [全粒・全粒製品] いり大豆 黒大豆	2.4	8.8	0.6	0	0	0	7.7	0	(0)	(0)	8.3	-	-	
04028	346	だいず [全粒・全粒製品] 水煮缶詰 黄大豆	71.7	0.9	0.2	0	0	-	0.6	0	-	-	0.8	-	-	液汁を除いたもの
04082	348	だいず [全粒・全粒製品] きな粉 青大豆 全粒大豆	5.9	8.7	0.8	0	Tr	0	7.4	0	(0)	(0)	8.2	-	-	
04096	349	だいず [全粒・全粒製品] きな粉 青大豆 脱皮大豆	5.2	6.8	0.5	(0)	0	-	5.9	(0)	(0)	(0)	6.5	-	-	
04029	350	だいず [全粒・全粒製品] きな粉 黄大豆 全粒大豆	4.0	7.1	0.7	0	0	-	6.1	0	(0)	(0)	6.8	-	-	
04030	351	だいず [全粒・全粒製品] きな粉 黄大豆 脱皮大豆	2.6	6.8	0.7	0	0	-	5.8	0	(0)	(0)	6.5	-	-	
04031	355	だいず [全粒・全粒製品] ぶどう豆	36.0	31.5	0.3	0.2	0.2	-	29.4	0	-	-	30.0	-	-	煮豆
04032	356	だいず [豆腐・油揚げ類] 木綿豆腐	85.9	0.8	0.2	0	0	-	0.6	0	(0)	(0)	0.8	-	-	凝固剤の種類は問わないもの
04097	357	だいず [豆腐・油揚げ類] 木綿豆腐（凝固剤：塩化マグネシウム）	85.9	0.8	0.2	0	0	-	0.6	0	(0)	(0)	0.8	-	-	
04098	358	だいず [豆腐・油揚げ類] 木綿豆腐（凝固剤：硫酸カルシウム）	85.9	0.8	0.2	0	0	-	0.6	0	(0)	(0)	0.8	-	-	
04033	359	だいず [豆腐・油揚げ類] 絹ごし豆腐	88.5	1.0	0.2	0	0	-	0.7	Tr	(0)	(0)	0.9	-	-	凝固剤の種類は問わないもの
04099	360	だいず [豆腐・油揚げ類] 絹ごし豆腐（凝固剤：塩化マグネシウム）	88.5	1.0	0.2	0	0	-	0.7	Tr	(0)	(0)	0.9	-	-	
04100	361	だいず [豆腐・油揚げ類] 絹ごし豆腐（凝固剤：硫酸カルシウム）	88.5	1.0	0.2	0	0	-	0.7	Tr	(0)	(0)	0.9	-	-	
04034	362	だいず [豆腐・油揚げ類] ソフト豆腐	88.9	0.4	0.1	0	0	-	0.2	0	(0)	(0)	0.3	-	-	
04035	363	だいず [豆腐・油揚げ類] 充てん豆腐	88.6	0.8	0.1	0	0	-	0.7	0	(0)	(0)	0.8	-	-	
04036	364	だいず [豆腐・油揚げ類] 沖縄豆腐	81.8	(1.0)	(0.2)	(0)	(0)	-	(0.7)	(0)	(0)	(0)	(1.0)	-	-	別名：島豆腐 04032木綿豆腐から推計

食品番号	索引番号	食品名	水分 WATER	単糖当量 CHOAVLM	でん粉 STARCH	ぶどう糖 GLUS	果糖 FRUS	ガラクトース GALS	しょ糖 SUCS	麦芽糖 MALS	乳糖 LACS	トレハロース TRES	計 CHOAVL	ソルビトール SORTL	マンニトール MANTL	備考
									可食部100g当たり							
						利用可能炭水化物								糖アルコール		
		単位		(					g				)			
04037	365	だいず [豆腐・油揚げ類] ゆし豆腐	90.0	(0.6)	(0.1)	(0)	(0)	-	(0.4)	(0)	(0)	(0)	(0.5)		-	04032木綿豆腐から推計
04038	366	だいず [豆腐・油揚げ類] 焼き豆腐	84.8	0.7	0.1	0	0	-	0.5	0	(0)	(0)	0.6		-	
04039	367	だいず [豆腐・油揚げ類] 生揚げ	75.9	1.2	0.3	0	0	-	0.8	0	(0)	(0)	1.1		-	別名：厚揚げ
04040	368	だいず [豆腐・油揚げ類] 油揚げ 油揚げ	39.9	0.5	0.2	0	0	-	0.3	0	(0)	(0)	0.5		-	
04084	369	だいず [豆腐・油揚げ類] 油揚げ 油抜き 油揚げ	56.9	0.3	0.1	0	0	-	0.2	0	(0)	(0)	0.3		-	
04086	370	だいず [豆腐・油揚げ類] 油揚げ 油抜き ゆで	72.6	0.1	0.1	0	0	-	0	0	(0)	(0)	0.1		-	
04085	371	だいず [豆腐・油揚げ類] 油揚げ 油抜き 焼き	40.2	0.4	0.2	0	0	-	0.2	0	(0)	(0)	0.4		-	
04095	372	だいず [豆腐・油揚げ類] 油揚げ 甘煮	54.9	17.7	0.1	3.1	3.0	0	10.2	0.7	0	-	17.2		-	
04041	373	だいず [豆腐・油揚げ類] がんもどき	63.5	2.2	0.9	0	0.1	-	1.0	0	-	-	2.0		-	
04042	374	だいず [豆腐・油揚げ類] 凍り豆腐 乾	7.2	0.2	0.2	0	0	-	0	0	(0)	(0)	0.2		-	別名：高野豆腐 試料：炭酸水素ナトリウム処理製品
04087	375	だいず [豆腐・油揚げ類] 凍り豆腐 水煮	79.6	0.1	0.1	0	0	-	0	0	(0)	(0)	0.1		-	別名：高野豆腐 湯戻し後、煮たもの
04046	380	だいず [納豆類] 糸引き納豆	59.5	0.3	0.3	0	0.1	-	0	0	(0)	(0)	0.3		-	
04047	381	だいず [納豆類] 挽きわり納豆	60.9	0.2	0.2	0	0	-	0	0	(0)	(0)	0.2		-	
04051	384	だいず [その他] おから 生	75.5	0.6	0.1	0	0	-	0.4	0	(0)	(0)	0.5		-	
04089	385	だいず [その他] おから 乾燥	7.1	(2.2)	(0.4)	(0)	(0)	-	(1.6)	(0)	(0)	(0)	(2.1)		-	04051おから生から推計
04052	386	だいず [その他] 豆乳 豆乳	90.8	1.0	0.1	0	Tr	-	0.8	0	(0)	(0)	0.9		-	
04053	387	だいず [その他] 豆乳 調製豆乳	87.9	1.9	0.1	0.1	0	-	1.3	0.3	-	-	1.8		-	
04054	388	だいず [その他] 豆乳 豆乳飲料・麦芽コーヒー	87.4	4.3	0.2	0.3	0.2	-	3.1	0.3	-	-	4.1		-	
04057	391	だいず [その他] 大豆たんぱく 分離大豆たんぱく 塩分無調整タイプ	5.9	1.1	0.7	0	Tr	-	0.2	Tr	(0)	(0)	1.0		-	
04090	392	だいず [その他] 大豆たんぱく 分離大豆たんぱく 塩分調整タイプ	5.9	(1.1)	(0.7)	(0)	(Tr)	-	(0.2)	(Tr)	(0)	(0)	(1.0)		-	04057大豆たんぱく塩分無調整タイプから推計
04059	394	だいず [その他] 湯葉 生	59.1	1.1	0.2	0.1	0.1	-	0.7	0	(0)	(0)	1.0		-	
04060	395	だいず [その他] 湯葉 干し 乾	6.9	2.7	0.3	0	0	-	2.2	Tr	(0)	(0)	2.6		-	
04091	396	だいず [その他] 湯葉 干し 湯戻し	72.8	0.4	0.1	0	0	-	0.2	0	(0)	(0)	0.4		-	

4 豆類

食品番号	索引番号	食品名 成分識別子 単位	水分 WATER	単糖当量 CHOAVLM	でん粉 STARCH	ぶどう糖 GLUS	果糖 FRUS	ガラクトース GALS	しょ糖 SUCS	麦芽糖 MALS	乳糖 LACS	トレハロース TRES	計 CHOAVL	ソルビトール SORTL	マンニトール MANTL	備考
		可食部100g当たり / 利用可能炭水化物 / 糖アルコール														
		(...g...)														
04064	400	つるあずき　全粒　乾	12.0	39.6	35.2	0	Tr	-	0.8	Tr	(0)	(0)	36.1	-	-	別名：たけあずき
04092	401	つるあずき　全粒　ゆで	60.5	(17.8)	(15.8)	(0)	(0)	-	(0.4)	(0)	(0)	(0)	(16.2)	-	-	04064つるあずき乾から推計
04065	402	ひよこまめ　全粒　乾	10.4	41.3	35.4	0	Tr	-	2.3	0	(0)	(0)	37.7	-	-	別名：チックピー、ガルバンゾー
04066	403	ひよこまめ　全粒　ゆで	59.6	20.0	17.4	0	0	-	0.8	0	(0)	(0)	18.2	-	-	別名：チックピー、ガルバンゾー
04068	405	べにばないんげん　全粒　乾	15.4	36.2	28.6	0	0	-	4.6	0	(0)	(0)	33.1	-	-	別名：はなまめ
04069	406	べにばないんげん　全粒　ゆで	69.7	13.3	10.6	0	0	-	1.5	0	(0)	(0)	12.1	-	-	別名：はなまめ
04070	408	らいまめ　全粒　乾	11.7	37.2	32.6	Tr	0	-	1.2	0	(0)	(0)	33.8	-	-	別名：ライマビーン、バタービーン
04093	409	らいまめ　全粒　ゆで	62.3	(16.4)	(14.4)	(0)	(0)	(0)	(0.5)	(0)	(0)	(0)	(14.9)	-	-	別名：ライマビーン、バタービーン 04070らいまめ乾から推計
04071	410	りょくとう　全粒　乾	10.8	45.4	39.9	0	0	Tr	1.4	0	0	(0)	41.4	-	-	別名：やえなり
04072	411	りょくとう　全粒　ゆで	66.0	17.7	15.9	0	Tr	-	0.2	0	(0)	(0)	16.1	-	-	別名：やえなり
04073	412	レンズまめ　全粒　乾	12.0	45.2	40.0	Tr	Tr	-	1.0	Tr	(0)	(0)	41.1	-	-	別名：ひらまめ
04094	413	レンズまめ　全粒　ゆで	57.9	(23.3)	(20.6)	(Tr)	(0)	-	(0.6)	(0)	(0)	(0)	(21.2)	-	-	別名：ひらまめ 04073レンズまめ乾から推計

5 種実類

食品番号	索引番号	食品名	水分 WATER	単糖当量 CHOAVLM	でん粉 STARCH	ぶどう糖 GLUS	果糖 FRUS	ガラクトース GALS	しょ糖 SUCS	麦芽糖 MALS	乳糖 LACS	トレハロース TRES	計 CHOAVL	ソルビトール SORTL	マンニトール MANTL	備考
								可食部100 g当たり 利用可能炭水化物						糖アルコール		
		単位		(					g						)	
05001	414	アーモンド 乾	4.7	5.5	0.1	Tr	Tr	-	5.1	0	0	(0)	5.2	-	-	
05002	415	アーモンド フライ 味付け	1.8	4.9	0.2	0	0	-	4.5	0	(0)	-	4.6	-	-	乳糖は米国成分表から推計
05040	416	アーモンド いり 無塩	1.8	(5.9)	(0.7)	(Tr)	(Tr)	(0)	(4.8)	(0.1)	(0)	(0)	(5.6)	-	-	米国成分表から推計
05003	417	あさ 乾	4.6	2.6	0.1	Tr	Tr	-	2.3	0	0	(0)	2.5	-	-	
05041	418	あまに いり	0.8	1.2	0.2	0	0	-	0.9	0	(0)	-	1.2	-	-	
05004	419	えごま 乾	5.6	2.5	0.3	0.2	0.1	-	1.7	0	(0)	(0)	2.4	-	-	別名：あぶらえ
05005	420	カシューナッツ フライ 味付け	3.2	(18.6)	(11.9)	(0)	(0)	(0)	(5.3)	(0)	(0)	(0)	(17.2)	-	-	英国成分表から推計。ガラクトースは米国成分表から推計
05006	421	かぼちゃ いり 味付け	4.5	(2.1)	(0.7)	(0.1)	(0.1)	-	(1.1)	(0)	(0)	(0)	(2.0)	-	-	廃棄部位：種皮 米国成分表から推計
05008	423	ぎんなん 生	57.4	33.4	29.0	0.1	Tr	-	1.2	Tr	(0)	(0)	30.4	-	-	廃棄部位：殻及び薄皮
05009	424	ぎんなん ゆで	56.9	33.6	29.3	Tr	Tr	-	1.2	Tr	(0)	(0)	30.6	-	-	薄皮を除いたもの
05010	425	（くり類） 日本ぐり 生	58.8	33.5	26.2	Tr	Tr	-	4.3	Tr	0	(0)	30.6	-	-	廃棄部位：殻（鬼皮）及び渋皮（包丁むき）
05011	426	（くり類） 日本ぐり ゆで	58.4	32.8	25.8	Tr	Tr	-	4.2	0	(0)	(0)	30.0	-	-	廃棄部位：殻（鬼皮）及び渋皮
05013	428	（くり類） 中国ぐり 甘ぐり	44.4	(43.9)	(34.4)	(Tr)	(Tr)	-	(5.7)	(Tr)	(0)	(0)	(40.2)	-	-	別名：あまぐり 廃棄部位：殻（鬼皮）及び渋皮 05011日本ぐりゆでから推計
05014	429	くるみ いり	3.1	2.8	0.1	0	0	-	2.5	0	(0)	(0)	2.6	-	-	
05015	430	けし 乾	3.0	3.3	0	0	0	-	3.2	0	(0)	(0)	3.2	-	-	別名：ポピーシード
05016	431	ココナッツ ココナッツパウダー	2.5	(6.4)	(0)	(Tr)	(0.8)	(0)	(5.3)	(0)	(0)	(0)	(2.7)	-	-	英国成分表から推計
05017	432	ごま 乾	4.7	1.0	0.2	0	0	-	0.7	0	0	(0)	0.9	-	-	試料：洗いごま
05018	433	ごま いり	1.6	0.8	0.2	0	0	-	0.6	0	(0)	(0)	0.7	-	-	
05019	434	ごま むき	4.1	0.6	0	0	0	-	0.5	Tr	(0)	(0)	0.5	-	-	
05042	435	ごま ねり	0.5	(0.8)	(0.2)	(0)	(0)	-	(0.6)	(0)	(0)	(0)	(0.8)	-	-	05018ごまいりから推計
05021	437	すいか いり 味付け	5.9	2.3	0.2	0	0	-	2.0	0	(0)	-	2.2	-	-	廃棄部位：種皮
05046	438	チアシード 乾	6.5	0.9	0.2	0	0	-	0.7	0	(0)	(0)	0.9	-	-	
05023	440	はす 未熟 生	77.5	(13.2)	(11.5)	(Tr)	(Tr)	-	(0.5)	(0)	(0)	(0)	(12.0)	-	-	廃棄部位：殻及び薄皮 05024はす成熟乾から推計
05024	441	はす 成熟 乾	11.2	52.1	45.4	0.1	0.1	-	1.8	0	(0)	(0)	47.4	-	-	殻、薄皮及び幼芽を除いたもの
05043	442	はす 成熟 ゆで	66.1	(19.9)	(17.4)	(Tr)	(Tr)	-	(0.7)	(0)	(0)	(0)	(18.1)	-	-	幼芽を除いたもの 05024はす成熟乾から推計
05025	443	（ひし類） ひし 生	51.8	15.6	12.8	0.1	0.2	-	1.3	0	(0)	(0)	14.3	-	-	廃棄部位：果皮
05047	444	（ひし類） とうびし 生	64.3	30.5	26.6	0.2	0.2	0	0.8	0	-	-	27.8	-	-	廃棄部位：皮
05048	445	（ひし類） とうびし ゆで	65.5	28.2	24.6	0.2	0.3	Tr	0.6	-	-	-	25.7	-	-	廃棄部位：皮
05026	446	ピスタチオ いり 味付け	2.2	(8.2)	(2.3)	(Tr)	(Tr)	(0)	(5.4)	(0)	(0)	(0)	(7.7)	-	-	廃棄部位：殻 英国成分表から推計

5 種実類

食品番号	索引番号	食品名	水分 WATER	単糖当量 CHOAVLM	でん粉 STARCH	ぶどう糖 GLUS	果糖 FRUS	ガラクトース GALS	しょ糖 SUCS	麦芽糖 MALS	乳糖 LACS	トレハロース TRES	計 CHOAVL	ソルビトール SORTL	マンニトール MANTL	備考
															単位 (.....................g.....................)	
05027	447	ひまわり フライ 味付け	2.6	(15.4)	(12.7)	(0)	(0)	(0)	(1.4)	(0)	(0)	(0)	(14.0)	-	-	可食部(100g)から脂質量(g)を差し引いた部分について英国成分表から推計
05028	449	ブラジルナッツ フライ 味付け	2.8	(3.1)	(0.6)	(0)	(0)	(0)	(2.3)	(0)	(0)	(0)	(2.9)	-	-	英国成分表から推計。ガラクトースは米国成分表から推計
05029	450	ヘーゼルナッツ フライ 味付け	1.0	(4.9)	(1.0)	(0.1)	(0.1)	(0)	(3.5)	(0)	(0)	(0)	(4.6)	-	-	別名：ヘイゼルナッツ、西洋はしばみ、フィルバート 薄皮を除いたもの 米国成分表から推計
05030	452	ペカン フライ 味付け	1.9	(5.9)	(1.4)	(0.3)	(0.3)	(0)	(3.6)	(0)	(0)	(0)	(5.6)	-	-	英国成分表から推計
05031	453	マカダミアナッツ いり 味付け	1.3	(4.8)	(0.7)	(0.1)	(0.1)	(0)	(3.6)	(0)	(0)	(0)	(4.5)	-	-	英国成分表から推計
05032	454	まつ 生	2.5	(4.0)	(0.1)	(0.1)	(0.1)	(0)	(3.5)	(0)	(0)	(0)	(3.8)	-	-	英国成分表から推計。ガラクトースは米国成分表から推計
05033	455	まつ いり	1.9	5.4	1.6	0	0	-	3.5	0	(0)	(0)	5.1	-	-	
05034	456	らっかせい 大粒種 乾	6.0	10.7	4.3	0	0	-	5.7	0	(0)	(0)	10.0	-	-	別名：なんきんまめ、ピーナッツ
05035	457	らっかせい 大粒種 いり	1.7	10.8	4.5	0	0	-	5.5	0	(0)	(0)	10.1	-	-	別名：なんきんまめ、ピーナッツ
05044	458	らっかせい 小粒種 乾	6.0	(10.7)	(4.3)	(0)	(0)	-	(5.7)	(0)	(0)	(0)	(10.0)	-	-	別名：なんきんまめ、ピーナッツ 05034 大粒種乾から推計
05045	459	らっかせい 小粒種 いり	2.1	(10.7)	(4.5)	(0)	(0)	-	(5.5)	(0)	(0)	(0)	(10.0)	-	-	別名：なんきんまめ、ピーナッツ 05035 大粒種いりから推計
05036	460	らっかせい バターピーナッツ	2.4	8.9	3.9	0	0	-	4.4	0	-	-	8.3	-	-	
05037	461	らっかせい ピーナッツバター	1.2	19.8	3.9	0	Tr	-	14.7	0	-	-	18.6	-	-	

6 野菜類

食品番号	索引番号	食品名	水分	可食部100 g 当たり 利用可能炭水化物										糖アルコール		備考
				単糖当量	でん粉	ぶどう糖	果糖	ガラクトース	しょ糖	麦芽糖	乳糖	トレハロース	計	ソルビトール	マンニトール	
		成分識別子	WATER	CHOAVLM	STARCH	GLUS	FRUS	GALS	SUCS	MALS	LACS	TRES	CHOAVL	SORTL	MANTL	
		単位	(						g						)	
06001	462	アーティチョーク 花らい 生	85.1	(1.0)	(0)	(0.2)	(Tr)	(0)	(0.7)	(0)	(0)	(0)	(0.9)	-		別名：ちょうせんあざみ 廃棄部位：花床の基部及び総包の一部 米国成分表から推計
06002	463	アーティチョーク 花らい ゆで	85.9	(0.9)	(0)	(0.2)	(Tr)	(0)	(0.6)	(0)	(0)	(0)	(0.9)	-		別名：ちょうせんあざみ 廃棄部位：花床の基部及び総包の一部 米国成分表から推計
06007	468	アスパラガス 若茎 生	92.6	2.1	0	0.8	1.1	-	0.2	0	(0)	-	2.1	-		試料：グリーンアスパラガス 廃棄部位：株元
06008	469	アスパラガス 若茎 ゆで	92.0	(2.3)	(0)	(0.8)	(1.2)	-	(0.2)	(0)	(0)	-	(2.3)	-		試料：グリーンアスパラガス 株元を除いたもの 06007アスパラガス生から推計
06327	470	アスパラガス 若茎 油いため	88.3	(2.3)	(0)	(0.8)	(1.2)	-	(0.2)	(0)	(0)	-	(2.3)	-		試料：グリーンアスパラガス 株元を除いたもの 可食部(100g)から脂質量(g)を差し引いた部分について06007アスパラガス生から推計
06009	471	アスパラガス 水煮缶詰	91.9	(2.3)	(0)	(0.8)	(1.2)	-	(0.2)	(0)	(0)	-	(2.3)	-		試料：ホワイトアスパラガス 液汁を除いたもの 06007アスパラガス生から推計
06010	473	いんげんまめ さやいんげん 若ざや 生	92.2	2.2	0.4	0.5	0.9	-	0.3	Tr	(0)	-	2.2	-		別名：さいとう（菜豆）、さんどまめ 廃棄部位：すじ及び両端
06011	474	いんげんまめ さやいんげん 若ざや ゆで	91.7	(2.4)	(0.4)	(0.5)	(1.0)	-	(0.3)	(Tr)	(0)	-	(2.3)	-		別名：さいとう（菜豆）、さんどまめ すじ及び両端を除いたもの 06010さやいんげん生から推計
06363	478	うるい 葉 生	92.8	1.2	Tr	0.6	0.4	-	0.1	0	-	-	1.1	-		別名：ウリッパ、アマナ、ギンボ等 廃棄部位：株元
06015	479	えだまめ 生	71.7	4.7	2.9	0.1	Tr	Tr	1.3	Tr	0	-	4.3	-	-	廃棄部位：さや
06016	480	えだまめ ゆで	72.1	(4.6)	(2.8)	(0.1)	(Tr)	(Tr)	(1.3)	(Tr)	(0)	-	(4.3)	-	-	廃棄部位：さや 06015えだまめ生から推計
06017	481	えだまめ 冷凍	67.1	5.3	2.2	0.1	0.1	-	1.5	1.0	-	-	4.9	-	-	廃棄部位：さや
06020	487	（えんどう類） さやえんどう 若ざや 生	88.6	4.2	0.7	2.4	0.1	-	0.8	0	-	-	4.1	-	-	別名：きぬさやえんどう 廃棄部位：すじ及び両端
06021	488	（えんどう類） さやえんどう 若ざや ゆで	89.1	(4.0)	(0.7)	(2.3)	(0.1)	-	(0.8)	(0)	-	-	(3.9)	-	-	別名：きぬさやえんどう すじ及び両端を除いたもの 06020さやえんどう生から推計
06022	489	（えんどう類） スナップえんどう 若ざや 生	86.6	(5.9)	(1.2)	(2.1)	(1.9)	(0)	(0.5)	(0)	(0)	-	(5.7)	-	-	別名：スナックえんどう 廃棄部位：すじ及び両端 米国成分表から推計
06023	490	（えんどう類） グリンピース 生	76.5	12.8	9.1	0	0	-	2.7	0	-	(0)	11.8	-	-	別名：みえんどう さやを除いたもの
06024	491	（えんどう類） グリンピース ゆで	72.2	(15.2)	(10.8)	(0)	(0)	-	(3.1)	(0)	(0)	-	(13.9)	-	-	別名：みえんどう さやを除いたもの 06023グリンピース生から推計

6 野菜類

食品番号	索引番号	食品名	水分 WATER	単糖当量 CHOAVLM	でん粉 STARCH	ぶどう糖 GLUS	果糖 FRUS	ガラクトース GALS	しょ糖 SUCS	麦芽糖 MALS	乳糖 LACS	トレハロース TRES	計 CHOAVL	ソルビトール SORTL	マンニトール MANTL	備考
																可食部100 g 当たり（単位 g）
06025	492	（えんどう類）　グリンピース　冷凍	75.7	11.4	6.9	0	0	-	3.6	0	(0)	-	10.5	-	-	別名：みえんどう
06374	493	（えんどう類）　グリンピース　冷凍　ゆで	74.6	11.6	7.7	0	0	-	3.0	0	(0)	-	10.7	-	-	別名：みえんどう
06375	494	（えんどう類）　グリンピース　冷凍　油いため	70.1	11.8	7.3	0	0	-	3.7	0	(0)	-	10.9	-	-	別名：みえんどう
06026	495	（えんどう類）　グリンピース　水煮缶詰	74.9	(11.8)	(7.1)	(0)	(0)	-	(3.8)	(0)	(0)	-	(10.9)	-	-	別名：みえんどう　液汁を除いたもの　06025グリンピース冷凍から推計
06032	501	オクラ　果実　生	90.2	1.9	0	0.6	0.6	-	0.7	0	(0)	-	1.9	-	-	廃棄部位：へた
06033	502	オクラ　果実　ゆで	89.4	(2.1)	(0)	(0.7)	(0.7)	-	(0.7)	(Tr)	(0)	-	(2.1)	-	-	廃棄部位：へた　06032オクラ生から推計
06036	505	かぶ　根　皮つき　生	93.9	3.0	Tr	1.6	1.4	-	0	-	(0)	-	3.0	-	-	別名：かぶら、すずな　廃棄部位：根端及び葉柄基部
06037	506	かぶ　根　皮つき　ゆで	93.8	(3.1)	(Tr)	(1.7)	(1.4)	-	(0)	-	(0)	-	(3.1)	-	-	別名：かぶら、すずな　根端及び葉柄基部を除いたもの　06036かぶ根皮つき生から推計
06038	507	かぶ　根　皮なし　生	93.9	3.5	0	1.8	1.6	-	0.1	Tr	(0)	-	3.5	-	-	別名：かぶら、すずな　廃棄部位：根端、葉柄基部及び皮
06039	508	かぶ　根　皮なし　ゆで	93.7	(3.6)	(0)	(1.9)	(1.6)	-	(0.1)	(Tr)	(0)	-	(3.6)	-	-	別名：かぶら、すずな　根端、葉柄基部及び皮を除いたもの　06038かぶ根皮むき生から推計
06046	515	（かぼちゃ類）　日本かぼちゃ　果実　生	86.7	8.3	3.1	1.4	1.4	-	1.9	0	(0)	-	7.8	-	-	別名：とうなす、ぼうぶら、なんきん　廃棄部位：わた、種子及び両端
06047	516	（かぼちゃ類）　日本かぼちゃ　果実　ゆで	84.0	(9.9)	(3.8)	(1.7)	(1.7)	-	(2.2)	(0)	(0)	-	(9.4)	-	-	別名：とうなす、ぼうぶら、なんきん　わた、種子及び両端を除いたもの　06046日本かぼちゃ生から推計
06048	517	（かぼちゃ類）　西洋かぼちゃ　果実　生	76.2	17.0	8.6	1.2	0.9	-	5.2	0	(0)	-	15.9	-	-	別名：くりかぼちゃ　廃棄部位：わた、種子及び両端　乳糖は豪州成分表から推計
06049	518	（かぼちゃ類）　西洋かぼちゃ　果実　ゆで	75.7	(17.4)	(8.8)	(1.3)	(0.9)	-	(5.3)	(0)	(0)	-	(16.2)	-	-	別名：くりかぼちゃ　わた、種子及び両端を除いたもの　06048西洋かぼちゃ生から推計。乳糖は豪州成分表から推計
06332	519	（かぼちゃ類）　西洋かぼちゃ　果実　焼き	68.2	(22.8)	(11.5)	(1.7)	(1.2)	-	(6.9)	(0)	(0)	-	(21.3)	-	-	別名：くりかぼちゃ　わた、種子及び両端を除いたもの　06048西洋かぼちゃ生から推計。乳糖は豪州成分表から推計
06050	520	（かぼちゃ類）　西洋かぼちゃ　果実　冷凍	78.1	(15.7)	(7.9)	(1.1)	(0.8)	-	(4.8)	(0)	(0)	-	(14.6)	-	-	別名：くりかぼちゃ　06048西洋かぼちゃ生から推計

6 野菜類

食品番号	索引番号	食品名	水分	利用可能炭水化物 単糖当量	でん粉	ぶどう糖	果糖	ガラクトース	しょ糖	麦芽糖	乳糖	トレハロース	計	糖アルコール ソルビトール	マンニトール	備考
		成分識別子	WATER	CHOAVLM	STARCH	GLUS	FRUS	GALS	SUCS	MALS	LACS	TRES	CHOAVL	SORTL	MANTL	
		単位	(...g..)													
06054	524	カリフラワー 花序 生	90.8	3.2	0.3	1.3	1.1	-	0.5	0	(0)	-	3.2	-	-	別名：はなやさい 廃棄部位：茎葉
06055	525	カリフラワー 花序 ゆで	91.5	(3.0)	(0.3)	(1.2)	(1.0)	-	(0.5)	(0)	(0)	-	(2.9)	-	-	別名：はなやさい 茎葉を除いたもの 06054カリフラワー生から推計
06056	526	かんぴょう 乾	19.8	33.3	0.7	16.3	16.2	-	0	Tr	(0)	-	33.2	-	-	
06057	527	かんぴょう ゆで	91.6	(3.5)	(0.1)	(1.7)	(1.7)	-	(0)	(0)	(0)	-	(3.5)	-	-	06056かんぴょう乾から推計
06364	528	かんぴょう 甘煮	57.6	26.7	0.2	1.3	0.8	0.1	22.6	0.5	0	-	25.5	-	-	
06061	532	（キャベツ類） キャベツ 結球葉 生	92.7	3.5	0.1	1.8	1.4	-	0.1	0	(0)	-	3.5	-	-	別名：かんらん、たまな 廃棄部位：しん
06062	533	（キャベツ類） キャベツ 結球葉 ゆで	93.9	1.9	0	1.1	0.8	-	0.1	0	(0)	-	1.9	-	-	別名：かんらん、たまな しんを除いたもの
06333	534	（キャベツ類） キャベツ 結球葉 油いため	85.7	(2.7)	(0)	(1.5)	(1.1)	-	(0.1)	(Tr)	(0)	-	(2.7)	-	-	別名：かんらん、たまな しんを除いたもの 可食部(100g)から脂質量(g)を差し引いた部分について06062キャベツゆでから推計
06063	535	（キャベツ類） グリーンボール 結球葉 生	93.4	(3.2)	(0.1)	(1.7)	(1.3)	-	(0.1)	(0)	(0)	-	(3.2)	-	-	廃棄部位：しん 06061キャベツ生から推計
06064	536	（キャベツ類） レッドキャベツ 結球葉 生	90.4	(3.5)	(0.1)	(1.5)	(1.4)	(0)	(0.4)	(0)	(0)	(0)	(3.5)	-	-	別名：赤キャベツ、紫キャベツ 廃棄部位：しん 英国成分表から推計
06065	537	きゅうり 果実 生	95.4	2.0	0	0.9	1.0	-	0.1	Tr	(0)	-	1.9	-	-	廃棄部位：両端
06069	541	きゅうり 漬物 ピクルス スイート型	80.0	(17.4)	(1.9)	(5.0)	(5.2)	(0)	(4.9)	(0)	(0)	(0)	(17.0)	-	-	酢漬けしたもの 英国成分表から推計
06077	546	クレソン 茎葉 生	94.1	(0.5)	(0.1)	(0.3)	(0.1)	-	(0.1)	(0)	(0)	(0)	(0.5)	-	-	別名：オランダがらし、オランダみずがらし 廃棄部位：株元 豪州成分表から推計
06080	549	ケール 葉 生	90.2	(1.2)	(0.1)	(0.5)	(0.5)	-	(0.1)	(0)	(0)	(0)	(1.2)	-	-	別名：葉キャベツ、はごろもかんらん 廃棄部位：葉柄基部 英国成分表から推計
06081	550	コールラビ 球茎 生	93.2	(2.2)	(0)	(0.9)	(0.8)	-	(0.5)	(0)	(0)	(0)	(2.2)	-	-	別名：球茎かんらん、かぶかんらん 廃棄部位：根元及び葉柄基部 豪州成分表から推計
06082	551	コールラビ 球茎 ゆで	93.1	(2.2)	(0)	(1.0)	(0.8)	(0)	(0.5)	(0)	(0)	(0)	(2.2)	-	-	別名：球茎かんらん、かぶかんらん 根元及び葉柄基部を除いたもの 豪州成分表から推計
06084	553	ごぼう 根 生	81.7	1.1	0	0.1	0.4	-	0.6	0	(0)	-	1.0	-	-	廃棄部位：皮、葉柄基部及び先端
06085	554	ごぼう 根 ゆで	83.9	(0.9)	(0)	(0.1)	(0.4)	-	(0.5)	(0)	(0)	-	(0.9)	-	-	皮、葉柄基部及び先端を除いたもの 06084ごぼう生から推計
06086	555	こまつな 葉 生	94.1	0.3	0	0.2	0.1	-	0	0	(0)	-	0.3	-	-	廃棄部位：株元

6 野菜類

食品番号	索引番号	食品名	水分	単糖当量	でん粉	ぶどう糖	果糖	ガラクトース	しょ糖	麦芽糖	乳糖	トレハロース	計	ソルビトール	マンニトール	備考
		成分識別子	WATER	CHOAVLM	STARCH	GLUS	FRUS	GALS	SUCS	MALS	LACS	TRES	CHOAVL	SORTL	MANTL	
		単位		(..g..)												
06087	556	こまつな 葉 ゆで	94.0	(0.3)	(0)	(0.2)	(0.1)	-	(0)	(0)	(0)	-	(0.3)	-	-	廃棄部位：株元 ゆでた後水冷し、手搾りしたもの 06086こまつな生から推計
06093	563	ししとう 果実 生	91.4	1.2	0	0.6	0.5	-	0	-	(0)	-	1.2	-	-	別名：ししとうがらし 廃棄部位：へた
06094	564	ししとう 果実 油いため	88.3	(1.2)	(0)	(0.7)	(0.5)	-	(0)	-	(0)	-	(1.2)	-	-	別名：ししとうがらし へたを除いたもの 可食部(100g)から脂質量(g)を差し引いた部分について06093ししとう生から推計
06099	569	しゅんぎく 葉 生	91.8	0.4	0	0.2	0.2	-	Tr	0	(0)	-	0.4	-	-	別名：きくな 廃棄部位：基部
06100	570	しゅんぎく 葉 ゆで	91.1	(0.4)	(0)	(0.2)	(0.2)	-	(Tr)	(0)	(0)	-	(0.4)	-	-	別名：きくな ゆでた後水冷し、手搾りしたもの 06099しゅんぎく生から推計
06103	573	（しょうが類） しょうが 根茎 皮なし 生	91.4	4.2	2.8	0.6	0.5	-	0.1	-	(0)	-	4.0	-	-	ひねしょうが 廃棄部位：皮
06386	578	（しょうが類） 新しょうが 根茎 生	96.0	0.8	0.1	0.3	0.3	-	0	-	-	-	0.8	-	-	
06108	581	しろうり 漬物 奈良漬	44.0	0	-	-	-	-	-	-	-	-	-	-	-	別名：あさうり、つけうり
06116	590	ズッキーニ 果実 生	94.9	(2.3)	(0.1)	(0.9)	(1.3)	(0)	(Tr)	(0)	-	(0)	(2.3)	-	-	別名：つるなしかぼちゃ 廃棄部位：両端 英国成分表から推計
06119	593	セロリ 葉柄 生	94.7	1.4	0	0.6	0.6	-	0.2	0	(0)	-	1.3	-	1.0	別名：セロリー、セルリー、オランダみつば 廃棄部位：株元、葉身及び表皮 乳糖、マンニトールは豪州成分表から推計
06124	598	そらまめ 未熟豆 生	72.3	13.2	10.7	0	0	-	1.4	0	(0)	-	12.1	-	-	廃棄部位：種皮
06125	599	そらまめ 未熟豆 ゆで	71.3	(13.7)	(11.0)	(0)	(0)	-	(1.5)	(0)	(0)	-	(12.5)	-	-	廃棄部位：種皮 06124そらまめ生から推計
06129	603	（だいこん類） 葉だいこん 葉 生	92.6	(1.1)	(0)	(0.5)	(0.5)	-	(Tr)	(Tr)	(0)	-	(1.1)	-	-	試料：水耕栽培品 廃棄部位：株元及び根 06130だいこん葉生から推計
06130	604	（だいこん類） だいこん 葉 生	90.6	1.4	0	0.6	0.7	-	Tr	Tr	(0)	-	1.4	-	-	廃棄部位：葉柄基部
06131	605	（だいこん類） だいこん 葉 ゆで	91.3	(1.3)	(0)	(0.6)	(0.6)	-	(Tr)	(Tr)	(0)	-	(1.3)	-	-	葉柄基部を除いたもの ゆでた後水冷し、手搾りしたもの 06130だいこん葉生から推計
06132	606	（だいこん類） だいこん 根 皮つき 生	94.6	2.7	0	1.4	1.1	-	0.2	0	-	-	2.6	-	-	廃棄部位：根端及び葉柄基部
06133	607	（だいこん類） だいこん 根 皮つき ゆで	94.4	(2.8)	(0)	(1.5)	(1.1)	-	(0.2)	(0)	(0)	-	(2.7)	-	-	根端及び葉柄基部を除いたもの 06132だいこん根皮つき生から推計
06134	608	（だいこん類） だいこん 根 皮なし 生	94.6	2.9	0	1.5	1.1	-	0.2	Tr	(0)	-	2.8	-	-	廃棄部位：根端、葉柄基部及び皮
06135	612	（だいこん類） だいこん 根 皮なし ゆで	94.8	2.5	0	1.3	1.0	-	0.1	Tr	(0)	-	2.5	-	-	根端、葉柄基部及び皮を除いたもの

48

6 野菜類

食品番号	索引番号	食品名	水分 WATER	単糖当量 CHOAVLM	でん粉 STARCH	ぶどう糖 GLUS	果糖 FRUS	ガラクトース GALS	しょ糖 SUCS	麦芽糖 MALS	乳糖 LACS	トレハロース TRES	計 CHOAVL	ソルビトール SORTL	マンニトール MANTL	備考
															単位 (................................g................................)	
06149	629	たけのこ 若茎 生	90.8	1.4	0.3	0.4	0.4	-	0.3	-	(0)	-	1.4	-	-	廃棄部位：竹皮及び基部
06150	630	たけのこ 若茎 ゆで	89.9	(1.6)	(0.3)	(0.5)	(0.5)	-	(0.4)	-	(0)	-	(1.5)	-	-	竹皮及び基部を除いたもの 06149たけのこ生から推計
06151	631	たけのこ 水煮缶詰	92.8	(2.3)	(0.8)	(0.7)	(0.5)	-	(0)	(0)	(0.2)	(0)	(2.2)	-	-	液汁を除いたもの 豪州成分表から推計
06153	633	（たまねぎ類） たまねぎ りん茎 生	90.1	7.0	0.6	2.7	2.6	-	0.9	Tr	(0)	-	6.9	-	-	廃棄部位：皮（保護葉）、底盤部及び頭部
06154	634	（たまねぎ類） たまねぎ りん茎 水さらし	93.0	(4.0)	(0.3)	(1.6)	(1.5)	-	(0.5)	(0)	(0)	-	(3.9)	-	-	皮（保護葉）、底盤部及び頭部を除いたもの 06155たまねぎりん茎ゆでから推計
06155	635	（たまねぎ類） たまねぎ りん茎 ゆで	91.5	4.8	0.4	1.9	1.8	-	0.6	0	(0)	-	4.7	-	-	皮（保護葉）、底盤部及び頭部を除いたもの
06336	636	（たまねぎ類） たまねぎ りん茎 油いため	80.1	(8.0)	(0.7)	(3.2)	(3.0)	-	(1.0)	(Tr)	(0)	-	(7.9)	-	-	皮（保護葉）、底盤部及び頭部を除いたもの 可食部(100g)から脂質量(g)を差し引いた部分について06155たまねぎりん茎ゆでから推計
06156	638	（たまねぎ類） 赤たまねぎ りん茎 生	89.6	(7.3)	(0.6)	(2.9)	(2.7)	-	(1.0)	(Tr)	(0)	-	(7.2)	-	-	別名：レッドオニオン、紫たまねぎ 廃棄部位：皮（保護葉）、底盤部及び頭部 06153たまねぎりん茎生から推計
06337	639	（たまねぎ類） 葉たまねぎ りん茎及び葉 生	89.5	(5.1)	(0.1)	(2.1)	(2.5)	-	(0.3)	(0)	(0)	(0)	(5.1)	-	-	廃棄部位：底盤部 豪州成分表から推計
06159	642	チコリ 若芽 生	94.7	(0.8)	(0.2)	(0.3)	(0.4)	(0)	(Tr)	(0)	(0)	-	(0.8)	-	-	別名：きくにがな、アンディーブ、チコリー 廃棄部位：株元及びしん 英国成分表から推計
06160	645	チンゲンサイ 葉 生	96.0	0.4	0	0.3	0.1	-	0	-	(0)	-	0.4	-	-	廃棄部位：しん
06161	646	チンゲンサイ 葉 ゆで	95.3	(0.5)	(0)	(0.3)	(0.2)	-	(0)	-	(0)	-	(0.5)	-	-	廃棄部位：しん ゆでた後水冷し、手搾りしたもの 06160チンゲンサイ生から推計
06338	647	チンゲンサイ 葉 油いため	92.6	(0.5)	(0)	(0.3)	(0.2)	-	(0)	-	(0)	-	(0.5)	-	-	しんを除いたもの 可食部(100g)から脂質量(g)を差し引いた部分について06160チンゲンサイ生から推計
06171	658	とうがらし 果実 生	75.0	(7.7)	(Tr)	(3.5)	(4.2)	(0)	(Tr)	(0)	(0)	(0)	(7.7)	-	-	別名：なんばん 試料：辛味種 廃棄部位：へた 英国成分表から推計
06175	662	（とうもろこし類） スイートコーン 未熟種子 生	77.1	12.5	4.0	2.4	2.2	-	3.3	0.1	(0)	-	12.0	-	-	廃棄部位：包葉、めしべ及び穂軸
06176	663	（とうもろこし類） スイートコーン 未熟種子 ゆで	75.4	(13.5)	(4.3)	(2.6)	(2.3)	-	(3.5)	(0.1)	(0)	-	(12.8)	-	-	包葉及びめしべを除いたもの 廃棄部位：穂軸 06175スイートコーン生から推計
06339	664	（とうもろこし類） スイートコーン 未熟種子 電子レンジ調理	73.5	(14.5)	(4.7)	(2.8)	(2.5)	-	(3.8)	(0.1)	(0)	-	(13.8)	-	-	廃棄部位：穂軸 06175スイートコーン生から推計

6 野菜類

食品番号	索引番号	食品名	水分	単糖当量	でん粉	ぶどう糖	果糖	ガラクトース	しょ糖	麦芽糖	乳糖	トレハロース	計	ソルビトール	マンニトール	備考
		成分識別子	WATER	CHOAVLM	STARCH	GLUS	FRUS	GALS	SUCS	MALS	LACS	TRES	CHOAVL	SORTL	MANTL	
		単位	(..g..)													
06177	665	（とうもろこし類）　スイートコーン　未熟種子　穂軸つき　冷凍	75.6	(13.4)	(4.3)	(2.6)	(2.3)	-	(3.5)	(0.1)	(0)	-	(12.7)	-	-	廃棄部位：穂軸 06175スイートコーン生から推計
06178	666	（とうもろこし類）　スイートコーン　未熟種子　カーネル　冷凍	75.5	16.8	10.9	0.3	0.1	-	4.1	0.1	(0)	-	15.5	-	-	穂軸を除いた実（尖帽を除いた種子）のみ
06378	667	（とうもろこし類）　スイートコーン　未熟種子　カーネル　冷凍　ゆで	76.5	15.9	10.5	0.2	0.1	-	3.7	0.1	(0)	-	14.6	-	-	穂軸を除いた実（尖帽を除いた種子）のみ
06379	668	（とうもろこし類）　スイートコーン　未熟種子　カーネル　冷凍　油いため	71.8	16.4	10.3	0.3	0.1	-	4.4	0.1	(0)	-	15.2	-	-	穂軸を除いた実（尖帽を除いた種子）のみ
06180	670	（とうもろこし類）　スイートコーン　缶詰　ホールカーネルスタイル	78.4	(13.9)	(5.7)	(0.3)	(0.1)	-	(6.9)	-	(0)	(0)	(13.0)	-	-	液汁を除いたもの 英国成分表から推計
06181	671	（とうもろこし類）　ヤングコーン　幼雌穂　生	90.9	(4.2)	(0.7)	(1.5)	(1.2)	(0)	(0.8)	(0)	(0)	(0)	(4.1)	-	-	別名：ベビーコーン、ミニコーン 穂軸基部を除いたもの 豪州成分表から推計
06182	672	（トマト類）　赤色トマト　果実　生	94.0	3.1	0.1	0.1	1.6	-	Tr	0	0	-	3.1	0	-	廃棄部位：へた
06183	673	（トマト類）　赤色ミニトマト　果実　生	91.0	4.6	-	2.1	2.4	-	0.1	0	(0)	-	4.5	-	-	別名：プチトマト、チェリートマト 廃棄部位：へた
06370	675	（トマト類）　ドライトマト	9.5	29.2	0.1	10.8	18.3	-	0.1	0	-	-	29.2	-	-	
06184	676	（トマト類）　加工品　ホール　食塩無添加	93.3	(3.6)	(Tr)	(1.8)	(1.8)	(Tr)	(Tr)	(0)	(0)	(0)	(3.6)	-	-	別名：トマト水煮缶詰 液汁を除いたもの 英国成分表から推計
06185	677	（トマト類）　加工品　トマトジュース　食塩添加	94.1	(2.9)	(Tr)	(1.3)	(1.5)	(0)	(Tr)	(0)	(0)	(0)	(2.9)	-	-	果汁100 % 英国成分表から推計
06191	685	（なす類）　なす　果実　生	93.2	2.6	0.2	1.2	1.1	-	0.1	0	(0)	-	2.6	-	-	廃棄部位：へた
06192	686	（なす類）　なす　果実　ゆで	94.0	(2.3)	(0.1)	(1.0)	(1.0)	-	(0.1)	(0)	(0)	-	(2.3)	-	-	へたを除いたもの 06191なす生から推計
06342	687	（なす類）　なす　果実　油いため	85.8	(3.3)	(0.2)	(1.5)	(1.4)	-	(0.1)	(0)	(0)	-	(3.2)	-	-	へたを除いたもの 可食部(100g)から脂質量(g)を差し引いた部分について06191なす生から推計
06343	688	（なす類）　なす　果実　天ぷら	71.9	10.4	7.5	0.9	1.0	-	0.2	0.1	-	-	9.7	-	-	へたを除いたもの
06193	689	（なす類）　べいなす　果実　生	93.0	(2.7)	(0.2)	(1.2)	(1.2)	-	(0.1)	(0)	(0)	-	(2.6)	-	-	別名：洋なす 廃棄部位：へた及び果皮 06191なす生から推計
06194	690	（なす類）　べいなす　果実　素揚げ	74.8	(3.2)	(0.2)	(1.4)	(1.4)	-	(0.1)	(0)	(0)	-	(3.1)	-	-	別名：洋なす 廃棄部位：へた及び果皮 可食部(100g)から脂質量(g)を差し引いた部分について06191なす生から推計
06205	701	にがうり　果実　生	94.4	0.3	0.1	0.2	0.1	-	0	-	(0)	-	0.3	-	-	別名：つるれいし、ゴーヤ 廃棄部位：両端、わた及び種子

6 野菜類

食品番号	索引番号	食品名	水分 WATER	単糖当量 CHOAVLM	でん粉 STARCH	ぶどう糖 GLUS	果糖 FRUS	ガラクトース GALS	しょ糖 SUCS	麦芽糖 MALS	乳糖 LACS	トレハロース TRES	計 CHOAVL	ソルビトール SORTL	マンニトール MANTL	備考
								利用可能炭水化物 可食部100g当たり						糖アルコール		
		成分識別子														
		単位		(					g					)		
06206	702	にがうり 果実 油いため	90.3	(0.4)	(0.1)	(0.2)	(0.1)	-	(0)	-	(0)	-	(0.4)	-	-	別名：つるれいし、ゴーヤ 両端、わた及び種子を除いたもの 可食部(100g)から脂質量(g)を差し引いた部分について06205にがうり生から推計
06207	703	(にら類) にら 葉 生	92.6	1.7	0	0.8	0.8	-	0.2	Tr	(0)	-	1.7	-	-	廃棄部位：株元
06208	704	(にら類) にら 葉 ゆで	89.8	(2.3)	(0)	(1.0)	(1.0)	-	(0.2)	(Tr)	(0)	-	(2.3)	-	-	株元を除いたもの ゆでた後水冷し、手搾りしたもの 06207にら生から推計
06344	705	(にら類) にら 葉 油いため	85.8	(2.0)	(0)	(0.9)	(0.9)	-	(0.2)	(Tr)	(0)	-	(2.0)	-	-	株元を除いたもの 可食部(100g)から脂質量(g)を差し引いた部分について06207にら生から推計
06212	709	(にんじん類) にんじん 根 皮つき 生	89.1	5.9	0.2	1.7	1.6	-	2.4	0	(0)	-	5.8	-	-	廃棄部位：根端及び葉柄基部
06213	710	(にんじん類) にんじん 根 皮つき ゆで	90.2	(5.3)	(0.1)	(1.5)	(1.4)	-	(2.1)	(0)	(0)	-	(5.2)	-	-	根端及び葉柄基部を除いたもの 06212にんじん根皮つき生から推計
06214	711	(にんじん類) にんじん 根 皮なし 生	89.7	5.8	0.1	1.6	1.5	-	2.3	0	(0)	-	5.7	-	-	廃棄部位：根端、葉柄基部及び皮
06215	712	(にんじん類) にんじん 根 皮なし ゆで	90.0	5.1	0.1	1.4	1.3	-	2.1	0	(0)	-	5.0	-	-	根端、葉柄基部及び皮を除いたもの
06345	713	(にんじん類) にんじん 根 皮なし 油いため	79.1	(7.5)	(0.2)	(2.1)	(1.9)	-	(3.1)	(0)	(0)	-	(7.4)	-	-	根端、葉柄基部及び皮を除いたもの 可食部(100g)から脂質量(g)を差し引いた部分について06215にんじん根皮なしゆでから推計
06346	714	(にんじん類) にんじん 根 皮なし 素揚げ	80.6	(8.2)	(0.2)	(2.3)	(2.1)	-	(3.4)	(0)	(0)	-	(8.1)	-	-	別名：フライドキャロット 根端、葉柄基部及び皮を除いたもの 可食部(100g)から脂質量(g)を差し引いた部分について06215にんじん根皮なしゆでから推計
06216	716	(にんじん類) にんじん 根 冷凍	90.2	4.7	0.3	0.4	0.3	-	3.5	(0)	(0)	-	4.5	-	-	06215にんじん根皮むきゆでから推計
06380	717	(にんじん類) にんじん 根 冷凍 ゆで	91.7	3.5	0.3	0.2	0.2	-	2.6	(0)	(0)	-	3.3	-	-	
06381	718	(にんじん類) にんじん 根 冷凍 油いため	85.2	5.1	0.4	0.4	0.3	-	3.8	(0)	(0)	-	4.9	-	-	
06348	719	(にんじん類) にんじん グラッセ	83.8	9.4	0.2	2.2	1.7	Tr	5.0	0	Tr	-	9.1	-	0	
06217	720	(にんじん類) にんじん ジュース 缶詰	92.0	(5.9)	(Tr)	(1.4)	(0.9)	(0)	(3.5)	(0)	(0)	(0)	(5.7)	-	-	英国成分表から推計
06222	725	(にんじん類) ミニキャロット 根 生	90.9	(4.7)	(0.1)	(1.4)	(1.2)	-	(1.9)	(0)	(0)	-	(4.6)	-	-	廃棄部位：根端及び葉柄基部 英国成分表から推計
06223	726	(にんにく類) にんにく りん茎 生	63.9	1.1	0	Tr	0.1	-	0.9	0	(0)	-	1.0	-	-	廃棄部位：茎、りん皮及び根盤部

6 野菜類

食品番号	索引番号	食品名	水分	利用可能炭水化物 単糖当量	でん粉	ぶどう糖	果糖	ガラクトース	しょ糖	麦芽糖	乳糖	トレハロース	計	糖アルコール ソルビトール	マンニトール	備考
		成分識別子	WATER	CHOAVLM	STARCH	GLUS	FRUS	GALS	SUCS	MALS	LACS	TRES	CHOAVL	SORTL	MANTL	
		単位	(..g..)													
06349	727	（にんにく類） にんにく りん茎 油いため	53.7	(1.2)	(0)	(Tr)	(0.1)	-	(1.1)	(0)	(0)	-	(1.2)	-		茎、りん皮及び根盤部を除いたもの 可食部(100g)から脂質量(g)を差し引いた部分について06223にんにく・りん茎生から推計
06226	730	（ねぎ類） 根深ねぎ 葉 軟白 生	89.6	3.6	0	1.6	1.5	-	0.5	Tr	(0)	-	3.6	-		別名：長ねぎ 廃棄部位：株元及び緑葉部
06350	731	（ねぎ類） 根深ねぎ 葉 軟白 ゆで	91.4	(3.0)	(0)	(1.3)	(1.2)	-	(0.4)	(Tr)	(0)	-	(3.0)	-		別名：長ねぎ 株元及び緑葉部を除いたもの 06226根深ねぎ生から推計
06351	732	（ねぎ類） 根深ねぎ 葉 軟白 油いため	83.9	(4.1)	(0)	(1.8)	(1.7)	-	(0.6)	(Tr)	(0)	-	(4.1)	-		別名：長ねぎ 株元及び緑葉部を除いたもの 可食部(100g)から脂質量(g)を差し引いた部分について06226根深ねぎ生から推計
06227	733	（ねぎ類） 葉ねぎ 葉 生	90.5	0	-	0	0	-	0	0	(0)	-	0	-		別名：青ねぎ 廃棄部位：株元
06352	734	（ねぎ類） 葉ねぎ 葉 油いため	83.9	(0)	-	(0)	(0)	-	(0)	(0)	(0)	-	(0)	-		別名：青ねぎ 株元を除いたもの 可食部(100g)から脂質量(g)を差し引いた部分について06227葉ねぎ生から推計
06233	740	はくさい 結球葉 生	95.2	2.0	0	1.1	0.8	-	Tr	Tr	(0)	-	2.0	-		廃棄部位：株元
06234	741	はくさい 結球葉 ゆで	95.4	(1.9)	(0)	(1.0)	(0.8)	-	(Tr)	(Tr)	(0)	-	(1.9)	-		廃棄部位：株元 ゆでた後水冷し、手搾りしたもの 06233はくさい生から推計
06237	744	パクチョイ 葉 生	94.0	(2.2)	(0.4)	(0.9)	(0.7)	(Tr)	(0.1)	(0)	(0)	(0)	(2.1)	-		別名：パイゲンサイ 廃棄部位：株元 英国成分表から推計
06238	745	バジル 葉 生	91.5	(0.3)	-	(Tr)	(Tr)	(0.3)	(0)	(0)	(0)	(0)	(0.3)	-		別名：バジリコ、スイートバジル 廃棄部位：茎及び穂 米国成分表から推計
06239	746	パセリ 葉 生	84.7	0.9	0.1	0.3	0.2	-	0.3	-			0.9	-		別名：オランダぜり 廃棄部位：茎
06240	747	はつかだいこん 根 生	95.3	(1.9)	(Tr)	(1.2)	(0.7)	(0)	(Tr)	(0)	(0)	(0)	(1.9)	-		別名：ラディッシュ 試料：赤色球形種 廃棄部位：根端、葉及び葉柄基部 英国成分表から推計
06243	752	ビーツ 根 生	87.6	(7.3)	(0.5)	(0.2)	(0.1)	(0)	(6.1)	(0)	(0)	(0)	(6.9)	-		別名：ビート、ビートルート、レッドビート、テーブルビート、かえんさい 廃棄部位：根端、皮及び葉柄基部 英国成分表から推計
06244	753	ビーツ 根 ゆで	86.9	(10.3)	(0.6)	(0.2)	(0.2)	(0)	(8.9)	(0)	(0)	(0)	(9.8)	-		別名：ビート、ビートルート、レッドビート、テーブルビート、かえんさい 根端及び葉柄基部を除いたもの 廃棄部位：皮 英国成分表から推計

6 野菜類

食品番号	索引番号	食品名	水分 WATER	単糖当量 CHOAVLM	でん粉 STARCH	ぶどう糖 GLUS	果糖 FRUS	ガラクトース GALS	しょ糖 SUCS	麦芽糖 MALS	乳糖 LACS	トレハロース TRES	計 CHOAVL	ソルビトール SORTL	マンニトール MANTL	備考
		成分識別子														
		単位							(g							)
06245	754	（ピーマン類）青ピーマン 果実 生	93.4	2.3	0	1.2	1.0	(0)	0.1	0	(0)	-	2.3	-	-	廃棄部位：へた、しん及び種子 ガラクトースは英国成分表から推計
06246	755	（ピーマン類）青ピーマン 果実 油いため	89.0	(2.4)	(0)	(1.3)	(1.0)	(0)	(0.1)	(0)	(0)	-	(2.4)	-	-	へた、しん及び種子を除いたもの 可食部(100g)から脂質量(g)を差し引いた部分について06245青ピーマン生から推計
06247	756	（ピーマン類）赤ピーマン 果実 生	91.1	(5.3)	(Tr)	(2.5)	(2.8)	(Tr)	(Tr)	(0)	(0)	(0)	(5.3)	-	-	別名：パプリカ 廃棄部位：へた、しん及び種子 英国成分表から推計
06248	757	（ピーマン類）赤ピーマン 果実 油いため	86.6	(4.6)	(Tr)	(1.7)	(2.6)	(Tr)	(0.3)	(0)	(0)	(0)	(4.5)	-	-	別名：パプリカ へた、しん及び種子を除いたもの 可食部(100g)から脂質量(g)を差し引いた部分について英国成分表から推計
06393	758	（ピーマン類）オレンジピーマン 果実 生	94.2	3.1	Tr	1.4	1.6	-	0.1	-	-	-	3.1	-	-	別名：パプリカ 廃棄部位：へた、しん及び種子
06394	759	（ピーマン類）オレンジピーマン 果実 油いため	85.8	3.8	Tr	1.6	1.9	-	0.2	-	-	-	3.8	-	-	別名：パプリカ へた、しん及び種子を除いたもの
06249	760	（ピーマン類）黄ピーマン 果実 生	92.0	(4.9)	(Tr)	(2.0)	(2.9)	(Tr)	(Tr)	(0)	(0)	(0)	(4.9)	-	-	別名：パプリカ、キングベル 廃棄部位：へた、しん及び種子 英国成分表から推計
06250	761	（ピーマン類）黄ピーマン 果実 油いため	87.6	(5.1)	(Tr)	(2.1)	(3.0)	(Tr)	(Tr)	(0)	(0)	(0)	(5.1)	-	-	別名：パプリカ、キングベル へた、しん及び種子を除いたもの 可食部(100g)から脂質量(g)を差し引いた部分について英国成分表から推計
06263	774	ブロッコリー 花序 生	86.2	2.4	0.1	0.4	0.9	-	0.5	-	-	-	2.3	-	-	廃棄部位：茎葉
06264	775	ブロッコリー 花序 ゆで	89.9	1.3	Tr	0.5	0.7	-	Tr	-	-	-	1.3	-	-	茎葉を除いたもの
06395	776	ブロッコリー 花序 電子レンジ調理	85.3	2.4	0.1	0.9	1.4	-	0.1	-	-	-	2.4	-	-	茎葉を除いたもの
06396	777	ブロッコリー 花序 焼き	78.5	4.3	0.2	1.6	2.3	-	0.2	-	-	-	4.3	-	-	茎葉を除いたもの
06397	778	ブロッコリー 花序 油いため	79.2	3.2	0.2	1.2	1.7	-	0.1	-	-	-	3.2	-	-	茎葉を除いたもの
06354	779	ブロッコリー 芽ばえ 生	94.3	(1.0)	(Tr)	(0.2)	(0.4)	-	(0.2)	-	-	-	(1.0)	-	-	別名：ブロッコリースプラウト 06263ブロッコリー生から推計
06267	782	ほうれんそう 葉 通年平均 生	92.4	0.3	0	0.2	0.1	-	0.1	0	(0)	-	0.3	-	-	廃棄部位：株元
06268	783	ほうれんそう 葉 通年平均 ゆで	91.5	0.4	0	0.2	0.1	-	0.1	0	(0)	-	0.4	-	-	廃棄部位：株元 ゆでた後水冷し、手搾りしたもの

6 野菜類

食品番号	索引番号	食品名	水分 WATER	単糖当量 CHOAVLM	でん粉 STARCH	ぶどう糖 GLUS	果糖 FRUS	ガラクトース GALS	しょ糖 SUCS	麦芽糖 MALS	乳糖 LACS	トレハロース TRES	計 CHOAVL	ソルビトール SORTL	マンニトール MANTL	備考
06359	784	ほうれんそう 葉 通年平均 油いため	82.0	(0.5)	(0)	(0.2)	(0.2)	-	(0.1)	(0)	(0)	-	(0.4)	-	-	株元を除いたもの 可食部(100g)から脂質量(g)を差し引いた部分について06268ほうれんそう通年平均ゆでから推計
06355	785	ほうれんそう 葉 夏採り 生	92.4	(0.3)	(0)	(0.2)	(0.1)	-	(0.1)	(0)	(0)	-	(0.3)			廃棄部位：株元 06267通年平均生から推計
06357	786	ほうれんそう 葉 夏採り ゆで	91.5	(0.4)	(0)	(0.2)	(0.1)	-	(0.1)	(0)	(0)	-	(0.4)		-	廃棄部位：株元 ゆでた後水冷し、手搾りしたもの 06268通年平均ゆでから推計
06356	787	ほうれんそう 葉 冬採り 生	92.4	(0.3)	(0)	(0.2)	(0.1)	-	(0.1)	(0)	(0)	-	(0.3)			廃棄部位：株元 06267通年平均生から推計
06358	788	ほうれんそう 葉 冬採り ゆで	91.5	(0.4)	(0)	(0.2)	(0.1)	-	(0.1)	(0)	(0)	-	(0.4)		-	廃棄部位：株元 ゆでた後水冷し、手搾りしたもの 06268通年平均ゆでから推計
06269	789	ほうれんそう 葉 冷凍	92.2	0.6	0	0.3	0.1	-	0.2	0	(0)	-	0.6		-	
06372	790	ほうれんそう 葉 冷凍 ゆで	90.6	0.2	(0)	0.1	0	-	0.1	(0)	(0)	-	0.2		-	ゆでた後水冷し、手搾りしたもの
06373	791	ほうれんそう 葉 冷凍 油いため	84.6	0.7	(0)	0.3	0.2	-	0.2			-	0.7		-	
06283	809	めキャベツ 結球葉 生	83.2	(4.2)	(0.8)	(1.2)	(1.4)	(0)	(0.7)	(0)	(0)	(0)	(4.1)		-	別名：こもちかんらん、姫かんらん、姫キャベツ 英国成分表から推計
06284	810	めキャベツ 結球葉 ゆで	83.8	(4.8)	(0.3)	(0.7)	(0.6)	(0)	(2.8)	(0)	(0)	(0)	(4.4)		-	別名：こもちかんらん、姫かんらん、姫キャベツ 英国成分表から推計
06286	812	（もやし類） アルファルファもやし 生	96.0	(0.3)	(0)	(0.1)	(0.1)	(0)	(0)	(0.1)	(0)	-	(0.3)		-	別名：糸もやし 豪州成分表から推計。ガラクトースは米国成分表から推計
06287	813	（もやし類） だいずもやし 生	92.0	0.6	0.1	0.1	0.3	-	Tr	0	(0)	-	0.6		-	廃棄部位：種皮及び損傷部
06288	814	（もやし類） だいずもやし ゆで	93.0	(0.5)	(0.1)	(0.1)	(0.2)	-	(Tr)	(0)	(0)	-	(0.5)		-	種皮及び損傷部を除いたもの ゆでた後水冷し、水切りしたもの 09287だいずもやし生から推計
06289	815	（もやし類） ブラックマッペもやし 生	94.7	1.4	Tr	0.5	0.7	-	0.2			-	1.4		-	廃棄部位：種皮及び損傷部
06290	816	（もやし類） ブラックマッペもやし ゆで	95.8	(1.1)	(Tr)	(0.4)	(0.6)	-	(0.1)			-	(1.1)		-	種皮及び損傷部を除いたもの ゆでた後水冷し、水切りしたもの 06289ブラックマッペもやし生から推計
06398	817	（もやし類） ブラックマッペもやし 油いため	90.6	1.8	Tr	0.6	0.9	-	0.3	-	-	-	1.8		-	種皮及び損傷部を除いたもの 種皮及び損傷部を除いたもの
06291	818	（もやし類） りょくとうもやし 生	95.4	1.3	0	0.5	0.8	-	0		(0)	-	1.3		-	廃棄部位：種皮及び損傷部
06292	819	（もやし類） りょくとうもやし ゆで	95.9	(1.1)	(0)	(0.4)	(0.7)	-	(0)		(0)	-	(1.1)		-	種皮及び損傷部を除いたもの ゆでた後水冷し、水切りしたもの 06291りょくとうもやし生から推計

6 野菜類

食品番号	索引番号	食品名	水分	利用可能炭水化物 単糖当量	でん粉	ぶどう糖	果糖	ガラクトース	しょ糖	麦芽糖	乳糖	トレハロース	計	糖アルコール ソルビトール	マンニトール	備考
		成分識別子	WATER	CHOAVLM	STARCH	GLUS	FRUS	GALS	SUCS	MALS	LACS	TRES	CHOAVL	SORTL	MANTL	
		単位	(...g...)													
06293	820	モロヘイヤ 茎葉 生	86.1	0.1	0	Tr	Tr	-	0.1	0	(0)	-	0.1	-	-	
06294	821	モロヘイヤ 茎葉 ゆで	91.3	(0.1)	(0)	(Tr)	(Tr)	-	(Tr)	(0)	(0)	-	(0.1)	-	-	ゆでた後水冷し、手搾りしたもの 06293モロヘイヤ生から推計
06298	826	ようさい 茎葉 生	93.0	(0.9)	(0.4)	(0.2)	(0.3)	(0)	(0)	(0)	(0)	(0)	(0.9)	-	-	別名：あさがおな、えんさい、くうしんさい 豪州成分表から推計
06299	827	ようさい 茎葉 ゆで	92.4	(1.0)	(0.5)	(0.2)	(0.3)	-	(0)	(0)	(0)	(0)	(1.0)	-	-	別名：あさがおな、えんさい、くうしんさい ゆでた後水冷し、手搾りしたもの 豪州成分表から推計
06308	836	リーキ りん茎葉 生	90.8	(4.1)	(0.3)	(1.6)	(2.0)	(0)	(0.2)	(0)	(0)	(0)	(4.0)	-	-	別名：西洋ねぎ、ポロねぎ 廃棄部位：株元及び緑葉部 英国成分表から推計
06309	837	リーキ りん茎葉 ゆで	91.3	(2.9)	(0.2)	(0.8)	(1.5)	(0)	(0.3)	(0)	(0)	(0)	(2.8)	-	-	別名：西洋ねぎ、ポロねぎ 株元及び緑葉部を除いたもの 英国成分表から推計
06319	838	ルッコラ 葉 生	92.7	(0)	(Tr)	(Tr)	(Tr)	(Tr)	(Tr)	(0)	(0)	(0)	(0)	-	-	別名：ロケットサラダ、エルカ、ルコラ 廃棄部位：株元 英国成分表から推計
06310	839	ルバーブ 葉柄 生	92.1	(1.9)	(0)	(1.0)	(0.8)	-	(0.1)	(0)	(0)	(0)	(1.9)	-	-	別名：しょくようだいおう 廃棄部位：表皮及び両端 豪州成分表から推計
06311	840	ルバーブ 葉柄 ゆで	94.1	(1.4)	(0)	(0.7)	(0.6)	-	(0.1)	(0)	(0)	(0)	(1.4)	-	-	別名：しょくようだいおう 表皮及び両端を除いたもの 豪州成分表から推計
06312	841	（レタス類） レタス 土耕栽培 結球葉 生	95.9	1.7	0.1	0.7	0.8	-	0.1	0	0	-	1.7	-	-	別名：たまちしゃ 廃棄部位：株元
06361	842	（レタス類） レタス 水耕栽培 結球葉 生	95.3	(2.0)	(0.1)	(0.8)	(1.0)	-	(0.1)	(0)	(0)	-	(2.0)	-	-	別名：たまちしゃ 廃棄部位：株元 06312レタス土耕栽培生から推計
06313	843	（レタス類） サラダな 葉 生	94.9	0.7	0	0.3	0.3	-	0.1	0	0	-	0.7	-	-	廃棄部位：株元
06314	844	（レタス類） リーフレタス 葉 生	94.0	(0.9)	(0)	(0.4)	(0.5)	(0)	(0)	(0)	(0)	(0)	(0.9)	-	-	別名：ちりめんちしゃ、あおちりめんちしゃ 廃棄部位：株元 米国成分表から推計
06315	845	（レタス類） サニーレタス 葉 生	94.1	(0.6)	(0)	(0.3)	(0.4)	(0)	(0)	(0)	(0)	(0)	(0.6)	-	-	別名：あかちりめんちしゃ 廃棄部位：株元 米国成分表から推計
06316	847	（レタス類） コスレタス 葉 生	94.5	(1.2)	(0)	(0.4)	(0.8)	-	(0)	(0)	(0)	(0)	(1.2)	-	-	別名：ロメインレタス、たちちしゃ、たちレタス 廃棄部位：株元 米国成分表から推計
06317	848	れんこん 根茎 生	81.5	14.2	10.5	0.1	0.1	-	2.3	0	(0)	-	13.0	-	-	廃棄部位：節部及び皮
06318	849	れんこん 根茎 ゆで	81.9	(13.9)	(10.3)	(0.1)	(0.1)	-	(2.2)	(0)	(0)	-	(12.7)	-	-	節部及び皮を除いたもの 06317れんこん生から推計
06371	850	れんこん 甘酢れんこん	80.8	15.1	12.3	0.5	0.4	-	0.5	-	-	-	13.8	-	-	
06399	861	（その他） 野菜ミックスジュース 通常タイプ	93.9	3.1	0	1.3	1.4	-	0.4	-	-	-	3.1	-	-	

6 野菜類

食品番号	索引番号	食品名	水分 WATER	単糖当量 CHOAVLM	でん粉 STARCH	ぶどう糖 GLUS	果糖 FRUS	ガラクトース GALS	しょ糖 SUCS	麦芽糖 MALS	乳糖 LACS	トレハロース TRES	計 CHOAVL	ソルビトール SORTL	マンニトール MANTL	備考
								利用可能炭水化物						糖アルコール		
		単位					(....g ....)									
06400	862	（その他）　野菜ミックスジュース　濃縮タイプ	90.0	5.8	0.2	1.7	1.6	-	2.2	-	-	-	5.7	-	-	

7 果実類

食品番号	索引番号	食品名	水分 WATER	単糖当量 CHOAVLM	でん粉 STARCH	ぶどう糖 GLUS	果糖 FRUS	ガラクトース GALS	しょ糖 SUCS	麦芽糖 MALS	乳糖 LACS	トレハロース TRES	計 CHOAVL	ソルビトール SORTL	マンニトール MANTL	備考
								可食部100g当たり（利用可能炭水化物 / 糖アルコール） 単位 g								
07181	865	アサイー 冷凍 無糖	87.7	0.2	Tr	0.1	0.1	-	0	0	0	-	0.2	0	-	
07006	870	アボカド、生	71.3	(0.8)	(0.1)	(0.4)	(0.1)	(0.1)	(0.1)	(0)	(0)	(0)	(0.8)	-	-	別名：アボガド 廃棄部位：果皮及び種子 米国成分表から推計
07007	871	あんず 生	89.8	(4.8)	(0)	(1.0)	(0.3)	(0)	(3.4)	(0)	(0)	(0)	(4.7)	(0.3)	-	別名：アプリコット 廃棄部位：核及び果柄 豪州成分表から推計。ガラクトースは米国成分表から推計
07008	872	あんず 乾	16.8	(49.9)	(1.2)	(18.4)	(14.8)	(0)	(14.7)	(0)	(0)	(0)	(49.0)	(3.4)	-	別名：アプリコット 果皮及び核を除いたもの 豪州成分表から推計。ガラクトースは米国成分表から推計
07010	874	あんず ジャム 高糖度	34.5	(66.5)	(0)	(0.8)	(0.5)	-	(62.0)				(63.4)		-	別名：アプリコット 原材料配合割合から推計
07012	876	いちご 生	90.0	(6.1)	(0)	(1.6)	(1.8)	-	(2.5)			-	(5.9)	(0)	(0)	別名：オランダイチゴ 廃棄部位：へた及び果梗 ソルビトール、マンニトールは豪州成分表から推計
07013	877	いちご ジャム 高糖度	36.0	(65.4)	(0)	(1.1)	(1.2)	-	(60.1)	(0)	(0)	-	(62.4)		-	別名：オランダイチゴ 原材料配合割合から推計
07015	880	いちじく 生	84.6	(11.0)	(0.1)	(5.6)	(5.2)	-	(Tr)	(Tr)	(0)	-	(11.0)	(0)	-	廃棄部位：果皮及び果柄 ソルビトールは豪州成分表から推計
07016	881	いちじく 乾	18.0	(62.7)	(5.9)	(29.0)	(26.9)	(0.2)	(0.1)	(0)	(0)	(0)	(62.1)		-	米国成分表から推計
07022	886	うめ 梅干し 塩漬	72.2	0.9	0	0.5	0.4	-	0	0			0.9	0.4	-	廃棄部位：核
07037	890	オリーブ 塩漬 グリーンオリーブ	75.6	(0)	(0)	(Tr)	(Tr)	-	(0)				(0)		-	緑果の塩漬 試料：びん詰 液汁を除いたもの 廃棄部位：種子 英国成分表から推計
07049	893	かき 甘がき 生	83.1	13.3	0	4.8	4.5	-	3.8	0	0		13.1		-	廃棄部位：果皮、種子及びへた
07050	894	かき 渋抜きがき 生	82.2	13.7	0	5.8	5.2	-	2.6	Tr	(0)		13.6		-	廃棄部位：果皮、種子及びへた
07026	898	（かんきつ類）うんしゅうみかん じょうのう 早生 生	87.2	(8.9)	(0)	(1.6)	(1.9)	-	(5.2)	(0)	(0)	-	(8.7)		-	別名：みかん 廃棄部位：果皮 07027うんしゅうみかん,じょうのう普通生から推計
07027	899	（かんきつ類）うんしゅうみかん じょうのう 普通 生	86.9	9.2	0	1.7	1.9	-	5.3	0	(0)	-	8.9		-	別名：みかん 廃棄部位：果皮
07028	900	（かんきつ類）うんしゅうみかん 砂じょう 早生 生	87.8	(9.5)	(0)	(1.8)	(2.1)	-	(5.4)	(0)	(0)	-	(9.2)		-	別名：みかん 廃棄部位：果皮及びじょうのう膜 07029うんしゅうみかん砂じょう普通生から推計
07029	901	（かんきつ類）うんしゅうみかん 砂じょう 普通 生	87.4	9.8	0	1.8	2.1	-	5.6	0	(0)	-	9.5		-	別名：みかん 廃棄部位：果皮及びじょうのう膜
07030	902	（かんきつ類）うんしゅうみかん 果実飲料 ストレートジュース	88.5	9.2	Tr	2.6	2.8	-	3.7	0	0	-	9.1		-	別名：みかんストレートジュース

7 果実類

食品番号	索引番号	食品名	水分	単糖当量	でん粉	ぶどう糖	果糖	ガラクトース	しょ糖	麦芽糖	乳糖	トレハロース	計	ソルビトール	マンニトール	備考
			WATER	CHOAVLM	STARCH	GLUS	FRUS	GALS	SUCS	MALS	LACS	TRES	CHOAVL	SORTL	MANTL	
		成分識別子 単位		(... g ....)												
07031	903	（かんきつ類）　うんしゅうみかん　果実飲料　濃縮還元ジュース	89.3	8.5	0	2.3	2.6	-	3.4	0	(0)	-	8.3		-	別名：みかん濃縮還元ジュース
07040	909	（かんきつ類）　オレンジ　ネーブル　砂じょう　生	86.8	8.3	0	1.9	2.1	-	4.0	0	(0)	-	8.1		-	別名：ネーブルオレンジ 廃棄部位：果皮、じょうのう膜及び種子
07041	910	（かんきつ類）　オレンジ　バレンシア　米国産　砂じょう　生	88.7	(7.1)	(0)	(1.7)	(1.9)	(Tr)	(3.3)	(0)	(0)	(0)	(7.0)		-	別名：バレンシアオレンジ 廃棄部位：果皮、じょうのう膜及び種子 英国成分表から推計
07042	911	（かんきつ類）　オレンジ　バレンシア　果実飲料　ストレートジュース	87.8	9.0	(0)	2.6	2.9	(0)	3.3	(0)	(0)	(0)	8.8		-	別名：バレンシアオレンジ でん粉は英国成分表、ガラクトース、麦芽糖及び乳糖は米国成分表から推計
07043	912	（かんきつ類）　オレンジ　バレンシア　果実飲料　濃縮還元ジュース	88.1	(7.9)	(0)	(1.9)	(2.1)	(0)	(3.7)	(0)	(0)	(0)	(7.7)		-	別名：バレンシアオレンジ 米国成分表から推計。でん粉は英国成分表から推計
07046	915	（かんきつ類）　オレンジ　バレンシア　マーマレード　高糖度	36.4	(61.3)	(0)	(24.4)	(13.3)	(0)	(15.8)	(6.7)	(0)	(0)	(60.2)		-	別名：バレンシアオレンジ 英国成分表から推計
07062	923	（かんきつ類）　グレープフルーツ　白肉種　砂じょう　生	89.0	7.5	0	2.0	2.2	-	3.1	0	(0)	-	7.3		-	廃棄部位：果皮、じょうのう膜及び種子
07164	924	（かんきつ類）　グレープフルーツ　紅肉種　砂じょう　生	89.0	(6.5)	(0)	(1.5)	(1.6)	(0)	(3.2)	(0)	(0)	-	(6.3)		-	廃棄部位：果皮、じょうのう膜及び種子 米国成分表から推計
07063	925	（かんきつ類）　グレープフルーツ　果実飲料　ストレートジュース	88.7	(8.8)	(0)	(3.2)	(3.5)	-	(2.0)	(0)	(0)	(0)	(8.7)		-	英国成分表から推計
07064	926	（かんきつ類）　グレープフルーツ　果実飲料　濃縮還元ジュース	90.1	(7.8)	(0)	(2.8)	(3.1)	-	(1.8)	(0)	(0)	(0)	(7.7)		-	英国成分表から推計
07067	929	（かんきつ類）　グレープフルーツ　缶詰	82.1	(15.2)	(0)	(6.6)	(6.8)	-	(1.8)	(0)	(0)	(0)	(15.2)		-	試料：ライトシラップ漬 液汁を含んだもの（液汁40％） 英国成分表から推計
07145	950	（かんきつ類）　ライム　果汁　生	89.8	(1.9)	(0)	(0.7)	(0.7)	(0)	(0.5)	(0)	(0)	(0)	(1.9)		-	全果に対する果汁分：35％ 米国成分表から推計
07155	951	（かんきつ類）　レモン　全果　生	85.3	2.6	0	1.5	0.7	-	0.4	0	(0)	-	2.6		-	廃棄部位：種子及びへた
07156	952	（かんきつ類）　レモン　果汁　生	90.5	1.5	(0)	0.6	0.6	(0)	0.3	(0)	(0)	-	1.5		-	全果に対する果汁分：30％ でん粉、ガラクトース、麦芽糖及び乳糖は米国成分表から推計
07054	953	キウイフルーツ　緑肉種　生	84.7	9.6	0.5	3.7	4.0	-	1.4	0	0	-	9.5		-	別名：キウイ 廃棄部位：果皮及び両端
07168	954	キウイフルーツ　黄肉種　生	83.2	(11.9)	(0.1)	(5.0)	(5.5)	(0)	(1.2)	(0)	(0)	-	(11.9)		-	別名：ゴールデンキウイ 廃棄部位：果皮及び両端 米国成分表から推計
07057	957	グァバ　赤肉種　生	88.9	(3.6)	(0.1)	(1.5)	(1.7)	-	(0.3)	(0)	(0)	(0)	(3.6)		-	別名：グアバ、ばんじろう、ばんざくろ 廃棄部位：果皮及び種子 英国成分表から推計

7 果実類

食品番号	索引番号	食品名	水分	単糖当量	でん粉	ぶどう糖	果糖	ガラクトース	しょ糖	麦芽糖	乳糖	トレハロース	計	ソルビトール	マンニトール	備考
		成分識別子	WATER	CHOAVLM	STARCH	GLUS	FRUS	GALS	SUCS	MALS	LACS	TRES	CHOAVL	SORTL	MANTL	
		単位		(...g...)												
07058	959	グァバ　果実飲料　20%果汁入り飲料　（ネクター）	87.4	(10.0)	(0)	(4.3)	(4.4)	(0)	(0.1)	(1.1)	(0)	(0)	(9.9)	-		別名：グアバ、ばんじろう、ばんざくろ 果肉（ピューレー）分：20％ 米国成分表から推計
07157	963	ココナッツ　ココナッツウォーター	94.3	(7.9)	(0)	(3.2)	(2.9)	-	(1.8)	(0)	(0)	(0)	(7.8)	-		全果に対する割合：20％ 豪州成分表から推計
07158	964	ココナッツ　ココナッツミルク	78.8	(9.4)	(3.8)	(2.0)	(1.9)		(1.1)	(0)	(0)	-	(8.9)	-		試料：缶詰 豪州成分表から推計
07071	967	さくらんぼ　米国産　生	81.1	(13.7)	(0)	(7.0)	(5.7)	(0.6)	(0.2)	(0.1)	(0)	(0)	(13.7)	(2.2)	-	別名：おうとう、スイートチェリー 廃棄部位：核及び果柄 米国成分表から推計。ソルビトールは豪州成分表から推計
07072	968	さくらんぼ　米国産　缶詰	81.5	(13.8)	(0.3)	(6.6)	(4.3)	(0)	(1.8)	(0.7)	(0)	(0)	(13.6)	(0.9)		別名：おうとう、スイートチェリー 試料：ヘビーシラップ漬 液汁を除いたもの 内容総量に対する果肉分：50％ 廃棄部位：核及び果柄 米国成分表から推計。でん粉、ソルビトールは豪州成分表から推計
07060	973	（すぐり類）　グーズベリー　生	85.2	(10.9)	(0)	(5.1)	(5.3)		(0.5)	(0)	(0)	(0)	(10.9)	-		別名：グズベリー、西洋すぐり、まるすぐり、おおすぐり 廃棄部位：両端 英国成分表から推計
07081	976	（すもも類）　プルーン　生	86.2	(10.8)	(0)	(5.5)	(3.3)	(0.2)	(1.7)	(0.1)	(0)	(0)	(10.7)	(0.7)		別名：ヨーロッパすもも 廃棄部位：核及び果柄 米国成分表から推計。ソルビトールは豪州成分表から推計
07082	977	（すもも類）　プルーン　乾	33.3	(42.2)	(4.9)	(24.6)	(12.0)	(0)	(0.1)	(0.1)	(0)	(0)	(41.7)	(12.1)	-	別名：ヨーロッパすもも 米国成分表から推計。ソルビトールは豪州成分表から推計
07086	978	チェリモヤ　生	78.1	(13.7)	(0)	(6.3)	(6.7)		(0.7)	(0)	(0)	(0)	(13.7)	-		廃棄部位：果皮、種子及びへた 米国成分表から推計
07088	981	（なし類）　日本なし　生	88.0	8.3	0	1.4	3.8	-	2.9	0	(0)	-	8.1	1.5	-	廃棄部位：果皮及び果しん部
07091	984	（なし類）　西洋なし　生	84.9	(9.2)	(0)	(2.4)	(6.0)		(0.7)	(0)	(0)	(0)	(9.2)	(2.9)		別名：洋なし 廃棄部位：果皮及び果しん部 米国成分表から推計。でん粉、ソルビトールは豪州成分表から推計
07092	985	（なし類）　西洋なし　缶詰	78.8	(16.7)	(0)	(6.6)	(6.4)	-	(1.5)	(2.0)	(0)	(0)	(16.5)	(2.7)		別名：洋なし 試料：ヘビーシラップ漬 液汁を含んだもの（液汁40％） 米国成分表から推計。でん粉、ソルビトール、乳糖は豪州成分表から推計
07096	987	なつめやし　乾	24.8	(60.3)	(1.2)	(29.1)	(29.9)	(0)	(0)	(0)	(0)	-	(60.2)	(0)		別名：デーツ 廃棄部位：へた及び核 豪州成分表から推計。ガラクトースは米国成分表から推計
07097	988	パインアップル　生	85.2	12.6	0	1.6	1.9	-	8.8	Tr	(0)	-	12.2	-		別名：パイナップル 廃棄部位：はく皮及び果しん部

7 果実類

食品番号	索引番号	食品名	水分 WATER	単糖当量 CHOAVLM	でん粉 STARCH	ぶどう糖 GLUS	果糖 FRUS	ガラクトース GALS	しょ糖 SUCS	麦芽糖 MALS	乳糖 LACS	トレハロース TRES	計 CHOAVL	ソルビトール SORTL	マンニトール MANTL	備考
						可食部100g当たり								糖アルコール		
						利用可能炭水化物										
		単位						g								
07177	989	パインアップル 焼き	78.2	17.1	-	2.3	2.7	-	11.5	-	-	-	16.5	-		別名：パイナップル はく皮及び果しん部を除いたもの
07098	990	パインアップル 果実飲料 ストレートジュース	88.2	(10.2)	(0)	(2.8)	(2.8)	(0)	(4.3)	(0)	(0)	(0)	(9.9)	-		別名：パイナップル 英国成分表から推計。ガラクトースは米国成分表から推計
07099	991	パインアップル 果実飲料 濃縮還元ジュース	88.3	(10.1)	(0)	(2.8)	(2.8)	(0)	(4.3)	(0)	(0)	(0)	(9.9)	-		別名：パイナップル 英国成分表から推計。ガラクトースは米国成分表から推計
07102	994	パインアップル 缶詰	78.9	(19.7)	(0)	(7.1)	(5.7)	-	(6.5)	(0)	(0)	(0)	(19.4)	-		別名：パイナップル 試料：ヘビーシラップ漬 液汁を含んだもの（液汁37％） 英国成分表から推計
07103	995	パインアップル 砂糖漬	12.0	(91.9)	(0)	(0.9)	(0.9)	-	(85.8)	-	(0)	-	(87.6)	-		原材料配合割合から推計
07106	997	パッションフルーツ 果汁 生	82.0	(4.1)	(0)	(1.6)	(1.3)	-	(1.1)	(0)	(0)	-	(4.0)	-		別名：くだものとけいそう 全果に対する果汁分：30％ 豪州成分表から推計
07107	998	バナナ 生	75.4	19.4	3.1	2.6	2.4	-	10.5	Tr	0	-	18.5	-		廃棄部位：果皮及び果柄
07108	999	バナナ 乾	14.3	(67.4)	(10.7)	(9.0)	(8.3)	-	(36.6)	(Tr)	(0)	-	(64.5)	-		07107バナナ生から推計
07109	1000	パパイア 完熟 生	89.2	(7.1)	(0)	(3.7)	(3.4)	(0)	(0)	(0)	(0)	(0)	(7.1)	-		別名：パパイヤ 廃棄部位：果皮及び種子 米国成分表から推計
07110	1001	パパイア 未熟 生	88.7	(7.4)	(0)	(3.9)	(3.5)	(0)	(0)	(0)	(0)	-	(7.4)	-		別名：パパイヤ 廃棄部位：果皮及び種子 米国成分表から推計
07114	1002	びわ 生	88.6	(5.9)	(0)	(2.7)	(3.3)	-	(0)	(0)	(0)	-	(5.9)	-		廃棄部位：果皮及び種子 豪州成分表から推計
07116	1004	ぶどう 皮なし 生	83.5	(14.4)	(0)	(7.3)	(7.1)	-	(0)	(0)	(0)	-	(14.4)	(0)	(0)	廃棄部位：果皮及び種子 ソルビトール、マンニトールは豪州成分表から推計
07178	1005	ぶどう 皮つき 生	81.7	17.0	-	8.4	8.7	-	0	-	-	-	17.0	0	-	
07117	1006	ぶどう 干しぶどう	14.5	(60.3)	(0)	(28.6)	(31.7)	-	(0)	(0)	(0)	-	(60.3)	(0)		別名：レーズン 豪州成分表から推計
07118	1007	ぶどう 果実飲料 ストレートジュース	84.8	(13.9)	(0)	(6.7)	(7.2)	(0)	(Tr)	(0)	(0)	(0)	(13.9)			米国成分表から推計。でん粉は英国成分表から推計
07119	1008	ぶどう 果実飲料 濃縮還元ジュース	87.2	(11.7)	(0)	(5.6)	(6.1)	(0)	(Tr)	(0)	(0)	(0)	(11.7)	-		米国成分表から推計。でん粉は英国成分表から推計
07123	1012	ぶどう ジャム	51.4	(49.1)	(0)	(5.0)	(4.9)	-	(37.4)	(0)	(0)	-	(47.2)	-		原材料配合割合から推計
07124	1013	ブルーベリー 生	86.4	(8.6)	(Tr)	(4.2)	(4.3)	-	(0.1)	(0)	(0)	(0)	(8.6)	-		試料：ハイブッシュブルーベリー 果実全体 米国成分表から推計
07125	1014	ブルーベリー ジャム	55.1	(43.1)	(Tr)	(3.3)	(3.3)	-	(34.7)	(0)	(0)	(0)	(41.3)	-		試料：ハイブッシュブルーベリー 原材料配合割合から推計
07128	1016	ホワイトサポテ 生	79.0	(16.3)	(3.8)	(4.8)	(4.6)	(0)	(2.4)	(0.2)	(0)	(0)	(15.8)	-		廃棄部位：果皮及び種子 米国成分表から推計
07130	1017	まくわうり 黄肉種 生	90.8	(7.6)	(Tr)	(1.4)	(1.7)	(0.1)	(4.1)	(Tr)	(0)	-	(7.4)	-		廃棄部位：果皮及び種子 米国成分表から推計

7 果実類

食品番号	索引番号	食品名	水分	利用可能炭水化物 単糖当量	でん粉	ぶどう糖	果糖	ガラクトース	しょ糖	麦芽糖	乳糖	トレハロース	計	糖アルコール ソルビトール	マンニトール	備考
		成分識別子	WATER	CHOAVLM	STARCH	GLUS	FRUS	GALS	SUCS	MALS	LACS	TRES	CHOAVL	SORTL	MANTL	
		単位	(..g..)													
07173	1018	まくわうり 白肉種 生	90.8	(7.6)	(Tr)	(1.4)	(1.7)	(0.1)	(4.1)	(Tr)	(0)	-	(7.4)	-	-	廃棄部位：果皮及び種子 米国成分表から推計
07131	1019	マルメロ 生	84.2	(9.5)	(0)	(3.5)	(5.5)	-	(0.4)	(0)	(0)	(0)	(9.4)	(0)	-	廃棄部位：果皮及び果しん 豪州成分表から推計
07132	1020	マンゴー 生	82.0	(13.8)	(0.4)	(1.3)	(4.4)	-	(7.3)	(0)	(0)	-	(13.4)	-	-	廃棄部位：果皮及び種子 英国成分表から推計。ガラクトースは米国成分表から推計
07179	1021	マンゴー ドライマンゴー	9.3	68.9	1.1	4.8	20.4	-	40.5		-	-	66.8	-	-	
07134	1023	メロン 温室メロン 生	87.8	(9.6)	(Tr)	(1.2)	(1.3)		(6.7)	(0)			(9.3)	-	-	試料：アールス系（緑肉種） 廃棄部位：果皮及び種子 07135露地メロンから推計
07135	1024	メロン 露地メロン 緑肉種 生	87.9	9.5	Tr	1.2	1.3		6.7	0	0	-	9.2	-	-	廃棄部位：果皮及び種子
07174	1025	メロン 露地メロン 赤肉種 生	87.9	(9.5)	(Tr)	(1.2)	(1.3)		(6.7)	(0)	(0)	-	(9.2)	-	-	廃棄部位：果皮及び種子 07135緑肉種生から推計
07136	1026	（もも類） もも 白肉種 生	88.7	8.4	0	0.6	0.7		6.8	0	(0)	-	8.0	0.3	-	別名：毛桃 試料：白肉種 廃棄部位：果皮及び核
07184	1027	（もも類） もも 黄肉種 生	85.4	11.4	0.1	1.0	1.2		8.6	0	0	-	11.0	2.7	-	廃棄部位：果皮及び核
07137	1028	（もも類） もも 果実飲料 30％果汁入り飲料 （ネクター）	88.0	(11.8)	(0)	(5.3)	(5.0)	(0)	(1.5)	(0)	(0)	-	(11.7)	-	-	別名：毛桃 果肉（ピューレー）分：30 ％ 米国成分表から推計
07138	1029	（もも類） もも 缶詰 白肉種 果肉	78.5	(16.6)	-	(6.5)	(3.8)	(0)	(4.4)	(1.6)	(0)	-	(16.3)	-	-	別名：毛桃 試料：ヘビーシラップ漬 内容総量に対する果肉分：60 ％ 豪州成分表から推計。ガラクトースは米国成分表から推計
07175	1030	（もも類） もも 缶詰 黄肉種 果肉	78.5	(16.6)	-	(6.5)	(3.8)	(0)	(4.4)	(1.6)	(0)	-	(16.3)	-	-	別名：毛桃 内容総量に対する果肉分：60 ％ 07138缶詰白肉種から推計
07140	1032	（もも類） ネクタリン 生	87.8	(8.0)	(0.1)	(1.5)	(1.3)		(4.8)	(0)	(0)	(0)	(7.7)	(0.6)	-	別名：油桃 廃棄部位：果皮及び核 米国成分表から推計。ソルビトールは文献値から推計
07144	1034	ライチー 生	82.1	(15.0)	(0)	(7.3)	(7.0)		(0.6)	(0)	(0)	(0)	(14.9)	-	-	別名：れいし 試料：冷凍品 廃棄部位：果皮及び種子 豪州成分表から推計
07146	1035	ラズベリー 生	88.2	(5.6)	(0.2)	(2.4)	(2.9)	(0)	(0.1)	(0)	(0)	(0)	(5.6)	(0)	(0.1)	別名：レッドラズベリー、西洋きいちご 果実全体 豪州成分表から推計。ガラクトースは米国成分表から推計
07148	1037	りんご 皮なし 生	84.1	12.4	0.1	1.4	6.0	0	4.8	0	(0)	-	12.2	0.7	-	廃棄部位：果皮及び果しん部
07176	1038	りんご 皮つき 生	83.1	12.9	Tr	1.6	6.3	0	4.7	0	(0)	-	12.7	0.5	-	廃棄部位：果しん部
07180	1039	りんご 皮つき 焼き	77.2	17.3	0.1	2.1	8.6		6.2	-	-	-	17.0	-	-	果しん部を除いたもの
07149	1040	りんご 果実飲料 ストレートジュース	87.7	10.8	0	2.8	6.4	-	1.4	0	(0)	-	10.7	0.4	-	
07150	1041	りんご 果実飲料 濃縮還元ジュース	88.1	(10.4)	(0)	(2.7)	(6.2)		(1.4)	(0)	(0)	-	(10.3)	-	-	07149りんごストレートジュースから推計

7 果実類

食品番号	索引番号	食品名	可食部100g当たり													備考
				利用可能炭水化物										糖アルコール		
			水分	単糖当量	でん粉	ぶどう糖	果糖	ガラクトース	しょ糖	麦芽糖	乳糖	トレハロース	計	ソルビトール	マンニトール	
		成分識別子	WATER	CHOAVLM	STARCH	GLUS	FRUS	GALS	SUCS	MALS	LACS	TRES	CHOAVL	SORTL	MANTL	
		単位	(..g..)													
07154	1045	りんご ジャム	46.9	(53.3)	(Tr)	(1.1)	(3.6)	-	(46.4)	(0)	(0)	-	(51.0)	-	-	原材料配合割合から推計

8 きのこ類

食品番号	索引番号	食品名	水分 WATER	単糖当量 CHOAVLM	でん粉 STARCH	ぶどう糖 GLUS	果糖 FRUS	ガラクトース GALS	しょ糖 SUCS	麦芽糖 MALS	乳糖 LACS	トレハロース TRES	計 CHOAVL	ソルビトール SORTL	マンニトール MANTL	備考
								可食部100g当たり / 利用可能炭水化物						糖アルコール		
		単位		(..g..)												
08001	1046	えのきたけ 生	88.6	1.0	0.2	Tr	Tr	-	0	Tr	(0)	0.7	0.9	-	0.1	試料：栽培品 廃棄部位：柄の基部（いしづき）
08002	1047	えのきたけ ゆで	88.6	(1.0)	(0.2)	(Tr)	(Tr)	-	(0)	(Tr)	(0)	(0.7)	(0.9)	-	(0.1)	試料：栽培品 柄の基部（いしづき）を除いたもの 08001えのきたけ生から推計
08037	1048	えのきたけ 油いため	83.3	(1.1)	(0.2)	(Tr)	(Tr)	-	(0)	(Tr)	(0)	(0.8)	(1.1)	-	(0.2)	試料：栽培品 柄の基部（いしづき）を除いたもの 可食部(100g)から脂質量(g)を差し引いた部分について08001えのきたけ生から推計
08003	1049	えのきたけ 味付け瓶詰	74.1	10.3	0.3	1.2	0.7	Tr	4.4	2.9	0	0.3	9.9	-	0	別名：なめたけ 試料：栽培品 液汁を除いたもの
08054	1050	（きくらげ類） あらげきくらげ 生	93.6	0.1	0.1	0.1	(0)	-	0	0	(0)	0	0.1	-	0	別名：裏白きくらげ 試料：栽培品 廃棄部位：柄の基部（いしづき）
08004	1051	（きくらげ類） あらげきくらげ 乾	13.1	0.9	-	0.1	0	-	0	0	(0)	0.8	0.9	-	0	別名：裏白きくらげ 試料：栽培品
08005	1052	（きくらげ類） あらげきくらげ ゆで	82.3	(0.4)	(0.2)	(0.1)	0	-	(0)	(0)	(0)	(0)	(0.4)	-	0	試料：栽培品 08004あらげきくらげ乾から推計
08038	1053	（きくらげ類） あらげきくらげ 油いため	64.2	(0.7)	(0.4)	(0.3)	0	-	(0)	(0)	(0)	(0)	(0.6)	-	0	水戻し後、油いため 試料：栽培品 可食部(100g)から脂質量(g)を差し引いた部分について08004あらげきくらげ乾から推計
08006	1054	（きくらげ類） きくらげ 乾	14.9	2.7	-	0	0	-	0	0	(0)	2.6	2.6	-	0	試料：栽培品
08007	1055	（きくらげ類） きくらげ ゆで	93.8	(0.2)	-	(0)	(0)	-	(0)	(0)	(0)	(0.2)	(0.2)	-	(0)	試料：栽培品 08006きくらげ乾から推計
08008	1056	（きくらげ類） しろきくらげ 乾	14.6	3.6	-	0.2	Tr	-	0	0.1	(0)	3.1	3.4	-	0.3	試料：栽培品
08009	1057	（きくらげ類） しろきくらげ ゆで	92.6	(0.3)	-	(Tr)	(0)	-	(0)	(0)	(0)	(0.3)	(0.3)	-	(Tr)	試料：栽培品 08008しろきくらげ乾から推計
08010	1058	くろあわびたけ 生	90.2	1.3	-	0.1	0	-	0	0	(0)	1.1	1.3	-	0.3	試料：栽培品 廃棄部位：柄の基部（いしづき）
08039	1059	しいたけ 生しいたけ 菌床栽培 生	89.6	0.7	0.2	0.1	0	-	0	0	(0)	0.4	0.7	-	1.2	
08040	1060	しいたけ 生しいたけ 菌床栽培 ゆで	91.5	(0.6)	(0.1)	(0.1)	(0)	-	(0)	(0)	(0)	(0.3)	(0.6)	-	(0.9)	試料：栽培品 柄全体を除いた傘のみ 08039生しいたけ菌床栽培生から推計
08041	1061	しいたけ 生しいたけ 菌床栽培 油いため	84.7	(0.8)	(0.2)	(0.1)	(0)	-	(0)	(0)	(0)	(0.4)	(0.7)	-	(1.3)	試料：栽培品 柄全体を除いた傘のみ 可食部(100g)から脂質量(g)を差し引いた部分について08039生しいたけ菌床栽培生から推計

8 きのこ類

食品番号	索引番号	食品名	水分 WATER	単糖当量 CHOAVLM	でん粉 STARCH	ぶどう糖 GLUS	果糖 FRUS	ガラクトース GALS	しょ糖 SUCS	麦芽糖 MALS	乳糖 LACS	トレハロース TRES	計 CHOAVL	ソルビトール SORTL	マンニトール MANTL	備考
							利用可能炭水化物							糖アルコール		
08057	1062	しいたけ 生しいたけ 菌床栽培 天ぷら	64.1	14.4	12.4	Tr	0	-	0.1	0.1	0	0.5	13.1	0	0.8	
08042	1063	しいたけ 生しいたけ 原木栽培 生	88.3	0.8	-	0.2	Tr	-	Tr	0	(0)	0.5	0.7	-	-	試料：栽培品 廃棄部位：柄全体
08043	1064	しいたけ 生しいたけ 原木栽培 ゆで	90.8	(0.6)	-	(0.2)	(Tr)	-	(Tr)	(0)	(0)	(0.4)	(0.6)	-	-	試料：栽培品 柄全体を除いた傘のみ 08042生しいたけ原木栽培生から推計
08044	1065	しいたけ 生しいたけ 原木栽培 油いため	81.3	(0.9)	-	(0.3)	(Tr)	-	(Tr)	(0)	(0)	(0.5)	(0.9)	-	-	試料：栽培品 柄全体を除いた傘のみ 可食部(100g)から脂質量(g)を差し引いた部分について08042生しいたけ原木栽培生から推計
08013	1066	しいたけ 乾しいたけ 乾	9.1	11.8	-	0.2	0.1	-	0	0	(0)	10.9	11.2	-	-	どんこ、こうしんを含む 試料：栽培品 廃棄部位：柄全体
08014	1067	しいたけ 乾しいたけ ゆで	86.2	(1.8)	-	(Tr)	(0)	-	(0)	(0)	(0)	(1.7)	(1.7)	-	-	どんこ、こうしんを含む 試料：栽培品 柄全体を除いた傘のみ 08013乾しいたけ乾から推計
08053	1068	しいたけ 乾しいたけ 甘煮	64.7	15.8	0.5	2.5	2.5	Tr	9.4	0.3	0	0	15.2	2.0		
08016	1071	（しめじ類） ぶなしめじ 生	91.1	1.4	0.1	0.2	0	-	0	0	(0)	1.0	1.3	-	0.4	試料：栽培品 廃棄部位：柄の基部（いしづき）
08017	1072	（しめじ類） ぶなしめじ ゆで	91.1	(1.3)	(0.1)	(0.2)	(0)	-	(0)	(0)	(0)	(1.0)	(1.3)	-	(0.4)	試料：栽培品 柄の基部（いしづき）を除いたもの 08016ぶなしめじ生から推計
08046	1073	（しめじ類） ぶなしめじ 油いため	85.9	(1.4)	(0.1)	(0.2)	(0)	-	(0)	(0)	(0)	(1.0)	(1.3)	-	(0.5)	試料：栽培品 柄の基部（いしづき）を除いたもの 可食部(100g)から脂質量(g)を差し引いた部分について08016ぶなしめじ生から推計
08055	1074	（しめじ類） ぶなしめじ 素揚げ	70.5	2.2	0.3	0	(0)	-	(0)	(0)	(0)	1.8	2.1	-	0.7	試料：栽培品 柄の基部（いしづき）を除いたもの
08056	1075	（しめじ類） ぶなしめじ 天ぷら	55.5	21.0	18.5	0	-	-	-	-	-	0.6	19.2	-	0.2	試料：栽培品 柄の基部（いしづき）を除いたもの
08019	1078	たもぎたけ 生	91.7	0.4	-	0.4	0	-	0	Tr	(0)	0	0.4	-	0.4	別名：にれたけ、たもきのこ 試料：栽培品 廃棄部位：柄の基部（いしづき）
08020	1079	なめこ 株採り 生	92.1	2.5	0.3	0.1	Tr	-	0	0	(0)	1.9	2.4	-	Tr	別名：なめたけ 試料：栽培品 廃棄部位：柄の基部（いしづき）（柄の基部を除いた市販品の場合：0％）
08021	1080	なめこ 株採り ゆで	92.7	(2.3)	(0.3)	(0.1)	(Tr)	-	(0)	(0)	(0)	(1.8)	(2.2)	-	(Tr)	別名：なめたけ 試料：栽培品 柄の基部（いしづき）を除いたもの 08020なめこ生から推計

8 きのこ類

食品番号	索引番号	食品名 成分識別子 単位	水分 WATER	単糖当量 CHOAVLM	でん粉 STARCH	ぶどう糖 GLUS	果糖 FRUS	ガラクトース GALS	しょ糖 SUCS	麦芽糖 MALS	乳糖 LACS	トレハロース TRES	計 CHOAVL	ソルビトール SORTL	マンニトール MANTL	備考
		可食部100g当たり 利用可能炭水化物 / 糖アルコール (..........g..........)														
08058	1081	なめこ カットなめこ 生	94.9	1.8	0.2	0.9	0	-	0	Tr	0	0.6	1.8	-	0.1	別名: なめたけ 試料: 栽培品
08022	1082	なめこ 水煮缶詰	95.5	(1.4)	(0.2)	(Tr)	(Tr)	-	(0)	(0)	(0)	(1.1)	(1.4)	-	(Tr)	試料: 栽培品 液汁を除いたもの 08020なめこ生から推計
08023	1083	ぬめりすぎたけ 生	92.6	2.0	-	0.4	0	-	0	Tr	(0)	1.5	1.9	-	Tr	試料: 栽培品 廃棄部位: 柄の基部（いしづき）
08024	1084	（ひらたけ類） うすひらたけ 生	88.0	1.6	-	0.5	0	-	0	0	(0)	1.0	1.5	-	0	試料: 栽培品 廃棄部位: 柄の基部（いしづき）
08025	1085	（ひらたけ類） エリンギ 生	90.2	3.0	-	0.3	Tr	-	0	0	(0)	2.5	2.9	-	-	試料: 栽培品 廃棄部位: 柄の基部（いしづき）
08048	1086	（ひらたけ類） エリンギ ゆで	89.3	(3.3)	-	(0.3)	(Tr)	-	(0)	(0)	(0)	(2.7)	(3.1)	-	-	試料: 栽培品 柄の基部（いしづき）を除いたもの 08025エリンギ生から推計
08049	1087	（ひらたけ類） エリンギ 焼き	85.3	(4.5)	-	(0.5)	(0.1)	-	(0)	(0)	(0)	(3.8)	(4.3)	-	-	試料: 栽培品 柄の基部（いしづき）を除いたもの 08025エリンギ生から推計
08050	1088	（ひらたけ類） エリンギ 油いため	84.2	(3.8)	-	(0.4)	(0.1)	-	(0)	(0)	(0)	(3.2)	(3.7)	-	-	試料: 栽培品 柄の基部（いしづき）を除いたもの 可食部(100g)から脂質量(g)を差し引いた部分について08025エリンギ生から推計
08026	1089	（ひらたけ類） ひらたけ 生	89.4	1.3	-	0.4	0	-	0	0	(0)	0.9	1.3	-	0.2	別名: かんたけ 試料: 栽培品 廃棄部位: 柄の基部（いしづき）
08027	1090	（ひらたけ類） ひらたけ ゆで	89.1	(1.4)	-	(0.4)	(0)	-	(0)	(0)	(0)	(0.9)	(1.3)	-	(0.2)	試料: 栽培品 柄の基部（いしづき）を除いたもの 08026ひらたけ生から推計
08028	1091	まいたけ 生	92.7	0.3	0.2	0.1	0	-	0	0	(0)	-	0.3	-	-	試料: 栽培品 廃棄部位: 柄の基部（いしづき）
08029	1092	まいたけ ゆで	91.1	(0.4)	(0.2)	(0.1)	(0)	-	(0)	(Tr)	(0)	-	(0.3)	-	-	試料: 栽培品 柄の基部（いしづき）を除いたもの 08028まいたけ生から推計
08051	1093	まいたけ 油いため	85.5	(0.4)	(0.2)	(0.2)	(0)	-	(0)	(Tr)	(0)	-	(0.4)	-	-	試料: 栽培品 柄の基部（いしづき）を除いたもの 可食部(100g)から脂質量(g)を差し引いた部分について08028まいたけ生から推計
08030	1094	まいたけ 乾	9.3	(3.6)	(1.9)	(1.3)	(0)	-	(0.1)	(0.1)	(0)	-	(3.4)	-	-	試料: 栽培品 柄の基部（いしづき）を除いたもの 08028まいたけ生から推計
08031	1095	マッシュルーム 生	93.9	0.1	0.1	0	Tr	-	0	0	0	Tr	0.1	-	1.3	試料: 栽培品 廃棄部位: 柄の基部（いしづき）

8 きのこ類

食品番号	索引番号	食品名 成分識別子 単位	水分 WATER	単糖当量 CHOAVLM	でん粉 STARCH	ぶどう糖 GLUS	果糖 FRUS	ガラクトース GALS	しょ糖 SUCS	麦芽糖 MALS	乳糖 LACS	トレハロース TRES	計 CHOAVL	ソルビトール SORTL	マンニトール MANTL	備考
		可食部100g当たり (利用可能炭水化物 / 糖アルコール) (................g................)														
08032	1096	マッシュルーム ゆで	91.5	(0.2)	(0.1)	(Tr)	(0.1)	-	(0)	(0)	(0)	(Tr)	(0.2)	-	(1.8)	試料：栽培品 柄の基部（いしづき）を除いたもの 08031マッシュルーム生から推計
08052	1097	マッシュルーム 油いため	86.4	(0.2)	(0.1)	(Tr)	(0.1)	-	(0)	(0)	(0)	(Tr)	(0.2)	-	(2.0)	試料：栽培品 柄の基部（いしづき）を除いたもの 可食部(100g)から脂質量(g)を差し引いた部分について08031マッシュルーム生から推計
08033	1098	マッシュルーム 水煮缶詰	92.0	(0.2)	(0.1)	(0)	(0.1)	-	(0)	(0)	(0)	(Tr)	(0.2)	-	(1.7)	試料：栽培品 液汁を除いたもの 08031マッシュルーム生から推計
08034	1099	まつたけ 生	88.3	1.6	-	0.2	0	-	0	0	-	1.3	1.5	-	1.4	試料：天然物 廃棄部位：柄の基部（いしづき）
08036	1100	やなぎまつたけ 生	92.8	0.7	-	0.2	0	-	0	0	(0)	0.5	0.7	-	0	試料：栽培品 廃棄部位：柄の基部（いしづき）

9 藻類

食品番号	索引番号	食品名	水分	利用可能炭水化物 （可食部100g当たり）										糖アルコール		備考
				単糖当量	でん粉	ぶどう糖	果糖	ガラクトース	しょ糖	麦芽糖	乳糖	トレハロース	計	ソルビトール	マンニトール	
成分識別子			WATER	CHOAVLM	STARCH	GLUS	FRUS	GALS	SUCS	MALS	LACS	TRES	CHOAVL	SORTL	MANTL	
単位			(..g..)													
09002	1102	あおのり　素干し	6.5	0.2	-	0	0	0	0.2	0	(0)	-	0.2	-	0	
09003	1103	あまのり　ほしのり	8.4	0.5	0.4	0	0	-	Tr	0	(0)	-	0.4	-	0	すき干ししたもの 別名：のり
09004	1104	あまのり　焼きのり	2.3	1.9	1.7	0	0	-	Tr	0	(0)	-	1.7	-	Tr	別名：のり
09005	1105	あまのり　味付けのり	3.4	14.3	2.8	0.2	0.3	0	10.1	0	0	0	13.5	0	0.1	別名：のり
09007	1107	いわのり　素干し	8.4	(0.5)	(0.4)	(0)	(0)	-	(Tr)	(0)	(0)	-	(0.4)	-	(0)	すき干ししたもの 09003ほしのりから推計
09011	1112	かわのり　素干し	13.7	(0.4)	(0.4)	(0)	(0)	-	(Tr)	(0)	(0)	-	(0.4)	-	(0)	すき干ししたもの 09003ほしのりから推計
09017	1117	（こんぶ類）　まこんぶ　素干し 乾	9.5	0.1	0.1	Tr	0	-	0	Tr	(0)	0	0.1	-	23.4	
09056	1118	（こんぶ類）　まこんぶ　素干し 水煮	83.9	Tr	Tr	0	(0)	-	(0)	0	(0)	0	Tr	-	2.8	
09020	1121	（こんぶ類）　刻み昆布	15.5	0.4	0.1	0.3	0	-	0	0	(0)	-	0.4	-	12.4	
09023	1124	（こんぶ類）　つくだ煮	49.6	20.6	0.4	2.9	2.4	Tr	12.9	1.3	0	0	19.8	1.7	0.4	試料：ごま入り
09049	1130	てんぐさ　粉寒天	16.7	0.1	-	0.1	0	0	0	0	(0)	-	0.1	-	0	別名：まくさ（和名）試料：てんぐさ以外の粉寒天も含む
09050	1133	ひじき　ほしひじき　ステンレス釜 乾	6.5	0.4	0.3	Tr	Tr	0	0	0	(0)	-	0.4	-	3.1	ステンレス釜で煮熟後乾燥したもの
09033	1140	ひとえぐさ　つくだ煮	56.5	23.8	1.4	3.0	2.6	0.1	10.2	5.5	0	0	22.9	0	0	別名：のりのつくだ煮
09044	1151	わかめ　カットわかめ　乾	9.2	0	0	0	0	0	0	0	(0)	-	0	-	0	

10 魚介類

食品番号	索引番号	食品名	水分	単糖当量	でん粉	ぶどう糖	果糖	ガラクトース	しょ糖	麦芽糖	乳糖	トレハロース	計	ソルビトール	マンニトール	備考
		成分識別子	WATER	CHOAVLM	STARCH	GLUS	FRUS	GALS	SUCS	MALS	LACS	TRES	CHOAVL	SORTL	MANTL	
		単位	(						g						)	
10390	1165	＜魚類＞ （あじ類） まあじ 皮つき フライ	52.3	8.5	7.3	0.1	0	-	0	0.4	-	-	7.8	-	-	別名：あじ 三枚におろしたもの
10392	1169	＜魚類＞ （あじ類） まあじ 小型 骨付き から揚げ	50.3	4.4	4.0	Tr	0	-	0	0	-	-	4.0	-	-	別名：あじ 内臓、うろこ等を除いて、調理したもの
10395	1214	＜魚類＞ （いわし類） まいわし フライ	37.8	11.3	9.8	0.1	0	-	0	0.4	-	-	10.3	-	-	三枚におろしたもの
10400	1282	＜魚類＞ きす 天ぷら	57.5	8.4	7.6	0	0	-	0	0.1	-	-	7.7	-	-	頭部、内臓、骨、ひれ等を除いたもの 廃棄部位：尾
10403	1345	＜魚類＞ （さば類） まさば フライ	47.2	6.8	5.8	0.1	0	-	0	0.3	-	-	6.2	-	-	別名：さば 切り身
10409	1394	＜魚類＞ （たら類） すけとうだら フライ	61.9	7.2	6.3	Tr	0	-	0	0.2	-	-	6.5	-	-	切り身
10448	1406	＜魚類＞ （たら類） 加工品 桜でんぶ	5.6	83.1	1.2	5.5	0.2	-	72.5	-	-	-	79.4	-	-	
10427	1495	＜貝類＞ あわび くろあわび 生	79.5	3.7	3.3	-	-	-	-	-	-	-	3.3	-	-	廃棄部位：貝殻及び内蔵
10289	1501	＜貝類＞ いがい 生	82.9	3.1	2.8	-	-	-	-	-	-	-	2.8	-	-	別名：ムール貝 廃棄部位：貝殻、足糸等
10292	1504	＜貝類＞ かき 養殖 生	85.0	2.5	2.3	-	-	-	-	-	-	-	2.3	-	-	試料：まがき 廃棄部位：貝殻
10293	1505	＜貝類＞ かき 養殖 水煮	78.7	7.1	6.5	-	-	-	-	-	-	-	6.5	-	-	試料：まがき むき身
10430	1506	＜貝類＞ かき 養殖 フライ	46.6	15.6	13.9	0	-	-	-	0.4	-	-	14.2	-	-	試料：まがき むき身
10310	1524	＜貝類＞ （はまぐり類） ちょうせんはまぐり 生	88.1	1.3	1.2	-	-	-	-	-	-	-	1.2	-	-	廃棄部位：貝殻
10416	1545	＜えび・かに類＞ （えび類） バナメイえび 養殖 天ぷら	62.0	7.1	6.1	0.4	0	-	0	Tr	-	-	6.5	-	-	頭部、殻、内臓等除いたもの 廃棄部位：殻及び尾部
10419	1567	＜いか・たこ類＞ （いか類） するめいか 胴 皮なし 天ぷら	64.9	9.0	8.0	0.1	0	-	0	0.1	-	-	8.2	-	-	
10423	1599	＜水産練り製品＞ 黒はんぺん	70.4	14.0	9.0	0.1	0	0	3.9	0	0	-	12.9	0.1	-	

11 肉類

食品番号	索引番号	食品名	水分	利用可能炭水化物 単糖当量	でん粉	ぶどう糖	果糖	ガラクトース	しょ糖	麦芽糖	乳糖	トレハロース	計	糖アルコール ソルビトール	マンニトール	備考
		成分識別子	WATER	CHOAVLM	STARCH	GLUS	FRUS	GALS	SUCS	MALS	LACS	TRES	CHOAVL	SORTL	MANTL	
		単位	(...g...)													
11104	1748	<畜肉類> うし ［加工品］ ローストビーフ	64.0	1.4	0.3	0.2	Tr	0	0.1	0	0	0.7	1.4	0	-	イソマルトース：0 g
11105	1749	<畜肉類> うし ［加工品］ コンビーフ缶詰	63.4	1.0	0.2	0	0	0	0.7	0	0	0	0.9	0	-	イソマルトース：0 g
11106	1750	<畜肉類> うし ［加工品］ 味付け缶詰	64.3	12.9	0.2	0.6	0.4	0	11.1	0	0	0	12.3	0	-	試料：大和煮缶詰 液汁を含んだもの（液汁36％） イソマルトース：0 g
11107	1751	<畜肉類> うし ［加工品］ ビーフジャーキー	24.4	9.6	1.0	2.4	0.1	0	4.4	0.2	0	1.2	9.2	0	-	イソマルトース：0 g
11108	1752	<畜肉類> うし ［加工品］ スモークタン	55.9	1.2	0.3	0.4	0	0	0.6	0	0	0	1.2	0	-	イソマルトース：0 g
11276	1773	<畜肉類> ぶた ［大型種肉］ ロース 脂身つき とんかつ	31.2	9.6	8.4	0.1	0		0	0.3			8.8			
11279	1791	<畜肉類> ぶた ［大型種肉］ ヒレ 赤肉 とんかつ	33.3	15.6	13.7	0.1	0		0	0.4			14.2			
11174	1826	<畜肉類> ぶた ［ハム類］ 骨付きハム	62.9	0.9	0.1	0.7	0	-	0.1	0.1	0	-	0.9	-	-	廃棄部位：皮及び骨 イソマルトース：0 g
11175	1827	<畜肉類> ぶた ［ハム類］ ボンレスハム	72.0	1.2	0.1	0.5	0	-	0.6	0	0	-	1.1	-	-	イソマルトース：0 g
11176	1828	<畜肉類> ぶた ［ハム類］ ロースハム ロースハム	61.1	1.2	0.1	0.5	Tr	0	0.4	0.2	0	-	1.1	-	-	イソマルトース：0 g
11303	1829	<畜肉類> ぶた ［ハム類］ ロースハム ゆで	58.9	0.9	-	0.4	0		0.3	0.2	-		0.9	-		
11304	1830	<畜肉類> ぶた ［ハム類］ ロースハム 焼き	54.6	1.3	-	0.6	Tr		0.4	0.3	-		1.3	-		
11305	1831	<畜肉類> ぶた ［ハム類］ ロースハム フライ	27.8	1.2	-	0.3	Tr		0.3	0.5	-		1.2	-		
11177	1832	<畜肉類> ぶた ［ハム類］ ショルダーハム	62.7	1.1	0.1	0.5	0		0.4	0.1	0	-	1.1	-	-	イソマルトース：0 g
11181	1833	<畜肉類> ぶた ［ハム類］ 生ハム 促成	55.0	3.4	0.1	1.9	0	-	1.3	0	0	-	3.3	-	-	ラックスハムを含む イソマルトース：0 g
11182	1834	<畜肉類> ぶた ［ハム類］ 生ハム 長期熟成	49.5	0.1	0.1	0	0	-	0	0	0	-	0.1	-	-	プロシュートを含む イソマルトース：0 g
11178	1835	<畜肉類> ぶた ［プレスハム類］ プレスハム	73.3	4.9	2.5	0.4	0	-	0.7	0.3	0.6	-	4.5	-	-	イソマルトース：0 g
11180	1836	<畜肉類> ぶた ［プレスハム類］ チョップドハム	68.0	8.8	7.2	0.4	0.1	-	0.3	0.2	-	-	8.1	-	-	イソマルトース：0 g
11183	1837	<畜肉類> ぶた ［ベーコン類］ ばらベーコン	45.0	2.7	0.2	0.8	0	-	1.1	0.4	-	-	2.6	-	-	別名：ベーコン イソマルトース：0 g
11184	1838	<畜肉類> ぶた ［ベーコン類］ ロースベーコン	62.5	1.3	0.1	0.1	0	-	0.7	0	0.4	-	1.3	-	-	イソマルトース：0 g
11185	1839	<畜肉類> ぶた ［ベーコン類］ ショルダーベーコン	65.4	1.6	0.1	0.8	0	-	0.3	0.3	0	-	1.6	-	-	
11186	1840	<畜肉類> ぶた ［ソーセージ類］ ウインナーソーセージ ウインナーソーセージ	52.3	3.4	1.6	0.7	0	0.2	0.4	0.2	0	-	3.1	-	-	

11 肉類

食品番号	索引番号	食品名	水分 WATER	単糖当量 CHOAVLM	でん粉 STARCH	ぶどう糖 GLUS	果糖 FRUS	ガラクトース GALS	しょ糖 SUCS	麦芽糖 MALS	乳糖 LACS	トレハロース TRES	計 CHOAVL	ソルビトール SORTL	マンニトール MANTL	備考
																可食部100g当たり／利用可能炭水化物／糖アルコール 単位 (........g........)
11306	1841	＜畜肉類＞ ぶた ［ソーセージ類］ ウインナーソーセージ ゆで	52.3	1.8	-	0.7	0	0	0.7	0.4	0	-	1.8	-		
11187	1844	＜畜肉類＞ ぶた ［ソーセージ類］ セミドライソーセージ	46.8	3.9	2.3	0.7	0	-	0.1	0.5	-	-	3.7	-	-	ソフトサラミを含む
11188	1845	＜畜肉類＞ ぶた ［ソーセージ類］ ドライソーセージ	23.5	3.5	1.5	1.3	0	-	0.5	0.1	-	-	3.3	-	-	サラミを含む
11189	1846	＜畜肉類＞ ぶた ［ソーセージ類］ フランクフルトソーセージ	54.0	4.9	3.1	0.3	0	-	0.4	0	0.7	-	4.5	-		
11190	1847	＜畜肉類＞ ぶた ［ソーセージ類］ ボロニアソーセージ	60.9	3.2	1.9	0.4	0	-	0.7	0	-	-	3.0	-		
11191	1848	＜畜肉類＞ ぶた ［ソーセージ類］ リオナソーセージ	65.2	1.6	0.9	0.4	0	-	0.2	0	-	-	1.5	-		
11192	1849	＜畜肉類＞ ぶた ［ソーセージ類］ レバーソーセージ	47.7	2.0	0.3	1.3	0.2	-	0.1	0	-	-	2.0	-		
11193	1850	＜畜肉類＞ ぶた ［ソーセージ類］ 混合ソーセージ	58.2	10.6	8.9	0.2	0	-	0.5	0	-	-	9.7	-		
11194	1851	＜畜肉類＞ ぶた ［ソーセージ類］ 生ソーセージ	58.6	0.6	0.3	0.1	0	-	0.2	0	-	-	0.6	-	-	別名：フレッシュソーセージ
11195	1852	＜畜肉類＞ ぶた ［その他］ 焼き豚	64.3	4.9	0.8	0.6	0.4	0	2.9	0.1	0	0	4.7	0.2	-	試料：蒸し焼きしたもの
11196	1853	＜畜肉類＞ ぶた ［その他］ レバーペースト	45.8	2.9	1.3	1.2	0	0	0.2	0	0	-	2.7	0		
11197	1854	＜畜肉類＞ ぶた ［その他］ スモークレバー	57.6	2.9	0.3	1.8	0	0	0.7	0	-	-	2.9	-		
11245	1858	＜畜肉類＞ めんよう ［マトン］ ロース 皮下脂肪なし 生	72.3	0.1	-	0.1	0	0	0	0	0	-	0.1	-		別名：ひつじ 試料：オーストラリア産
11289	1894	＜鳥肉類＞ にわとり ［若どり・主品目］ もも 皮つき から揚げ	41.2	14.3	12.4	0.1	0	-	0.3	0.2	-	-	13.0	-	-	別名：ブロイラー
11290	1898	＜鳥肉類＞ にわとり ［若どり・主品目］ もも 皮なし から揚げ	47.1	14.7	12.6	0.1	0	-	0.4	0.4	-	-	13.4	-	-	別名：ブロイラー 皮下脂肪を除いたもの
11300	1903	＜鳥肉類＞ にわとり ［若どり・副品目］ ささみ フライ	52.4	7.5	6.7	0	0	-	0	0.2	-	-	6.9	-	-	別名：ブロイラー すじを除いたもの
11299	1904	＜鳥肉類＞ にわとり ［若どり・副品目］ ささみ 天ぷら	59.3	7.1	6.4	0	0	-	0	0.1	-	-	6.5	-	-	別名：ブロイラー すじを除いたもの
11237	1913	＜鳥肉類＞ にわとり ［その他］ 焼き鳥缶詰	62.8	11.1	1.0	0.7	0.6	0	8.2	0.1	-	-	10.6	0	-	液汁を含んだもの（液汁33％）
11292	1914	＜鳥肉類＞ にわとり ［その他］ チキンナゲット	53.7	13.9	12.0	0	0	0	0.4	0.1	0	-	12.6	0	-	
11293	1915	＜鳥肉類＞ にわとり ［その他］ つくね	57.9	11.5	5.0	1.0	0.3	0	4.0	0.1	0.3	-	10.8	0.4	-	

12 卵類

食品番号	索引番号	食品名	水分	単糖当量	でん粉	ぶどう糖	果糖	ガラクトース	しょ糖	麦芽糖	乳糖	トレハロース	計	ソルビトール	マンニトール	備考
						利用可能炭水化物								糖アルコール		
		成分識別子	WATER	CHOAVLM	STARCH	GLUS	FRUS	GALS	SUCS	MALS	LACS	TRES	CHOAVL	SORTL	MANTL	
		単位	(……………………………………………………………………………… g ………………………………………………………………………………)													
12001	1923	うこっけい卵 全卵 生	73.7	(0.3)	(0)	(0.3)	(0)	(0)	-	(0)	-	(0)	(0.3)	-	-	廃棄部位：付着卵白を含む卵殻（卵殻：13%）卵黄：卵白＝38：62 12010鶏卵卵黄生及び12014鶏卵卵白生から推計
12002	1924	うずら卵 全卵 生	72.9	(0.3)	(0)	(0.3)	(0)	(0)	-	(0)	-	(0)	(0.3)	-	-	廃棄部位：付着卵白を含む卵殻（卵殻：12%）卵黄：卵白＝38：62 12010鶏卵卵黄生及び12014鶏卵卵白生から推計
12004	1926	鶏卵 全卵 生	75.0	0.3	(0)	0.3	0	(0)	(0)	0	0	(0)	0.3	-	-	廃棄部位：卵殻（付着卵白を含まない）卵黄：卵白＝32：68
12005	1927	鶏卵 全卵 ゆで	76.7	0.3	(0)	0.3	Tr	(0)	(0)	0	0	(0)	0.3	-	-	廃棄部位：卵殻 卵黄：卵白＝31：69
12008	1933	鶏卵 全卵 加糖全卵	58.2	22.8	(0)	0.2	0	(0)	21.4	(0)	(0)	-	21.7	-	-	試料：冷凍品 12004鶏卵全卵生の計算値及び03003上白糖（8：2）から推計
12009	1934	鶏卵 全卵 乾燥全卵	4.5	(0.6)	-	(0.6)	(0)	(0)	(0)	(0)	(0)	-	(0.6)	-	-	米国成分表から推計
12010	1935	鶏卵 卵黄 生	49.6	0.2	(0)	0.2	0	(0)	-	0	-	(0)	0.2	-	-	
12011	1936	鶏卵 卵黄 ゆで	50.3	0.2	(0)	0.2	0	(0)	-	0	-	(0)	0.2	-	-	12010鶏卵卵黄生から推計
12012	1937	鶏卵 卵黄 加糖卵黄	42.0	22.1	(0)	0.2	0	(0)	20.9	(0)	(0)	-	21.1	-	-	試料：冷凍品 12010鶏卵卵黄生及び03003上白糖（8：2）から推計
12013	1938	鶏卵 卵黄 乾燥卵黄	3.2	(0.2)	-	(0.2)	(0)	(0)	(0)	(0)	(0)	-	(0.2)	-	-	米国成分表から推計
12014	1939	鶏卵 卵白 生	88.3	0.4	(0)	0.4	0	(0)	0	0	-	(0)	0.4	-	-	
12015	1940	鶏卵 卵白 ゆで	87.9	0.4	(0)	0.3	Tr	(0)	0	0	-	(0)	0.4	-	-	12014鶏卵卵白生から推計
12017	1942	鶏卵 たまご豆腐	85.2	(0.1)	(0)	(0.1)	(0)	(0)	(0)	(0)	(0)	(0)	(0.1)	(0)	(0)	原材料配合割合から推計
12018	1943	鶏卵 たまご焼 厚焼きたまご	71.9	(6.7)	(0)	(0.3)	(0.1)	(0)	(6.1)	(0)	(0)	(0)	(6.4)	-	-	原材料配合割合から推計
12019	1944	鶏卵 たまご焼 だし巻きたまご	77.5	(0.3)	(0)	(0.2)	(Tr)	(0)	(0)	(0)	(0)	(0)	(0.3)	-	-	原材料配合割合から推計

13 乳類

食品番号	索引番号	食品名	水分	単糖当量	でん粉	ぶどう糖	果糖	ガラクトース	しょ糖	麦芽糖	乳糖	トレハロース	計	ソルビトール	マンニトール	備考
		成分識別子	WATER	CHOAVLM	STARCH	GLUS	FRUS	GALS	SUCS	MALS	LACS	TRES	CHOAVL	SORTL	MANTL	
		単位	(..g..)													
13001	1945	＜牛乳及び乳製品＞　（液状乳類）　生乳　ジャージー種	85.5	4.7	-	-	-	-	-	-	4.5	-	4.5	-	-	未殺菌のもの
13002	1946	＜牛乳及び乳製品＞　（液状乳類）　生乳　ホルスタイン種	87.7	4.7	(0)	0	0	0	0	0	4.4	-	4.4	-	-	未殺菌のもの
13003	1947	＜牛乳及び乳製品＞　（液状乳類）　普通牛乳	87.4	4.7	(0)	0	0	0	(0)	0	4.4	-	4.4	-		
13006	1948	＜牛乳及び乳製品＞　（液状乳類）　脱脂乳	91.0	4.8	(0)	0	0	0	0	0	4.6	-	4.6	-		
13004	1949	＜牛乳及び乳製品＞　（液状乳類）　加工乳　濃厚	86.3	5.0	(0)	0	0	0	0	0	4.8	-	4.8	-	-	13003普通牛乳から推計
13005	1950	＜牛乳及び乳製品＞　（液状乳類）　加工乳　低脂肪	88.8	5.1	(0)	0	0	0	0	0	4.9	-	4.9	-	-	
13007	1952	＜牛乳及び乳製品＞　（液状乳類）　乳飲料　コーヒー	88.1	8.0	0.1	0.9	1.1	0	3.2	0	2.4	-	7.7	-	-	
13009	1954	＜牛乳及び乳製品＞　（粉乳類）　全粉乳	3.0	(35.9)	(0)	(Tr)	(0)	(Tr)	(0)	(0)	(34.1)	-	(34.2)	-	-	13003普通牛乳から推計
13010	1955	＜牛乳及び乳製品＞　（粉乳類）　脱脂粉乳	3.8	50.3	(0)	0.1	0	0.1	0	Tr	47.8	-	47.9	-	-	別名：スキムミルク
13011	1956	＜牛乳及び乳製品＞　（粉乳類）　乳児用調製粉乳	2.6	53.9	(0)	0.3	Tr	0.3	Tr	0	50.7	-	51.3	-		別名：育児用粉ミルク　育児用栄養強化品
13012	1957	＜牛乳及び乳製品＞　（練乳類）　無糖練乳	72.5	(11.3)	(0)	(0)	(0)	(0)	(0)	(0)	(10.8)	-	(10.8)	-	-	別名：エバミルク　英国成分表から推計
13013	1958	＜牛乳及び乳製品＞　（練乳類）　加糖練乳	26.1	55.9	-	-	-	-	44.1	-	9.1	-	53.2	-	-	別名：コンデンスミルク
13014	1959	＜牛乳及び乳製品＞　（クリーム類）　クリーム　乳脂肪	48.2	2.9	0.1					0	2.7	-	2.7	-		別名：生クリーム、フレッシュクリーム
13015	1960	＜牛乳及び乳製品＞　（クリーム類）　クリーム　乳脂肪・植物性脂肪	49.8	(2.9)	(0.1)					(0)	(2.7)	-	(2.8)	-		脂質：乳脂肪由来22.5 g、植物性脂肪由来19.6 g　13014クリーム乳脂肪及び13016クリーム植物性脂肪（1：1）から推計
13016	1961	＜牛乳及び乳製品＞　（クリーム類）　クリーム　植物性脂肪	55.5	2.7	0.1					0	2.5	-	2.5	-		別名：植物性生クリーム
13017	1962	＜牛乳及び乳製品＞　（クリーム類）　ホイップクリーム　乳脂肪	44.3	(12.8)	(0.1)	(0.1)	(0.1)	(0)	(9.6)	(0)	(2.4)	(0)	(12.2)	(0)	(0)	クリームにグラニュー糖を加えて泡だてたもの　13014クリーム乳脂肪と03005グラニュー糖（9：1）から推計
13018	1963	＜牛乳及び乳製品＞　（クリーム類）　ホイップクリーム　乳脂肪・植物性脂肪	44.0	(13.2)	(0.1)	(0.1)	(0.1)	(0)	(9.9)	(0)	(2.4)	(0)	(12.6)	(0)	(0)	クリームにグラニュー糖を加えて泡だてたもの　脂質：乳脂肪由来19.1 g、植物性脂肪由来17.1 g　13015クリーム乳脂肪・植物性脂肪の推計値と03005グラニュー糖（9：1）から推計
13019	1964	＜牛乳及び乳製品＞　（クリーム類）　ホイップクリーム　植物性脂肪	43.7	(14.4)	(0.1)	(0.1)	(0.1)	(0)	(11.0)	(0)	(2.5)	(0)	(13.8)	(0)	(0)	クリームにグラニュー糖を加えて泡だてたもの　13016クリーム植物性脂肪と03005グラニュー糖（9：1）から推計

13 乳類

食品番号	索引番号	食品名	水分 WATER	単糖当量 CHOAVLM	でん粉 STARCH	ぶどう糖 GLUS	果糖 FRUS	ガラクトース GALS	しょ糖 SUCS	麦芽糖 MALS	乳糖 LACS	トレハロース TRES	計 CHOAVL	ソルビトール SORTL	マンニトール MANTL	備考
								利用可能炭水化物						糖アルコール		
								可食部100 g 当たり								
								単位 (……………………… g …………………………)								
13020	1965	＜牛乳及び乳製品＞ （クリーム類） コーヒーホワイトナー 液状 乳脂肪	70.3	(1.7)	(0.1)	-	-	-	-	(0)	(1.5)	-	(1.6)	-	-	別名： コーヒー用ミルク、コーヒー用クリーム 13014クリーム乳脂肪から推計
13021	1966	＜牛乳及び乳製品＞ （クリーム類） コーヒーホワイトナー 液状 乳脂肪・植物性脂肪	69.2	(1.8)	(Tr)	-	-	-	-	(0)	(1.6)	-	(1.7)	-	-	別名： コーヒー用ミルク、コーヒー用クリーム 脂質： 乳脂肪由来9.2 g、植物性脂肪由来12.4 g 13015クリーム乳脂肪・植物性脂肪の推計値から推計
13022	1967	＜牛乳及び乳製品＞ （クリーム類） コーヒーホワイトナー 液状 植物性脂肪	68.4	(1.9)	(Tr)	-	-	-	-	(0)	(1.8)	-	(1.8)	-	-	別名： コーヒー用ミルク、コーヒー用クリーム 13016クリーム植物性脂肪から推計
13023	1968	＜牛乳及び乳製品＞ （クリーム類） コーヒーホワイトナー 粉末状 乳脂肪	2.8	60.6	-	-	-	-	-	-	57.7	-	57.7	-	-	
13024	1969	＜牛乳及び乳製品＞ （クリーム類） コーヒーホワイトナー 粉末状 植物性脂肪	2.7	29.0	12.9	2.4	-	-	5.0	6.8	0	-	27.1	-	-	
13025	1970	＜牛乳及び乳製品＞ （発酵乳・乳酸菌飲料） ヨーグルト 全脂無糖	87.7	3.9	-	0.1	0	0.8	0	0	2.9	-	3.8	-	-	別名： プレーンヨーグルト
13053	1971	＜牛乳及び乳製品＞ （発酵乳・乳酸菌飲料） ヨーグルト 低脂肪無糖	89.2	4.1	-	0.4	0	0.9	0	Tr	2.7	-	3.9	-	-	
13054	1972	＜牛乳及び乳製品＞ （発酵乳・乳酸菌飲料） ヨーグルト 無脂肪無糖	89.1	4.3	-	0.4	-	1.1	-	-	2.6	-	4.1	-	-	
13026	1973	＜牛乳及び乳製品＞ （発酵乳・乳酸菌飲料） ヨーグルト 脱脂加糖	82.6	11.7	0.2	0.2	0	0.7	6.5	0	3.6	-	11.2	-	-	別名： 普通ヨーグルト
13027	1974	＜牛乳及び乳製品＞ （発酵乳・乳酸菌飲料） ヨーグルト ドリンクタイプ 加糖	83.8	10.5	0.1	1.0	0.8	0.5	4.1	0	3.5	-	10.1	-	-	
13028	1975	＜牛乳及び乳製品＞ （発酵乳・乳酸菌飲料） 乳酸菌飲料 乳製品	82.1	15.4	-	4.9	4.8	0	3.9	0	1.5	-	15.1	-	-	無脂乳固形分3.0 ％以上
13029	1976	＜牛乳及び乳製品＞ （発酵乳・乳酸菌飲料） 乳酸菌飲料 殺菌乳製品	45.5	-	-	-	-	-	-	-	-	-	-	-	-	無脂乳固形分3.0 ％以上 希釈後飲用
13031	1978	＜牛乳及び乳製品＞ （チーズ類） ナチュラルチーズ エダム	41.0	(0)	(0)	(0)	(0)	(0)	(0)	(0)	(0)	-	(0)	-	-	豪州成分表から推計
13032	1979	＜牛乳及び乳製品＞ （チーズ類） ナチュラルチーズ エメンタール	33.5	(0)	(0)	(0)	(0)	(0)	(0)	(0)	(0)	-	(0)	-	-	豪州成分表から推計
13033	1980	＜牛乳及び乳製品＞ （チーズ類） ナチュラルチーズ カテージ	79.0	0.5	-	0	-	0	-	-	0.5	-	0.5	-	-	クリーム入りを含む
13034	1981	＜牛乳及び乳製品＞ （チーズ類） ナチュラルチーズ カマンベール	51.8	0	-	0	-	0	-	-	0	-	0	-	-	
13035	1982	＜牛乳及び乳製品＞ （チーズ類） ナチュラルチーズ クリーム	55.5	2.5	-	0	-	0	-	-	2.4	-	2.4	-	-	

13 乳類

可食部100 g当たり / 利用可能炭水化物 / 糖アルコール

成分識別子・単位: WATER, CHOAVLM, STARCH, GLUS, FRUS, GALS, SUCS, MALS, LACS, TRES, CHOAVL, SORTL, MANTL（単位 g）

食品番号	索引番号	食品名	水分	単糖当量	でん粉	ぶどう糖	果糖	ガラクトース	しょ糖	麦芽糖	乳糖	トレハロース	計	ソルビトール	マンニトール	備考
13037	1984	<牛乳及び乳製品>（チーズ類）ナチュラルチーズ チェダー	35.3	(0.4)	(0)	(0.1)	(0.2)	(0)	(0)	(0)	(0.1)	-	(0.4)	-		豪州成分表から推計
13038	1985	<牛乳及び乳製品>（チーズ類）ナチュラルチーズ パルメザン	15.4	(0)	(0)	(0)	(0)	(0)	(0)	(0)	(0)	-	(0)	-		粉末状 豪州成分表から推計
13039	1986	<牛乳及び乳製品>（チーズ類）ナチュラルチーズ ブルー	45.6	(0)	(0)	(0)	(0)	(0)	(0)	(0)	(0)	-	(0)	-		豪州成分表から推計
13055	1987	<牛乳及び乳製品>（チーズ類）ナチュラルチーズ マスカルポーネ	62.4	3.6	-	0	-	0	-	-	3.5	-	3.5	-		
13056	1988	<牛乳及び乳製品>（チーズ類）ナチュラルチーズ モッツァレラ	56.3	(0)	(0)	(0)	(0)	(0)	(0)	(0)	(0)	-	(0)	-		米国成分表から推計
13057	1989	<牛乳及び乳製品>（チーズ類）ナチュラルチーズ やぎ	52.9	1.0	-	0.2	-	0.4	-	-	0.3	-	1.0	-		別名：シェーブルチーズ
13040	1991	<牛乳及び乳製品>（チーズ類）プロセスチーズ	45.0	0.1	-	0	-	0.1	-	-	0	-	0.1	-		
13042	1993	<牛乳及び乳製品>（アイスクリーム類）アイスクリーム 高脂肪	61.3	18.1	0.3	0.7	0	0.3	11.4	0.3	4.3		17.3	-		乳固形分15.0 %以上、乳脂肪分12.0 %以上 試料：バニラアイスクリーム
13043	1994	<牛乳及び乳製品>（アイスクリーム類）アイスクリーム 普通脂肪	63.9	18.0	2.1	0.3	0.1	0	9.4	0.7	4.6		17.1	-		乳固形分15.0 %以上、乳脂肪分8.0 % 試料：バニラアイスクリーム
13045	1996	<牛乳及び乳製品>（アイスクリーム類）ラクトアイス 普通脂肪	60.4	20.9	0.4	1.0	0.3	0	11.9	2.0	4.5		20.0	-		乳固形分3.0 %以上、主な脂質：植物性脂肪
13050	2001	<牛乳及び乳製品>（その他）チーズホエーパウダー	2.2	74.7	-	0		0.5	-		70.7		71.2			
13051	2002	<その他> 人乳	88.0	(6.7)	(0)	(0)	(0)	(0)	(0)	(0)	(6.4)	-	(6.4)	-		試料：成熟乳 英国成分表から推計
13052	2003	<その他> やぎ乳	88.0	(4.8)	(0)	(0)	(0)	(0)	(0)	(0)	(4.5)	-	(4.5)	-		英国成分表から推計

14 油脂類

食品番号	索引番号	食品名	水分 WATER	利用可能炭水化物 単糖当量 CHOAVLM	でん粉 STARCH	ぶどう糖 GLUS	果糖 FRUS	ガラクトース GALS	しょ糖 SUCS	麦芽糖 MALS	乳糖 LACS	トレハロース TRES	計 CHOAVL	糖アルコール ソルビトール SORTL	マンニトール MANTL	備考
		成分識別子														
		単位	(						g						)	
14017	2027	（バター類）　無発酵バター　有塩バター	16.2	0.6	-	0	0	0	0	0	0.5	-	0.5	-	-	
14018	2028	（バター類）　無発酵バター　食塩不使用バター	15.8	(0.6)	-	(0)	(0)	(0)	(0)	(0)	(0.6)	-	(0.6)	-	-	別名：無塩バター 14017有塩バターから推計
14020	2030	（マーガリン類）　マーガリン　家庭用　有塩	14.7	0.9	0.1	0	0	0	0	0	0.7	-	0.8	-	-	
14021	2034	（マーガリン類）　ファットスプレッド	30.2	0.6	0.1	0	0	0	0	0	0.5	-	0.6	-	-	

15 菓子類

食品番号	索引番号	食品名	可食部100 g 当たり											糖アルコール		備考
				利用可能炭水化物												
			水分	単糖当量	でん粉	ぶどう糖	果糖	ガラクトース	しょ糖	麦芽糖	乳糖	トレハロース	計	ソルビトール	マンニトール	
		成分識別子	WATER	CHOAVLM	STARCH	GLUS	FRUS	GALS	SUCS	MALS	LACS	TRES	CHOAVL	SORTL	MANTL	
		単位	(..g..)													
15001	2038	＜和生菓子・和半生菓子類＞ 甘納豆 あずき	26.2	(69.6)	(6.5)	(0.4)	(0.4)	(0)	(58.6)	(0)	(0)	(0)	(66.0)	-	-	原材料配合割合から推計
15002	2039	＜和生菓子・和半生菓子類＞ 甘納豆 いんげんまめ	25.2	(69.8)	(5.9)	(0.4)	(0.3)	(0)	(59.7)	(0)	(0)	-	(66.3)	-	-	原材料配合割合から推計
15003	2040	＜和生菓子・和半生菓子類＞ 甘納豆 えんどう	23.1	(72.4)	(6.8)	(0.4)	(0.4)	(0)	(61.2)	(0)	(0)	-	(68.7)	-	-	原材料配合割合から推計
15005	2041	＜和生菓子・和半生菓子類＞ 今川焼 こしあん入り	45.5	(50.6)	(21.4)	(0.2)	(0.2)	(0)	(24.3)	(0.5)	(0)	(0)	(47.2)	-	-	別名：大判焼、小判焼、回転焼、二重焼、太鼓まんじゅう、ともえ焼、たい焼を含む 小豆こしあん入り 部分割合：皮2、あん1 原材料配合割合から推計 80％エタノールに可溶性のマルトデキストリン：(0.6)g
15006	2044	＜和生菓子・和半生菓子類＞ ういろう 白	54.5	(46.8)	(16.7)	(0.2)	(0.2)	(0)	(26.7)	(0)	(0)	(0)	(43.8)	(0)	(0)	別名：外郎餅 試料：白ういろう 原材料配合割合から推計
15007	2046	＜和生菓子・和半生菓子類＞ うぐいすもち こしあん入り	40.0	(58.1)	(18.3)	(0.3)	(0.2)	(0)	(32.8)	(1.3)	(0)	(0)	(54.4)	(0)	(0)	小豆こしあん入り 部分割合：もち10、あん8、きな粉0.05 原材料配合割合から推計 80％エタノールに可溶性のマルトデキストリン：(1.4)g
15008	2048	＜和生菓子・和半生菓子類＞ かしわもち こしあん入り	48.5	(48.9)	(28.4)	(0.2)	(0.1)	(0)	(15.3)	(0.6)	(0)	(0)	(45.2)	(0)	(0)	小豆こしあん入り 部分割合：皮3、あん2 葉を除いたもの 原材料配合割合から推計 80％エタノールに可溶性のマルトデキストリン：(0.7)g
15009	2050	＜和生菓子・和半生菓子類＞ カステラ	25.6	(65.7)	(14.6)	(0.6)	(0.3)	(0)	(38.9)	(3.5)	(0)	(0)	(61.8)	(0)	(0)	試料：長崎カステラ 原材料配合割合から推計 80％エタノールに可溶性のマルトデキストリン：(3.9)g
15010	2051	＜和生菓子・和半生菓子類＞ かのこ	34.0	(62.4)	(8.4)	(0.4)	(0.3)	(0)	(48.4)	(0.7)	(0)	(0)	(59.0)	(0)	(0)	原材料配合割合から推計 80％エタノールに可溶性のマルトデキストリン：(0.7)g
15011	2052	＜和生菓子・和半生菓子類＞ かるかん	42.5	(57.7)	(19.7)	(0.3)	(0.3)	(0)	(33.7)	(0)	(0)	(0)	(54.1)	(0)	(0)	原材料配合割合から推計
15012	2053	＜和生菓子・和半生菓子類＞ きび団子	24.4	(77.5)	(19.2)	(0.5)	(0.4)	(0)	(48.8)	(1.9)	(0)	(0)	(72.9)	(0)	(0)	原材料配合割合から推計 80％エタノールに可溶性のマルトデキストリン：(2.1)g
15013	2054	＜和生菓子・和半生菓子類＞ ぎゅうひ	36.0	(65.6)	(16.2)	(0.4)	(0.3)	(0)	(41.4)	(1.6)	(0)	(0)	(61.7)	(0)	(0)	原材料配合割合から推計 80％エタノールに可溶性のマルトデキストリン：(1.8)g
15014	2055	＜和生菓子・和半生菓子類＞ きりざんしょ	38.0	(62.6)	(25.3)	(0.2)	(0.2)	(0)	(32.7)	(0)	(0)	(0)	(58.5)	(0)	(0)	原材料配合割合から推計
15015	2056	＜和生菓子・和半生菓子類＞ きんぎょく糖	28.0	(74.8)	(0.1)	(0.6)	(0.5)	(0)	(66.2)	(1.8)	(0)	(0)	(71.2)	(0)	(0)	原材料配合割合から推計 80％エタノールに可溶性のマルトデキストリン：(2.0)g
15016	2057	＜和生菓子・和半生菓子類＞ きんつば	34.0	(59.8)	(18.3)	(0.1)	(0.1)	(0)	(37.6)	(0)	(0)	(0)	(56.1)	(0)	(0)	小豆つぶしあん入り 部分割合：皮1、あん9 原材料配合割合から推計
15017	2058	＜和生菓子・和半生菓子類＞ 草もち こしあん入り	43.0	(54.3)	(27.3)	(0.2)	(0.2)	(0)	(21.4)	(0.6)	(0)	(0)	(50.4)	(0)	(0)	小豆こしあん入り 部分割合：皮6、あん4 原材料配合割合から推計 80％エタノールに可溶性のマルトデキストリン：(0.7)g

食品番号	索引番号	食品名	水分 WATER	単糖当量 CHOAVLM	でん粉 STARCH	ぶどう糖 GLUS	果糖 FRUS	ガラクトース GALS	しょ糖 SUCS	麦芽糖 MALS	乳糖 LACS	トレハロース TRES	計 CHOAVL	ソルビトール SORTL	マンニトール MANTL	備考
														単位 (..........g..........)		
15018	2060	<和生菓子・和半生菓子類> くし団子 あん こしあん入り	50.0	(47.8)	(32.8)	(0.1)	(0.1)	(0)	(10.1)	(0.4)	(0)	(0)	(43.9)	(0)	(0)	小豆こしあん入り 部分割合：団子8、あん3 くしを除いたもの 原材料配合割合から推計 80％エタノールに可溶性のマルトデキストリン：(0.4)g
15019	2062	<和生菓子・和半生菓子類> くし団子 みたらし	50.5	(47.4)	(35.6)	(0.1)	(0.1)	(Tr)	(7.7)	(0)	(0)	(0)	(43.5)	(0)	(0)	別名：しょうゆ団子 部分割合：団子9、たれ2 くしを除いたもの 原材料配合割合から推計
15121	2063	<和生菓子・和半生菓子類> くずもち 関西風 くずでん粉製品	77.4	(24.7)	(22.5)	-	-	-	-	-	-	-	(22.5)	-	-	炭水化物の全てがでん粉と仮定して推計
15122	2064	<和生菓子・和半生菓子類> くずもち 関東風 小麦でん粉製品	77.4	(24.6)	(22.4)	-	-	-	-	-	-	-	(22.4)	-	-	炭水化物の全てがでん粉と仮定して推計
15020	2065	<和生菓子・和半生菓子類> げっぺい	20.9	(67.1)	(26.7)	(0.3)	(0.2)	(0)	(32.5)	(1.4)	(0)	(0)	(62.6)	(0)	(0)	あん（小豆あん、くるみ、水あめ、ごま等）入り 部分割合：皮5、あん4 原材料配合割合から推計 80％エタノールに可溶性のマルトデキストリン：(1.5)g
15123	2066	<和生菓子・和半生菓子類> 五平もち	54.7	(38.3)	(28.6)	(0.2)	(Tr)	(0)	(6.4)	(0)	(0)	(0)	(35.2)	(0)	(0)	みそだれ付き
15022	2067	<和生菓子・和半生菓子類> 桜もち 関西風 こしあん入り	50.0	(47.9)	(18.9)	(0.2)	(0.2)	(0)	(24.2)	(0.6)	(0)	(0)	(44.7)	(0)	(0)	別名：道明寺 小豆こしあん入り 部分割合：道明寺種皮3、あん2 廃棄部位：桜葉 原材料配合割合から推計 80％エタノールに可溶性のマルトデキストリン：(0.7)g
15021	2069	<和生菓子・和半生菓子類> 桜もち 関東風 こしあん入り	40.5	(56.3)	(20.1)	(0.3)	(0.2)	(0)	(30.3)	(0.9)	(0)	(0)	(52.6)	(0)	(0)	小豆こしあん入り 部分割合：小麦粉皮4、あん5 廃棄部位：桜葉 原材料配合割合から推計 80％エタノールに可溶性のマルトデキストリン：(0.9)g
15124	2071	<和生菓子・和半生菓子類> 笹だんご こしあん入り	40.5	(54.8)	(29.8)	(0.2)	(0.1)	(0)	(20.7)	(0)	(0)	(0)	(50.8)	(0)	(0)	小豆こしあん入り 原材料配合割合から推計
15023	2075	<和生菓子・和半生菓子類> 大福もち こしあん入り	41.5	(53.4)	(32.0)	(0.2)	(0.1)	(0)	(15.8)	(0.6)	(0)	(0)	(49.3)	(0)	(0)	小豆こしあん入り 部分割合：もち皮10、あん7 原材料配合割合から推計 80％エタノールに可溶性のマルトデキストリン：(0.7)g
15024	2077	<和生菓子・和半生菓子類> タルト（和菓子）	30.0	(63.9)	(13.5)	(0.5)	(0.3)	(0)	(39.6)	(2.9)	(0)	(0)	(60.1)	(0)	(0)	あん入りロールカステラ 柚子風味小豆こしあん入り 部分割合：皮2、あん1 原材料配合割合から推計 80％エタノールに可溶性のマルトデキストリン：(3.2)g
15025	2078	<和生菓子・和半生菓子類> ちまき	62.0	(38.5)	(15.5)	(0.2)	(0.1)	(0)	(20.1)	(0)	(0)	(0)	(35.9)	(0)	(0)	上新粉製品 原材料配合割合から推計
15026	2079	<和生菓子・和半生菓子類> ちゃつう	22.5	(67.7)	(13.8)	(0.6)	(0.3)	(0)	(39.9)	(4.3)	(0)	(0)	(63.6)	(0)	(0)	小豆こしあん入り 部分割合：皮1、あん9 原材料配合割合から推計 80％エタノールに可溶性のマルトデキストリン：(4.7)g

15 菓子類

食品番号	索引番号	食品名	水分 WATER	単糖当量 CHOAVLM	でん粉 STARCH	ぶどう糖 GLUS	果糖 FRUS	ガラクトース GALS	しょ糖 SUCS	麦芽糖 MALS	乳糖 LACS	トレハロース TRES	計 CHOAVL	ソルビトール SORTL	マンニトール MANTL	備考
								利用可能炭水化物						糖アルコール		
		成分識別子														
		単位		(..g..)												
15027	2081	<和生菓子・和半生菓子類> どら焼 つぶしあん入り	31.5	(63.7)	(15.4)	(0.3)	(0.3)	(0)	(43.9)	(Tr)	(0)	(0)	(59.9)	(0)	(0)	小豆つぶしあん入り 部分割合: 皮 5、あん 4 原材料配合割合から推計
15004	2083	<和生菓子・和半生菓子類> 生八つ橋 あん入り こしあん・つぶしあん混合	30.5	(68.2)	(17.8)	(0.3)	(0.3)	(0)	(44.8)	(0.4)	(0)	(0)	(64.1)	(0)	(0)	あん（小豆こしあん、小豆つぶしあん）入り 部分割合: 皮 4、あん 6 原材料配合割合から推計 80 ％エタノールに可溶性のマルトデキストリン: (0.5)g
15028	2085	<和生菓子・和半生菓子類> ねりきり	34.0	(61.9)	(14.1)	(0.4)	(0.3)	(0)	(40.1)	(1.6)	(0)	(0)	(58.2)	(0)	(0)	原材料配合割合から推計 80 ％エタノールに可溶性のマルトデキストリン: (1.6)g
15029	2086	<和生菓子・和半生菓子類> まんじゅう カステラまんじゅう こしあん入り	27.9	(65.9)	(23.7)	(0.3)	(0.3)	(0)	(35.3)	(1.0)	(0)	(0)	(61.6)	(0)	(0)	小豆こしあん入り 部分割合: 皮 5、あん 7 原材料配合割合から推計 80 ％エタノールに可溶性のマルトデキストリン: (1.0)g
15030	2090	<和生菓子・和半生菓子類> まんじゅう くずまんじゅう こしあん入り	45.0	(53.5)	(13.0)	(0.3)	(0.3)	(0)	(34.9)	(0.9)	(0)	(0)	(50.3)	(0)	(0)	別名: くずざくら 小豆こしあん入り 部分割合: 皮 2、あん 3 原材料配合割合から推計 80 ％エタノールに可溶性のマルトデキストリン: (0.9)g
15032	2094	<和生菓子・和半生菓子類> まんじゅう とうまんじゅう こしあん入り	28.0	(65.7)	(18.0)	(1.0)	(0.9)	(0)	(40.0)	(1.0)	(0)	(0)	(61.8)	(0)	(0)	小豆こしあん入り 部分割合: 皮 4、あん 5 原材料配合割合から推計 80 ％エタノールに可溶性のマルトデキストリン: (0.9)g
15033	2096	<和生菓子・和半生菓子類> まんじゅう 蒸しまんじゅう こしあん入り	35.0	(61.4)	(20.4)	(0.3)	(0.3)	(0)	(34.4)	(1.0)	(0)	(0)	(57.5)	(0)	(0)	薬まんじゅう等 小豆こしあん入り 部分割合: 皮 1、あん 2 原材料配合割合から推計 80 ％エタノールに可溶性のマルトデキストリン: (1.1)g
15036	2101	<和生菓子・和半生菓子類> もなか こしあん入り	29.0	(67.3)	(17.1)	(0.4)	(0.3)	(0)	(43.0)	(1.2)	(0)	(0)	(63.2)	(0)	(0)	小豆こしあん入り 部分割合: 皮 1、あん 9 原材料配合割合から推計 80 ％エタノールに可溶性のマルトデキストリン: (1.3)g
15037	2103	<和生菓子・和半生菓子類> ゆべし	22.0	(74.1)	(16.9)	(0.1)	(0)	(Tr)	(52.8)	(0)	(0)	(0)	(69.8)	(0)	(0)	試料: くるみ入り 原材料配合割合から推計
15038	2104	<和生菓子・和半生菓子類> ようかん 練りようかん	26.0	(71.9)	(8.8)	(0.5)	(0.4)	(0)	(55.6)	(1.3)	(0)	(0)	(68.0)	(0)	(0)	原材料配合割合から推計 80 ％エタノールに可溶性のマルトデキストリン: (1.4)g
15039	2105	<和生菓子・和半生菓子類> ようかん 水ようかん	57.0	(40.9)	(6.3)	(0.3)	(0.2)	(0)	(29.8)	(1.0)	(0)	(0)	(38.7)	(0)	(0)	原材料配合割合から推計 80 ％エタノールに可溶性のマルトデキストリン: (1.1)g
15040	2106	<和生菓子・和半生菓子類> ようかん 蒸しようかん	39.5	(57.3)	(14.0)	(0.3)	(0.3)	(0)	(37.0)	(1.1)	(0)	(0)	(53.8)	(0)	(0)	原材料配合割合から推計 80 ％エタノールに可溶性のマルトデキストリン: (1.2)g
15041	2107	<和干菓子類> あめ玉	2.5	(102.7)	(0.3)	(1.0)	(0.6)	(0)	(82.1)	(6.5)	(0)	(0)	(97.5)	-	-	原材料配合割合から推計 80 ％エタノールに可溶性のマルトデキストリン: (7.1)g
15042	2108	<和干菓子類> 芋かりんとう	5.5	(73.9)	(20.0)	(0.8)	(0.7)	(0)	(37.4)	(10.5)	(0)	(0)	(69.5)	(0)	(0)	別名: 芋けんぴ 原材料配合割合から推計

15 菓子類

食品番号	索引番号	食品名	水分	単糖当量	でん粉	ぶどう糖	果糖	ガラクトース	しょ糖	麦芽糖	乳糖	トレハロース	計	ソルビトール	マンニトール	備考
								利用可能炭水化物							糖アルコール		
		成分識別子	WATER	CHOAVLM	STARCH	GLUS	FRUS	GALS	SUCS	MALS	LACS	TRES	CHOAVL	SORTL	MANTL	
		単位		(					g						)	
15043	2109	<和干菓子類> おこし	5.0	(95.2)	(41.1)	(0.5)	(0.3)	(0)	(38.6)	(3.8)	(0)	(0)	(88.5)	(0)	(0)	米おこし、あわおこしを含む 原材料配合割合から推計 80％エタノールに可溶性のマルトデキストリン: (4.2)g
15044	2110	<和干菓子類> おのろけ豆	3.0	(71.6)	(60.0)	(0.1)	(Tr)	(0)	(5.3)	(0)	(0)	(0)	(65.3)	(0)	(0)	らっかせい製品 原材料配合割合から推計
15047	2113	<和干菓子類> ごかぼう	10.0	(70.5)	(20.5)	(0.8)	(0.2)	(0)	(24.9)	(9.2)	(0)	(0)	(65.7)	(0)	(0)	原材料配合割合から推計 80％エタノールに可溶性のマルトデキストリン: (10.1)g
15048	2114	<和干菓子類> 小麦粉せんべい 磯部せんべい	4.2	(94.1)	(37.1)	(0.4)	(0.4)	(0)	(50.1)	(Tr)	(0)	(0)	(87.9)	(0)	(0)	原材料配合割合から推計
15049	2115	<和干菓子類> 小麦粉せんべい かわらせんべい	4.3	(89.6)	(35.3)	(0.4)	(0.4)	(0)	(47.7)	(Tr)	(0)	(0)	(83.7)	(0)	(0)	原材料配合割合から推計
15050	2116	<和干菓子類> 小麦粉せんべい 巻きせんべい	3.5	(95.1)	(29.3)	(0.3)	(0.3)	(0)	(59.3)	(Tr)	(0)	(0)	(89.2)	(0)	(0)	別名: 有平巻き 原材料配合割合から推計
15051	2117	<和干菓子類> 小麦粉せんべい 南部せんべい ごま入り	3.3	(73.3)	(66.2)	(Tr)	(Tr)	(0)	(0.4)	(0.1)	(0)	(0)	(66.7)	(0)	(0)	原材料配合割合から推計
15052	2118	<和干菓子類> 小麦粉せんべい 南部せんべい 落花生入り	3.3	(76.6)	(64.2)	(Tr)	(0.1)	(0)	(5.5)	(0.1)	(0)	(0)	(69.9)	(0)	(0)	原材料配合割合から推計
15057	2122	<和干菓子類> 米菓 揚げせんべい	4.0	(75.9)	(68.8)	(Tr)	(0)	(0)	(0.1)	(0)	(0)	(0)	(69.0)	(0)	(0)	原材料配合割合から推計
15058	2123	<和干菓子類> 米菓 甘辛せんべい	4.5	(91.0)	(74.0)	(0.2)	(0.1)	(Tr)	(8.9)	(0)	(0)	(0)	(83.1)	(0)	(0)	別名: ざらめせんべい 原材料配合割合から推計
15059	2124	<和干菓子類> 米菓 あられ	4.4	(82.9)	(75.2)	(0.1)	(0)	(Tr)	(Tr)	(0)	(0)	(0)	(75.4)	(0)	(0)	原材料配合割合から推計
15060	2125	<和干菓子類> 米菓 しょうゆせんべい	5.9	(88.4)	(80.1)	(0.1)	(0)	(Tr)	(0.1)	(0)	(0)	(0)	(80.4)	(0)	(0)	原材料配合割合から推計
15061	2126	<和干菓子類> ボーロ 小粒	4.5	(97.3)	(40.9)	(0.4)	(0.4)	(0)	(49.1)	(0)	(0)	(0)	(90.7)	-	(0)	別名: たまごボーロ、乳ボーロ、栄養ボーロ、衛生ボーロ 原材料配合割合から推計
15062	2127	<和干菓子類> ボーロ そばボーロ	2.0	(90.4)	(37.4)	(1.4)	(1.5)	(0)	(40.6)	(1.7)	(0)	(0)	(84.4)	(0)	(0)	原材料配合割合から推計 80％エタノールに可溶性のマルトデキストリン: (1.7)g
15063	2128	<和干菓子類> 松風	5.3	(94.7)	(35.3)	(0.5)	(0.4)	(0)	(47.6)	(2.3)	(0)	(0)	(88.4)	(0)	(0)	原材料配合割合から推計 80％エタノールに可溶性のマルトデキストリン: (2.5)g
15064	2129	<和干菓子類> みしま豆	1.6	(72.0)	(0.2)	(0.5)	(0.5)	(0)	(67.4)	(0)	(0)	(0)	(68.6)	(0)	(0)	糖衣のいり大豆 原材料配合割合から推計
15065	2130	<和干菓子類> 八つ橋	1.8	(99.7)	(40.9)	(0.4)	(0.4)	(0)	(51.4)	(0)	(0)	(0)	(93.0)	(0)	(0)	原材料配合割合から推計
15066	2131	<和干菓子類> らくがん らくがん	3.0	(99.6)	(31.7)	(0.5)	(0.4)	(0)	(59.3)	(0.7)	(0)	(0)	(93.4)	(0)	(0)	みじん粉製品 原材料配合割合から推計 80％エタノールに可溶性のマルトデキストリン: (0.8)g
15067	2132	<和干菓子類> らくがん 麦らくがん	2.4	(94.6)	(29.6)	(0.5)	(0.4)	(0)	(56.8)	(0.7)	(0)	(0)	(88.7)	(0)	(0)	麦こがし製品 原材料配合割合から推計 80％エタノールに可溶性のマルトデキストリン: (0.7)g
15068	2133	<和干菓子類> らくがん もろこしらくがん	2.5	(89.5)	(17.2)	(0.5)	(0.5)	(0)	(64.6)	(0.8)	(0)	(0)	(84.4)	(0)	(0)	さらしあん製品 原材料配合割合から推計 80％エタノールに可溶性のマルトデキストリン: (0.8)g

15 菓子類

食品番号	索引番号	食品名	水分	単糖当量	でん粉	ぶどう糖	果糖	ガラクトース	しょ糖	麦芽糖	乳糖	トレハロース	計	ソルビトール	マンニトール	備考
							可食部100g当たり									
				利用可能炭水化物										糖アルコール		
		成分識別子	WATER	CHOAVLM	STARCH	GLUS	FRUS	GALS	SUCS	MALS	LACS	TRES	CHOAVL	SORTL	MANTL	
		単位	(					g							)	
15069	2135	<菓子パン類> あんパン こしあん入り	35.5	(51.6)	(27.4)	(1.1)	(1.6)	(0)	(15.4)	(1.4)	(0.2)	(0.1)	(48.0)	(Tr)	(0)	小豆こしあん入り 部分割合：パン 10、あん 7 原材料配合割合から推計 80 %エタノールに可溶性のマルトデキストリン：(0.7)g
15126	2137	<菓子パン類> あんパン 薄皮タイプ こしあん入り	37.4	(53.6)	(17.8)	(0.5)	(0.7)	(0)	(31.0)	(0.3)	(0.1)	(Tr)	(50.3)	(0)	(0)	ミニあんパン 小豆つぶしあん入り 部分割合：パン 22、あん 78 原材料配合割合から推計
15127	2139	<菓子パン類> カレーパン 皮及び具	41.3	32.0	23.1	1.4	1.6	0	2.2	1.1	0.3	-	29.5	0		製品全体 部分割合：パン 69、具 31
15128	2140	<菓子パン類> カレーパン 皮のみ	30.8	38.5	30.0	1.2	1.5	0	1.4	0.9	0.3	0	35.3	0		-
15129	2141	<菓子パン類> カレーパン 具のみ	64.5	17.7	7.7	1.7	1.6	0	3.9	1.5	0.2	-	16.7	0		-
15070	2142	<菓子パン類> クリームパン	35.5	(45.7)	(29.5)	(1.3)	(1.9)	(0)	(7.1)	(0.9)	(1.5)	(0.1)	(42.3)	(Tr)	(0)	部分割合：パン 5、カスタードクリーム 3 原材料配合割合から推計
15130	2143	<菓子パン類> クリームパン 薄皮タイプ	52.2	(33.4)	(15.4)	(0.6)	(0.8)	(0)	(11.8)	(0.4)	(2.1)	(0.1)	(31.1)	(Tr)	(0)	ミニクリームパン 部分割合：パン 31、カスタードクリーム 69 原材料配合割合から推計
15071	2144	<菓子パン類> ジャムパン	32.0	(56.2)	(24.7)	(1.5)	(2.1)	(0)	(22.9)	(0.8)	(0.3)	(0.1)	(52.5)	(Tr)	(0)	部分割合：パン 5、いちごジャム 3 原材料配合割合から推計
15072	2145	<菓子パン類> チョココロネ	33.5	(44.3)	(30.4)	(1.0)	(1.5)	(0)	(4.9)	(0.7)	(2.3)	(0.1)	(40.9)	(Tr)	(0)	部分割合：パン 5、チョコクリーム 4 原材料配合割合から推計
15131	2146	<菓子パン類> チョコパン 薄皮タイプ	35.0	(41.4)	(25.6)	(0.5)	(0.8)	(0)	(7.5)	(0.4)	(3.3)	(0.1)	(38.2)	(Tr)	(0)	ミニチョコパン 部分割合：パン 31、チョコクリーム 69 原材料配合割合から推計
15132	2147	<菓子パン類> メロンパン	20.9	60.6	35.5	1.5	2.0	0	16.3	0.7	0.2	-	56.2	0.2		-
15073	2149	<ケーキ・ペストリー類> シュークリーム	56.3	(25.3)	(6.8)	(Tr)	(0)	(0)	(14.5)	(0)	(2.4)	(0)	(23.8)	(0)	(0)	エクレアを含む 部分割合：皮 1、カスタードクリーム 5 原材料配合割合から推計
15074	2150	<ケーキ・ペストリー類> スポンジケーキ	32.0	(52.8)	(20.7)	(0.3)	(0.2)	(0)	(28.0)	(Tr)	(Tr)	(0)	(49.3)	(0)	(0)	原材料配合割合から推計
15075	2151	<ケーキ・ペストリー類> ショートケーキ 果実なし	35.0	(44.6)	(16.2)	(0.3)	(0.2)	(0)	(24.4)	(Tr)	(0.6)	(0)	(41.7)	(0)	(0)	デコレーションケーキを含む（果実などの具材は含まない。） スポンジとクリーム部分のみ 部分割合：スポンジケーキ 3、ホイップクリーム 1 原材料配合割合から推計
15133	2153	<ケーキ・ペストリー類> タルト （洋菓子）	50.3	(30.9)	(13.6)	(0.6)	(0.7)	(0)	(13.2)	(Tr)	(0.7)	(0)	(28.9)	(0)	(0)	原材料配合割合から推計
15134	2154	<ケーキ・ペストリー類> チーズケーキ ベイクドチーズケーキ	46.1	(24.4)	(5.0)	(0.2)	(0.1)	(0)	(16.3)	(0)	(1.3)	(0)	(23.0)	(0)	(0)	原材料配合割合から推計
15135	2155	<ケーキ・ペストリー類> チーズケーキ レアチーズケーキ	43.1	(21.9)	(7.0)	(0.2)	(0.1)	(0.1)	(11.2)	(Tr)	(1.9)	(0)	(20.5)	(0)	(0)	原材料配合割合から推計

15 菓子類

食品番号	索引番号	食品名	水分	利用可能炭水化物 単糖当量	でん粉	ぶどう糖	果糖	ガラクトース	しょ糖	麦芽糖	乳糖	トレハロース	計	糖アルコール ソルビトール	マンニトール	備考
成分識別子			WATER	CHOAVLM	STARCH	GLUS	FRUS	GALS	SUCS	MALS	LACS	TRES	CHOAVL	SORTL	MANTL	
単位			(........g........)													
15078	2168	<ケーキ・ペストリー類> ドーナッツ ケーキドーナッツ プレーン	20.0	(63.4)	(34.5)	(0.2)	(0.2)	(0)	(23.4)	(Tr)	(0.4)	(0)	(58.7)	(0)	(0)	原材料配合割合から推計
15079	2172	<ケーキ・ペストリー類> パイ パイ皮	32.0	(38.0)	(34.4)	(0)	(Tr)	(0)	(0.1)	(0.1)	(0)	(0)	(34.5)	(0)	(0)	原材料配合割合から推計
15080	2173	<ケーキ・ペストリー類> パイ アップルパイ	45.0	(39.5)	(17.8)	(0.4)	(1.4)	(0)	(17.3)	(Tr)	(0)	(0)	(36.9)	(0.1)	(0)	部分割合：パイ皮1、甘煮りんご1 / 原材料配合割合から推計
15081	2174	<ケーキ・ペストリー類> パイ ミートパイ	36.2	(31.8)	(27.5)	(0.5)	(0.5)	(0)	(0.4)	(0.1)	(0)	(0)	(29.0)	(0)	(0)	原材料配合割合から推計
15082	2175	<ケーキ・ペストリー類> バターケーキ	20.0	(50.8)	(19.9)	(0.3)	(0.2)	(0)	(26.9)	(Tr)	(0.1)	(0)	(47.4)	(0)	(0)	パウンドケーキ、マドレーヌを含む / 原材料配合割合から推計
15083	2176	<ケーキ・ペストリー類> ホットケーキ	40.0	(47.4)	(31.6)	(2.1)	(0.1)	(0)	(7.5)	(0.1)	(2.4)	(0)	(43.8)	(0)	(0)	原材料配合割合から推計
15084	2177	<ケーキ・ペストリー類> ワッフル カスタードクリーム入り	45.9	(40.0)	(21.9)	(0.1)	(Tr)	(0)	(12.4)	(Tr)	(2.6)	(0)	(37.0)	(0)	(0)	部分割合：皮1、カスタードクリーム1 / 原材料配合割合から推計
15085	2178	<ケーキ・ペストリー類> ワッフル ジャム入り	33.0	(59.6)	(19.4)	(0.6)	(0.6)	(0)	(34.1)	(Tr)	(1.2)	(0)	(55.9)	(0)	(0)	部分割合：皮1、いちごジャム1 / 原材料配合割合から推計
15086	2179	<デザート菓子類> カスタードプリン	74.1	(14.5)	(0)	(0.2)	(0.1)	(0)	(10.9)	(0)	(2.7)	(0)	(13.8)	(0)	(0)	別名：プリン、カスタードプディング / プリン部分のみ / 原材料配合割合から推計
15136	2180	<デザート菓子類> 牛乳寒天	85.2	(12.1)	(0)	(0.1)	(0.1)	(0)	(9.9)	(0)	(1.5)	(0)	(11.6)	(0)	(0)	杏仁豆腐を含む / 原材料配合割合から推計
15142	2181	<デザート菓子類> こんにゃくゼリー	83.2	11.6	0.2	4.3	4.7	-	2.2	0.1	0	-	11.5	Tr	-	
15087	2182	<デザート菓子類> ゼリー オレンジ	77.6	(18.4)	(0)	(2.6)	(2.8)	(0)	(12.4)	(0)	(0)	(0)	(17.8)	(0)	(0)	別名：オレンジゼリー / ゼラチンゼリー / ゼリー部分のみ / 原材料配合割合から推計
15089	2184	<デザート菓子類> ゼリー ミルク	76.8	(14.8)	(0)	(0.1)	(0.1)	(0)	(9.6)	(0)	(4.4)	(0)	(14.1)	(0)	(0)	別名：ミルクゼリー / ゼラチンゼリー / ゼリー部分のみ / 原材料配合割合から推計
15090	2185	<デザート菓子類> ゼリー ワイン	84.1	(13.7)	(0)	(Tr)	(Tr)	(0)	(13.0)	(0)	(0)	(0)	(13.1)	-	-	別名：ワインゼリー / ゼラチンゼリー / ゼリー部分のみ / 原材料配合割合から推計
15091	2186	<デザート菓子類> ババロア	60.9	(20.8)	(Tr)	(Tr)	(0)	(0)	(17.4)	(0)	(2.4)	(0)	(19.9)	(0)	(0)	ババロア部分のみ / 原材料配合割合から推計
15092	2187	<ビスケット類> ウエハース	2.1	(80.1)	(37.3)	(0.3)	(0.3)	(0)	(35.4)	(Tr)	(1.2)	(0)	(74.5)	(0)	(0)	原材料配合割合から推計
15141	2188	<ビスケット類> ウエハース クリーム入り	2.7	-	-	-	-	-	-	-	-	-	-	-	-	原材料配合割合から推計
15095	2191	<ビスケット類> サブレ	3.1	(77.2)	(38.2)	(0.3)	(0.3)	(0)	(32.9)	(Tr)	(0)	(0)	(71.7)	(0)	(0)	原材料配合割合から推計
15054	2192	<ビスケット類> 中華風クッキー	3.0	(65.2)	(31.0)	(0.2)	(0.2)	(0)	(29.2)	(Tr)	(0)	(0)	(60.7)	(0)	(0)	ラードを用いたもの / 原材料配合割合から推計
15097	2193	<ビスケット類> ビスケット ハードビスケット	2.6	78.0	51.1	0.4	0.4	Tr	19.4	0.1	0.4	-	71.9			

15 菓子類

食品番号	索引番号	食品名	水分 WATER	単糖当量 CHOAVLM	でん粉 STARCH	ぶどう糖 GLUS	果糖 FRUS	ガラクトース GALS	しょ糖 SUCS	麦芽糖 MALS	乳糖 LACS	トレハロース TRES	計 CHOAVL	ソルビトール SORTL	マンニトール MANTL	備考
				利用可能炭水化物										糖アルコール		
				可食部100g当たり												
				単位 (...g...)												
15098	2194	<ビスケット類> ビスケット ソフトビスケット	3.2	(72.6)	(45.4)	(0.2)	(0.2)	(0)	(20.6)	(0.1)	(0.6)	(0)	(67.0)	(0)	(0)	クッキーを含む 原材料配合割合から推計
15096	2196	<ビスケット類> リーフパイ	2.5	(59.1)	(50.2)	(Tr)	(Tr)	(0)	(3.6)	(0.1)	(0)	(0)	(53.9)	(0)	(0)	パルミエを含む 別名：パフ 原材料配合割合から推計
15100	2197	<ビスケット類> ロシアケーキ	4.0	(67.8)	(26.1)	(0.2)	(0.1)	(0)	(36.6)	(Tr)	(0.2)	(0)	(63.3)	(0)	(0)	部分割合：ビスケット4、マカロン2、クリーム1 原材料配合割合から推計
15109	2202	<キャンデー類> かわり玉	0.5	(104.4)	(0)	(0.7)	(0.7)	(0)	(98.1)	(0)	(0)	(0)	(99.5)		-	別名：チャイナマーブル 原材料配合割合から推計
15107	2204	<キャンデー類> ゼリーキャンデー	16.0	(88.7)	(1.2)	(1.9)	(0.2)	(0)	(23.0)	(27.1)	(0)	(0)	(83.1)	(0)	(0)	寒天ゼリー 原材料配合割合から推計 80％エタノールに可溶性のマルトデキストリン：(29.8)g
15108	2205	<キャンデー類> ゼリービーンズ	9.5	(95.0)	(10.7)	(1.1)	(0.4)	(0)	(54.8)	(10.7)	(0)	(0)	(89.5)	(0)	(0)	部分割合：糖衣5、ゼリー6 原材料配合割合から推計 80％エタノールに可溶性のマルトデキストリン：(11.8)g
15110	2206	<キャンデー類> ドロップ	2.0	(103.8)	(0.8)	(1.6)	(0.4)	(0)	(56.8)	(18.3)	(0)	(0)	(98.0)		-	原材料配合割合から推計 80％エタノールに可溶性のマルトデキストリン：(20.1)g
15111	2207	<キャンデー類> バタースコッチ	2.0	(95.9)	(0.3)	(0.9)	(0.6)	(0)	(76.6)	(6.0)	(Tr)	(0)	(91.1)		-	原材料配合割合から推計 80％エタノールに可溶性のマルトデキストリン：(6.6)g
15112	2208	<キャンデー類> ブリットル	1.5	(55.5)	(2.5)	(0.6)	(0.2)	(0)	(35.5)	(6.4)	(0)	(0)	(52.5)	(0)	-	いり落花生入り 原材料配合割合から推計 80％エタノールに可溶性のマルトデキストリン：(7.1)g
15113	2209	<キャンデー類> マシュマロ	18.5	(84.1)	(0.7)	(1.3)	(0.4)	(0)	(44.0)	(15.7)	(0)	(0)	(79.3)		-	原材料配合割合から推計 80％エタノールに可溶性のマルトデキストリン：(17.3)g
15137	2211	<チョコレート類> アーモンドチョコレート	2.0	(40.1)	(0.9)	(0)	(Tr)	(0)	(29.7)	(0)	(7.5)	(0)	(38.2)	(0)	(0)	部分割合：チョコレート27、アーモンド15 原材料配合割合から推計
15114	2212	<チョコレート類> カバーリングチョコレート	2.0	(66.4)	(21.1)	(0.2)	(0.2)	(Tr)	(33.5)	(Tr)	(7.1)	(0)	(62.2)	(0)	-	別名：エンローバーチョコレート ビスケット等をチョコレートで被覆したもの 部分割合：チョコレート3、ビスケット2 原材料配合割合から推計
15115	2213	<チョコレート類> ホワイトチョコレート	0.8	(58.2)	-	-	-	(0)	(45.2)	-	(10.2)	-	(55.4)		-	英国成分表から推計
15116	2214	<チョコレート類> ミルクチョコレート	0.5	(59.3)	(1.4)	(0)	(0)	-	(43.3)	(0)	(11.7)	-	(56.5)	(0)		豪州成分表から推計。ガラクトースは英国成分表から推計
15117	2215	<果実菓子類> マロングラッセ	21.0	(79.1)	(9.0)	(0.5)	(0.5)	(0)	(65.1)	(0)	(0)	(0)	(75.0)	(0)	(0)	原材料配合割合から推計
15138	2219	<その他> カスタードクリーム	61.8	(26.1)	(4.7)	(Tr)	(0)	(0)	(17.0)	(0)	(2.9)	(0)	(24.6)	(0)	(0)	業務用 原材料配合割合から推計
15139	2220	<その他> しるこ こしあん	46.1	(50.0)	(11.3)	(0.3)	(0.2)	(0)	(32.6)	(1.3)	(0)	(0)	(47.1)	(0)	(0)	別名：御膳しるこ 具材は含まない 04004こしあんから推計 80％エタノールに可溶性のマルトデキストリン：(1.4)g

15 菓子類

食品番号	索引番号	食品名	水分	単糖当量	でん粉	ぶどう糖	果糖	ガラクトース	しょ糖	麦芽糖	乳糖	トレハロース	計	ソルビトール	マンニトール	備考
								利用可能炭水化物						糖アルコール		
														可食部100g当たり		
		成分識別子	WATER	CHOAVLM	STARCH	GLUS	FRUS	GALS	SUCS	MALS	LACS	TRES	CHOAVL	SORTL	MANTL	
		単位	(..g..)													
15140	2221	<その他> しるこ つぶしあん	54.5	(41.0)	(8.8)	(0.1)	(0.1)	(0)	(29.7)	(0)	(0)	(0)	(38.6)	(0)	(0)	別名：田舎しるこ、ぜんざい 具材は含まない 04006つぶしあんから推計

16 し好飲料類

食品番号	索引番号	食品名	水分	単糖当量	でん粉	ぶどう糖	果糖	ガラクトース	しょ糖	麦芽糖	乳糖	トレハロース	計	ソルビトール	マンニトール	備考
		成分識別子	WATER	CHOAVLM	STARCH	GLUS	FRUS	GALS	SUCS	MALS	LACS	TRES	CHOAVL	SORTL	MANTL	
		単位	(..g..)													
16001	2223	＜アルコール飲料類＞（醸造酒類）清酒 普通酒	82.4	2.5	-	2.5	0	-	0	0	(0)	-	2.5	-	-	別名：日本酒
16002	2224	＜アルコール飲料類＞（醸造酒類）清酒 純米酒	83.7	(2.3)	-	(2.3)	(0)	-	(0)	(0)	(0)	-	(2.3)	-	-	別名：日本酒 16001普通酒から推計
16003	2225	＜アルコール飲料類＞（醸造酒類）清酒 本醸造酒	82.8	(2.6)	-	(2.6)	(0)	-	(0)	(0)	(0)	-	(2.6)	-	-	別名：日本酒 16001普通酒から推計
16004	2226	＜アルコール飲料類＞（醸造酒類）清酒 吟醸酒	83.6	(2.4)	-	(2.4)	(0)	-	(0)	(0)	(0)	-	(2.4)	-	-	別名：日本酒 16001普通酒から推計
16005	2227	＜アルコール飲料類＞（醸造酒類）清酒 純米吟醸酒	83.5	(2.5)	-	(2.5)	(0)	-	(0)	(0)	(0)	-	(2.5)	-	-	別名：日本酒 16001普通酒から推計
16006	2228	＜アルコール飲料類＞（醸造酒類）ビール 淡色	92.8	Tr	(0)	0	Tr	(0)	0	0	(0)	-	Tr	-	-	生ビールを含む でん粉、ガラクトース、乳糖は米国成分表から推計
16009	2231	＜アルコール飲料類＞（醸造酒類）発泡酒	92.0	0		0	0		0	0			0	-	-	
16010	2232	＜アルコール飲料類＞（醸造酒類）ぶどう酒 白	88.6	(2.5)	(0)	(1.0)	(1.2)	-	(0)	-	-	-	(2.2)	-	-	別名：白ワイン 豪州成分表から推計
16011	2233	＜アルコール飲料類＞（醸造酒類）ぶどう酒 赤	88.7	(0.2)	(0)	(0.1)	(0.1)	-	(0)	-	-	-	(0.2)	-	-	別名：赤ワイン 英国成分表から推計
16012	2234	＜アルコール飲料類＞（醸造酒類）ぶどう酒 ロゼ	87.4	(2.5)	(0)	(0.8)	(1.7)	-	(0)	-	-	-	(2.5)	-	-	別名：ロゼワイン 英国成分表から推計
16025	2248	＜アルコール飲料類＞（混成酒類）みりん 本みりん	47.0	26.8	-	24.0	Tr	-	0	2.6			26.6	-	-	
16029	2252	＜アルコール飲料類＞（混成酒類）スイートワイン	75.2	(12.2)	(0)	(5.0)	(7.2)	-	-	-	-	-	(12.2)	-	-	英国成分表から推計
16032	2255	＜アルコール飲料類＞（混成酒類）ベルモット 辛口タイプ	81.7	(3.1)	(0)	(1.1)	(1.2)	(0)	(0.7)	-	-	(0)	(3.0)	-	-	英国成分表から推計
16059	2256	＜アルコール飲料類＞（混成酒類）缶チューハイ レモン風味	91.4	1.8	-	0.6	0.7	-	0.4	0.1	-	-	1.8	-	-	
16035	2259	＜茶類＞（緑茶類）抹茶 茶	5.0	1.6	-	0	Tr	-	1.5	0	(0)	-	1.5	-	-	粉末製品
16045	2269	＜コーヒー・ココア類＞コーヒー 浸出液	98.6	(0)	(0)	(0)	(0)	(0)	(0)	(0)	(0)	(0)	(0)	-	-	浸出法：コーヒー粉末10 g/熱湯150 mL 米国成分表から推計。でん粉は英国成分表から推計
16048	2272	＜コーヒー・ココア類＞ココア ピュアココア	4.0	10.6	9.2	0	0	-	0.4	0	0	-	9.6	-	-	別名：純ココア 粉末製品
16050	2275	＜その他＞甘酒	79.7	(18.3)	(13.4)	(3.4)	(0)	(0)	(0)	(0.1)	-	-	(16.9)	-	-	01116米こうじから推計
16051	2276	＜その他＞昆布茶	1.4	35.1	1.1	0	0	-	32.4	-	(0)	-	33.4	-	2.3	粉末製品
16053	2279	＜その他＞（炭酸飲料類）コーラ	88.5	(12.2)	(Tr)	(3.9)	(3.8)	(0)	(4.3)	(0)	-	(0)	(12.0)	-	-	英国成分表から推計
16054	2280	＜その他＞（炭酸飲料類）サイダー	89.8	(9.0)	-	(3.1)	(5.2)	-	(0.6)	-	-	(0)	(9.0)	-	-	米国成分表から推計

17 調味料及び香辛料類

食品番号	索引番号	食品名	水分	可食部100g当たり										糖アルコール		備考
				利用可能炭水化物												
				単糖当量	でん粉	ぶどう糖	果糖	ガラクトース	しょ糖	麦芽糖	乳糖	トレハロース	計	ソルビトール	マンニトール	
		成分識別子	WATER	CHOAVLM	STARCH	GLUS	FRUS	GALS	SUCS	MALS	LACS	TRES	CHOAVL	SORTL	MANTL	
		単位	(						g						)	
17001	2284	＜調味料類＞　（ウスターソース類）　ウスターソース	61.3	24.1	0.2	10.4	8.5	-	4.6	0.2		-	23.8	0	-	
17002	2285	＜調味料類＞　（ウスターソース類）　中濃ソース	60.9	26.9	1.1	11.0	9.5	-	4.8	0.2		-	26.6	0	-	
17003	2286	＜調味料類＞　（ウスターソース類）　濃厚ソース	60.7	(27.1)	(1.1)	(11.0)	(9.6)	-	(4.8)	(0.2)		-	(26.7)	(0)	-	
17085	2287	＜調味料類＞　（ウスターソース類）　お好み焼きソース	58.1	29.6	1.6	12.5	8.6	-	6.0	0.4		-	29.1	0	-	
17007	2291	＜調味料類＞　（しょうゆ類）こいくちしょうゆ	67.1	1.6	Tr	1.0	Tr	0.4	0.1	Tr	Tr	-	1.6	-	-	
17086	2292	＜調味料類＞　（しょうゆ類）こいくちしょうゆ　減塩	74.4	(1.3)	(Tr)	(0.8)	(Tr)	(0.3)	(0.1)	(0)	(0)	-	(1.3)	-	-	
17008	2293	＜調味料類＞　（しょうゆ類）うすくちしょうゆ	69.7	2.6	0.1	1.3	0.6	0.3	0.3		0	-	2.6	-	-	
17139	2294	＜調味料類＞　（しょうゆ類）うすくちしょうゆ　低塩	70.9	2.5	0.1	1.5	0.4	0.3	0.2		0		2.5	-	-	
17010	2296	＜調味料類＞　（しょうゆ類）さいしこみしょうゆ	60.7	(2.0)	(0.1)	(1.2)	(Tr)	(0.4)	(0.2)	(Tr)	(Tr)	-	(1.9)		-	17007こいくちしょうゆから推計
17011	2297	＜調味料類＞　（しょうゆ類）しろしょうゆ	63.0	(1.8)	(0.1)	(1.2)	(Tr)	(0.4)	(0.2)	(Tr)	(Tr)	-	(1.8)		-	17007こいくちしょうゆから推計
17087	2298	＜調味料類＞　（しょうゆ類）だししょうゆ	83.2	(0.8)	(Tr)	(0.5)	(Tr)	(0.2)	(0.1)	(0)	(0)	(0)	(0.8)	(0)	(0)	こいくちしょうゆ1：かつお昆布だし1 原材料配合割合から推計
17088	2299	＜調味料類＞　（しょうゆ類）照りしょうゆ	55.0	(20.5)	(0)	(18.3)	(Tr)	(0.1)	(Tr)	(2.0)	(0)	(0)	(20.4)	(0)	(0)	本みりん126、こいくちしょうゆ45 原材料配合割合から推計
17091	2309	＜調味料類＞　（食酢類）　果実酢　バルサミコ酢	74.2	(16.4)	-	(8.3)	(8.1)	(0)	(0)	(0)	(0)	(0)	(16.4)	-	-	米国成分表から推計
17018	2311	＜調味料類＞　（食酢類）　果実酢　りんご酢	92.6	(0.5)	-	(0.1)	(0.4)	(0)	(0)	(0)	(0)	(0)	(0.5)	-	-	別名：サイダービネガー 米国成分表から推計
17092	2325	＜調味料類＞　（だし類）　顆粒おでん用	0.9	(21.3)	(Tr)	(0.4)	(0.1)	(0.1)	(19.6)	(0)	(0)	(0)	(20.3)	(0)	(0)	顆粒だし 原材料配合割合から推計
17094	2334	＜調味料類＞　（調味ソース類）甘酢	67.2	(27.9)	(0)	(0.2)	(0.2)	(0)	(26.3)	(0)	(0)	(0)	(26.6)	(0)	(0)	原材料配合割合から推計
17095	2335	＜調味料類＞　（調味ソース類）エビチリの素	85.8	(7.8)	(1.2)	(1.5)	(1.1)	(0)	(3.7)	(0)	(0)	(0)	(7.5)	(0)	(0)	原材料配合割合から推計
17096	2337	＜調味料類＞　（調味ソース類）黄身酢	39.2	(20.3)	(0)	(0.2)	(0.1)	(0)	(19.0)	(0)	(0)	(0)	(19.4)	(0)	(0)	原材料配合割合から推計
17133	2338	＜調味料類＞　（調味ソース類）魚醤油　いかなごしょうゆ	63.0	Tr	Tr	0	0	0	0	0	0		Tr	0	-	
17134	2339	＜調味料類＞　（調味ソース類）魚醤油　いしる　（いしり）	61.2	0.1	Tr	Tr	0	0	0	0	0		0.1	0	-	別名：原材料がいかの場合はいしり、いわし等の場合はいしる又はよしる等
17135	2340	＜調味料類＞　（調味ソース類）魚醤油　しょっつる	69.4	Tr	Tr	0	0	0	0	0	0		Tr	0	-	
17097	2342	＜調味料類＞　（調味ソース類）ごま酢	53.2	(25.1)	(Tr)	(2.0)	(0.2)	(Tr)	(21.6)	(0.2)	(0)	(0)	(24.0)	(0)	(0)	原材料配合割合から推計

17 調味料及び香辛料類

食品番号	索引番号	食品名	水分 WATER	単糖当量 CHOAVLM	でん粉 STARCH	ぶどう糖 GLUS	果糖 FRUS	ガラクトース GALS	しょ糖 SUCS	麦芽糖 MALS	乳糖 LACS	トレハロース TRES	計 CHOAVL	ソルビトール SORTL	マンニトール MANTL	備考
17098	2343	<調味料類>（調味ソース類）ごまだれ	40.7	(20.7)	(0.1)	(4.0)	(0.2)	(0.1)	(15.2)	(0.4)	(0)	(0)	(19.9)	(0)	(0)	原材料配合割合から推計
17099	2344	<調味料類>（調味ソース類）三杯酢	76.2	(12.9)	(0)	(0.2)	(0.2)	(Tr)	(11.8)	(0)	(0)	(0)	(12.3)	(0)	(0)	原材料配合割合から推計
17100	2345	<調味料類>（調味ソース類）二杯酢	78.7	(0.7)	(Tr)	(0.5)	(Tr)	(0.2)	(0.1)	(0)	(0)	(0)	(0.7)	(0)	(0)	原材料配合割合から推計
17101	2346	<調味料類>（調味ソース類）すし酢 ちらし・稲荷用	55.5	(31.6)	(0)	(0.2)	(0.2)	(0)	(29.7)	(0)	(0)	(0)	(30.1)	(0)	(0)	原材料配合割合から推計
17102	2347	<調味料類>（調味ソース類）すし酢 にぎり用	72.0	(8.6)	(0)	(0.1)	(0.1)	(0)	(8.1)	(0)	(0)	(0)	(8.2)	(0)	(0)	原材料配合割合から推計
17103	2348	<調味料類>（調味ソース類）すし酢 巻き寿司・箱寿司用	64.1	(19.2)	(0)	(0.1)	(0.1)	(0)	(18.1)	(0)	(0)	(0)	(18.3)	(0)	(0)	原材料配合割合から推計
17104	2349	<調味料類>（調味ソース類）中華風合わせ酢	60.5	(20.5)	(0.1)	(0.5)	(0.2)	(0.1)	(18.7)	(0)	(0)	(0)	(19.6)	(0)	(0)	原材料配合割合から推計
17108	2352	<調味料類>（調味ソース類）冷やし中華のたれ	67.1	19.5	0.1	7.8	11.0	0.1	0.6	-	-	-	19.5			別名：冷やし中華用スープ
17109	2353	<調味料類>（調味ソース類）ホワイトソース	81.7	(5.6)	(2.5)	(0.5)	(0.5)	(Tr)	(1.1)	(0.1)	(0.5)	-	(5.3)			別名：ベシャメルソース 英国成分表から推計
17137	2355	<調味料類>（調味ソース類）ぽん酢しょうゆ 市販品	77.0	7.0	-	2.5	2.3	0.1	2.0	-	-	-	6.9			別名：ポン酢
17111	2357	<調味料類>（調味ソース類）マリネ液	83.9	(11.1)	(0)	(0.4)	(0.4)	(0)	(9.7)	(0)	(0)	(0)	(10.5)	(0)	(0)	原材料配合割合から推計
17033	2358	<調味料類>（調味ソース類）ミートソース	78.8	(9.6)	(1.0)	(3.1)	(3.6)	-	(1.7)	(0)	(0)	-	(9.4)			試料：缶詰及びレトルトパウチ製品 英国成分表から推計
17144	2359	<調味料類>（調味ソース類）焼きそば粉末ソース	0.1	54.2	3.7	0.4	0.3	0	47.1	0.1	0	-	51.5			イソマルトース：0 g
17112	2360	<調味料類>（調味ソース類）焼き鳥のたれ	61.4	(19.1)	(Tr)	(6.5)	(0.1)	(0.1)	(11.2)	(0.6)	(0)	(0)	(18.5)	(0)	(0)	原材料配合割合から推計
17113	2361	<調味料類>（調味ソース類）焼き肉のたれ	52.4	(28.4)	(Tr)	(1.0)	(1.6)	(0.2)	(24.4)	(0)	(0)	(0)	(27.2)	(0.2)	(0)	原材料配合割合から推計
17114	2362	<調味料類>（調味ソース類）みたらしのたれ	66.3	(29.8)	(3.9)	(0.5)	(0.2)	(Tr)	(23.6)	(0)	(0)	(0)	(28.2)	(0)	(0)	
17034	2364	<調味料類>（トマト加工品類）トマトピューレー	86.9	(5.2)	(Tr)	(2.6)	(2.6)	(0)	(0)	(0)	(0)	(0)	(5.2)	-		別名：トマトピューレ 米国成分表から推計。でん粉は英国成分表から推計
17035	2365	<調味料類>（トマト加工品類）トマトペースト	71.3	(13.5)	(0.2)	(6.2)	(6.3)	(0)	(0.3)	(0.3)	(0)	(0)	(13.4)	-		米国成分表から推計
17036	2366	<調味料類>（トマト加工品類）トマトケチャップ	66.0	(24.3)	(1.1)	(11.1)	(9.4)	(0)	(2.5)	(0)	(0)	(0)	(24.0)	-		ガラクトース及び乳糖は米国成分表から推計 でん粉は英国成分表から推計
17037	2367	<調味料類>（トマト加工品類）トマトソース	87.1	(5.3)	-	(2.7)	(2.5)	(0)	(0.1)	(0)	(0)	(0)	(5.3)	-		米国成分表から推計
17042	2369	<調味料類>（ドレッシング類）半固形状ドレッシング マヨネーズ 全卵型	16.6	(2.1)	(0.2)	(0.7)	(0)	(0)	(0.2)	(1.0)	-	-	(2.1)	-		使用油：なたね油、とうもろこし油、大豆油

17 調味料及び香辛料類

食品番号	索引番号	食品名	水分	単糖当量	でん粉	ぶどう糖	果糖	ガラクトース	しょ糖	麦芽糖	乳糖	トレハロース	計	ソルビトール	マンニトール	備考
			WATER	CHOAVLM	STARCH	GLUS	FRUS	GALS	SUCS	MALS	LACS	TRES	CHOAVL	SORTL	MANTL	
		単位		(.. g ....)												
17043	2370	＜調味料類＞ （ドレッシング類） 半固形状ドレッシング マヨネーズ 卵黄型	19.7	(0.5)	(0.1)	(0.4)	(0)	-	(0)	-	-	-	(0.5)			使用油：なたね油、大豆油、とうもろこし油
17118	2371	＜調味料類＞ （ドレッシング類） 半固形状ドレッシング マヨネーズタイプ調味料 低カロリータイプ	60.9	2.7	0.3	0.3	0.1	-	2.0	0	0	-	2.6	0	-	別名：低カロリーマヨネーズ 使用油：なたね油、大豆油、とうもろこし油
17040	2372	＜調味料類＞ （ドレッシング類） 分離液状ドレッシング フレンチドレッシング 分離液状	47.8	(11.4)	(0)	(6.2)	(4.0)	(0)	(0)	(0.1)	(0)	(0)	(11.3)	-	-	
17117	2375	＜調味料類＞ （ドレッシング類） 乳化液状ドレッシング ごまドレッシング	38.1	(13.1)	(Tr)	(0.2)	(0.1)	(0.1)	(12.1)	(0)		(0)	(12.5)	(0)	(0)	クリームタイプ
17041	2376	＜調味料類＞ （ドレッシング類） 乳化液状ドレッシング サウザンアイランドドレッシング	44.1	(12.1)	(1.0)	(5.3)	(4.0)	(0)	(1.0)	(0.1)		(0)	(11.9)	-	-	
17045	2379	＜調味料類＞ （みそ類） 米みそ 淡色辛みそ	45.4	11.9	0.7	9.1	0.7	0.3	Tr	0.1	Tr	-	11.8			別名：信州みそ等 イソマルトース：0.9 g
17120	2381	＜調味料類＞ （みそ類） 米みそ だし入りみそ	49.9	(9.8)	(0.6)	(7.5)	(0.6)	(0.2)	(Tr)	(0.1)	(Tr)	(0)	(9.7)	(0)	(0)	原材料配合割合から推計 イソマルトース：(0.7) g
17145	2382	＜調味料類＞ （みそ類） 米みそ だし入りみそ 減塩	52.5	10.5	1.1	7.9	0.5	0.2	0	0.1	0	-	10.3	-	-	イソマルトース：0.5 g
17119	2385	＜調味料類＞ （みそ類） 減塩みそ	46.0	12.9	1.5	10.2	0.7	0.3	0	0.1	0	-	12.5	0	0	
17049	2386	＜調味料類＞ （みそ類） 即席みそ 粉末タイプ	2.4	(21.3)	(1.3)	(16.2)	(1.3)	(0.5)	(Tr)	(0.1)	(Tr)		(21.0)			別名：インスタントみそ汁 17045淡色辛みそから推計
17050	2387	＜調味料類＞ （みそ類） 即席みそ ペーストタイプ	61.5	(8.4)	(0.5)	(6.4)	(0.5)	(0.2)	(Tr)	(Tr)	(Tr)		(8.3)			別名：インスタントみそ汁 17045淡色辛みそから推計
17121	2388	＜調味料類＞ （みそ類） 辛子酢みそ	43.6	(25.1)	(0)	(0.2)	(0.2)	(0)	(23.5)	(0)	(0)	(0)	(23.9)	(0)	(0)	原材料配合割合から推計
17122	2389	＜調味料類＞ （みそ類） ごまみそ	42.7	(5.4)	(Tr)	(0.4)	(Tr)	(0)	(4.7)	(0)	(0)	(0)	(5.2)	(0)	(0)	原材料配合割合から推計
17123	2390	＜調味料類＞ （みそ類） 酢みそ	44.2	(26.3)	(0)	(0.2)	(0.2)	(0)	(24.7)	(0)	(0)	(0)	(25.1)	(0)	(0)	原材料配合割合から推計
17124	2391	＜調味料類＞ （みそ類） 練りみそ	29.9	(38.8)	(0)	(0.5)	(0.3)	(0)	(36.2)	(0)	(0)	(0)	(36.9)	(0)	(0)	原材料配合割合から推計
17051	2392	＜調味料類＞ （ルウ類） カレールウ	3.0	38.1	25.0	0.1	0.2	0	9.3	0.2	0.2	-	35.1	-	-	
17125	2394	＜調味料類＞ （その他） お茶漬けの素 さけ	2.9	(29.6)	(7.5)	(0.2)	(0.1)	(0)	(20.0)	(0)	(0)	(0)	(27.9)	(0)	(0.4)	原材料配合割合から推計
17136	2395	＜調味料類＞ （その他） キムチの素	58.2	13.0	0.6	2.3	2.5	0	4.7	2.5	0	-	12.6	0.1	-	
17126	2397	＜調味料類＞ （その他） 即席すまし汁	2.8	(10.9)	(0.1)	(0.4)	(0.1)	(0.1)	(9.7)	(0)	(0)	(0)	(10.4)	(0)	(0)	原材料配合割合から推計
17127	2398	＜調味料類＞ （その他） ふりかけ たまご	2.5	(31.1)	(6.2)	(0.2)	(0.2)	(0)	(22.7)	(0)	(0)	(0)	(29.3)	-	-	原材料配合割合から推計
17054	2399	＜調味料類＞ （その他） みりん風調味料	43.6	39.9	1.4	24.4	0.9	-	0	12.4	0	-	39.2	0	-	

17 調味料及び香辛料類

食品番号	索引番号	食品名	水分	単糖当量	でん粉	ぶどう糖	果糖	ガラクトース	しょ糖	麦芽糖	乳糖	トレハロース	計	ソルビトール	マンニトール	備考
							利用可能炭水化物							糖アルコール		
		成分識別子	WATER	CHOAVLM	STARCH	GLUS	FRUS	GALS	SUCS	MALS	LACS	TRES	CHOAVL	SORTL	MANTL	
		単位	(						g						)	
17138	2400	＜調味料類＞ （その他） 料理酒	82.4	3.6	0.1	1.9	0.8	0	0	0.8	0	0	3.5	0	0	
17059	2405	＜香辛料類＞ からし 練りマスタード	65.7	(9.2)	(1.6)	(3.2)	(2.7)	(0)	(1.3)	(0)	(0)	(0)	(8.9)	-		別名：フレンチマスタード 英国成分表から推計
17060	2406	＜香辛料類＞ からし 粒入りマスタード	57.2	(5.1)	(0.3)	(2.4)	(2.3)	(0)	(Tr)	(0)	(0)	(0)	(5.1)	-		別名：あらびきマスタード 英国成分表から推計
17063	2409	＜香辛料類＞ こしょう 黒 粉	12.7	(42.3)	(37.9)	(0.2)	(0.2)	(0.2)	(0)	(0)	(0)	-	(38.5)	-		別名：ブラックペッパー 豪州成分表から推計
17064	2410	＜香辛料類＞ こしょう 白 粉	12.3	(42.5)	(38.1)	(0.2)	(0.2)	(0.2)	(0)	(0)	(0)	-	(38.7)	-		別名：ホワイトペッパー 豪州成分表から推計
17065	2411	＜香辛料類＞ こしょう 混合 粉	12.5	(42.4)	(38.0)	(0.2)	(0.2)	(0.2)	(0)	(0)	(0)	-	(38.5)	-		豪州成分表から推計
17068	2414	＜香辛料類＞ しょうが 粉	10.6	(59.2)	(36.1)	(9.5)	(10.1)	(0)	(0)	(0)	(0)	(0)	(55.6)	-		別名：ジンジャー 英国成分表から推計
17069	2415	＜香辛料類＞ しょうが おろし	88.2	(5.1)	(3.3)	(0.7)	(0.6)	-	(0.1)	-	(0)	-	(4.7)	-		試料：チューブ入り 食塩相当量を引いた上で06103 しょうが生から推計
17075	2421	＜香辛料類＞ にんにく ガーリックパウダー 食塩無添加	3.5	20.2	17.3	0	Tr	-	1.1	0	(0)	-	18.4	-		でん粉添加品
17128	2422	＜香辛料類＞ にんにく ガーリックパウダー 食塩添加	3.5	(18.5)	(15.8)	(0)	(Tr)	-	(1.0)	(0)	(0)	-	(16.8)	-		
17076	2423	＜香辛料類＞ にんにく おろし	52.1	(1.3)	(0)	(Tr)	(0.1)	-	(1.1)	(0)	(0)	-	(1.2)	-		試料：チューブ入り 食塩相当量を引いた上で06223にんにく生から推計
17078	2425	＜香辛料類＞ パセリ 乾	5.0	(5.5)	(0.5)	(1.8)	(1.0)	(0)	(2.1)	(0)	(0)	-	(5.4)	-		06239パセリ生から推計
17082	2429	＜その他＞ 酵母 パン酵母 圧搾	68.1	(2.6)	(0.6)	(0.1)	(0)	(0)	(0)	(0)	(0)	(1.8)	(2.5)	-	(0)	別名：イースト ガラクトース及び乳糖は英国成分表から推計
17083	2430	＜その他＞ 酵母 パン酵母 乾燥	8.7	1.5	1.3	0.1	0	-	0	0	-	-	1.4	-	0	別名：ドライイースト
17084	2431	＜その他＞ ベーキングパウダー	4.5	(38.5)	(35.0)	(0)	(0)	(0)	(0)	(0)	(0)	(0)	(35.0)	-		英国成分表から推計

18 調理済み流通食品類

食品番号	索引番号	食品名	水分	単糖当量	でん粉	ぶどう糖	果糖	ガラクトース	しょ糖	麦芽糖	乳糖	トレハロース	計	ソルビトール	マンニトール	備考
									利用可能炭水化物					糖アルコール		
		成分識別子	WATER	CHOAVLM	STARCH	GLUS	FRUS	GALS	SUCS	MALS	LACS	TRES	CHOAVL	SORTL	MANTL	
		単位	(....g..)													
18023	2447	和風料理　その他　松前漬け　しょうゆ漬	51.2	13.5	0.6	2.1	0.1	Tr	8.7	1.4	0	-	12.9	4.3	0.8	液汁を除いたもの するめ、昆布、かずのこ等を含む

別表 1　可食部 100 g 当たりの食物繊維成分表

1 穀類

食品番号	索引番号	食品名	水分 WATER	水溶性 FIBSOL	不溶性 FIBINS	総量 FIBTG	低分子量水溶性 FIB-SDFS	高分子量水溶性 FIB-SDFP	不溶性 FIB-IDF	難消化性でん粉 STARES	総量 FIB-TDF	備考
				プロスキー変法			AOAC.2011.25法					
		単位	(　　　　　　　　　　　　　　　　　　　　　　g　　　　　　　　　　　　　　　　　　　　　）									
01001	1	アマランサス　玄穀	13.5	1.1	6.3	7.4	-	-	-	-	-	
01002	2	あわ　精白粒	13.3	0.4	2.9	3.3	-	-	-	-	-	
01003	3	あわ　あわもち	48.0	0	1.5	1.5	-	-	-	-	-	
01004	4	えんばく　オートミール	10.0	3.2	6.2	9.4	-	-	-	-	-	
01005	5	おおむぎ　七分つき押麦	14.0	6.3	4.0	10.3	-	-	-	-	-	
01006	6	おおむぎ　押麦　乾	12.7	4.3	3.6	7.9	2.4	4.3	5.5	0.4	12.2	
01170	7	おおむぎ　押麦　めし	68.6	-	-	-	0.6	1.5	2.1	0.5	4.2	
01007	8	おおむぎ　米粒麦	14.0	6.0	2.7	8.7	-	-	-	-	-	
01008	9	おおむぎ　大麦めん　乾	14.0	3.6	2.7	6.3	-	-	-	-	-	
01009	10	おおむぎ　大麦めん　ゆで	70.0	1.2	1.3	2.5	-	-	-	-	-	
01010	11	おおむぎ　麦こがし	3.5	5.2	10.3	15.5	-	-	-	-	-	
01167	12	キヌア　玄穀	12.2	1.5	4.7	6.2	-	-	-	-	-	
01011	13	きび　精白粒	13.8	Tr	1.6	1.6	-	-	-	-	-	
01012	14	こむぎ　[玄穀]　国産　普通	12.5	0.5	10.0	10.5	3.3	1.8	8.9	0.4	14.0	
01013	15	こむぎ　[玄穀]　輸入　軟質	10.0	1.4	9.8	11.2	-	-	-	-	-	
01014	16	こむぎ　[玄穀]　輸入　硬質	13.0	1.5	9.9	11.4	-	-	-	-	-	
01015	17	こむぎ　[小麦粉]　薄力粉　1等	14.0	1.2	1.3	2.5	-	-	-	-	-	
01016	18	こむぎ　[小麦粉]　薄力粉　2等	14.0	1.1	1.5	2.6	-	-	-	-	-	
01018	19	こむぎ　[小麦粉]　中力粉　1等	14.0	1.2	1.6	2.8	-	-	-	-	-	
01019	20	こむぎ　[小麦粉]　中力粉　2等	14.0	0.9	1.2	2.1	-	-	-	-	-	
01020	21	こむぎ　[小麦粉]　強力粉　1等	14.5	1.2	1.5	2.7	-	-	-	-	-	
01021	22	こむぎ　[小麦粉]　強力粉　2等	14.5	0.9	1.2	2.1	-	-	-	-	-	
01023	23	こむぎ　[小麦粉]　強力粉　全粒粉	14.5	1.5	9.7	11.2	-	-	-	-	-	
01146	24	こむぎ　[小麦粉]　プレミックス粉　お好み焼き用	9.8	1.7	1.1	2.8	-	-	-	-	-	
01024	25	こむぎ　[小麦粉]　プレミックス粉　ホットケーキ用	11.1	0.9	1.0	1.8	-	-	-	-	-	
01147	26	こむぎ　[小麦粉]　プレミックス粉　から揚げ用	8.3	1.4	1.2	2.6	-	-	-	-	-	
01025	27	こむぎ　[小麦粉]　プレミックス粉　天ぷら用	12.4	1.5	1.0	2.5	-	-	-	-	-	
01171	28	こむぎ　[小麦粉]　プレミックス粉　天ぷら用バッター	65.5	0.6	0.4	1.0	0.7	0.7	0.5	0.3	1.9	
01172	29	こむぎ　[小麦粉]　プレミックス粉　天ぷら用バッター　揚げ	10.2	-	-	-	1.5	0.6	1.2	0.3	3.3	
01026	30	こむぎ　[パン類]　角形食パン　食パン	39.2	0.4	1.9	2.2	1.0	0.9	2.3	1.1	4.2	

1 穀類

食品番号	索引番号	食品名	水分 WATER	食物繊維 プロスキー変法			食物繊維 AOAC.2011.25法					備考
				水溶性 FIBSOL	不溶性 FIBINS	総量 FIBTG	低分子量水溶性 FIB-SDFS	高分子量水溶性 FIB-SDFP	不溶性 FIB-IDF	難消化性でん粉 STARES	総量 FIB-TDF	
		単位	(					g			)	
01174	31	こむぎ　[パン類]　角形食パン　焼き	33.6	-	-	-	1.2	0.9	2.5	1.3	4.6	
01175	32	こむぎ　[パン類]　角形食パン　耳を除いたもの	44.2	-	-	-	0.9	0.9	2.0	1.2	3.8	
01176	33	こむぎ　[パン類]　角形食パン　耳	33.5	-	-	-	(1.1)	(0.9)	(2.7)	(0.9)	(4.7)	
01206	34	こむぎ　[パン類]　食パン　リーンタイプ	39.2	(0.8)	(1.1)	(1.8)	-	-	-	-	-	
01207	35	こむぎ　[パン類]　食パン　リッチタイプ	39.2	(0.8)	(1.2)	(2.0)	-	-	-	-	-	
01205	36	こむぎ　[パン類]　山形食パン　食パン	39.2	(0.7)	(1.0)	(1.7)	-	-	-	-	-	
01028	37	こむぎ　[パン類]　コッペパン	37.0	1.0	1.0	2.0	-	-	-	-	-	
01030	38	こむぎ　[パン類]　乾パン	5.5	1.8	1.3	3.1	-	-	-	-	-	
01031	39	こむぎ　[パン類]　フランスパン	30.0	1.2	1.5	2.7	-	-	-	-	-	
01032	40	こむぎ　[パン類]　ライ麦パン	35.0	2.0	3.6	5.6	-	-	-	-	-	
01208	41	こむぎ　[パン類]　全粒粉パン	39.2	0.9	3.6	4.5	-	-	-	-	-	
01033	42	こむぎ　[パン類]　ぶどうパン	35.7	0.9	1.3	2.2	-	-	-	-	-	
01034	43	こむぎ　[パン類]　ロールパン	30.7	1.0	1.0	2.0	-	-	-	-	-	
01209	44	こむぎ　[パン類]　クロワッサン　レギュラータイプ	20.0	(0.7)	(1.2)	(1.9)	-	-	-	-	-	
01035	45	こむぎ　[パン類]　クロワッサン　リッチタイプ	20.0	0.9	0.9	1.8	-	-	-	-	-	
01210	46	こむぎ　[パン類]　くるみパン	39.2	(0.6)	(1.7)	(2.4)	-	-	-	-	-	
01036	47	こむぎ　[パン類]　イングリッシュマフィン	46.0	0.2	1.0	1.2	-	-	-	-	-	
01037	48	こむぎ　[パン類]　ナン	37.2	0.8	1.2	2.0	-	-	-	-	-	
01148	49	こむぎ　[パン類]　ベーグル	32.3	1.2	1.3	2.5	-	-	-	-	-	
01038	50	こむぎ　[うどん・そうめん類]　うどん　生	33.5	-	-	-	1.7	1.1	0.8	0.3	3.6	
01039	51	こむぎ　[うどん・そうめん類]　うどん　ゆで	75.0	-	-	-	0.6	0.4	0.3	0.1	1.3	
01186	52	こむぎ　[うどん・そうめん類]　うどん　半生うどん	23.8	0.5	0.8	1.3	1.9	1.3	0.9	0.3	4.1	
01041	53	こむぎ　[うどん・そうめん類]　干しうどん　乾	13.5	0.6	1.8	2.4	-	-	-	-	-	
01042	54	こむぎ　[うどん・そうめん類]　干しうどん　ゆで	70.0	0.3	0.4	0.7	-	-	-	-	-	
01043	55	こむぎ　[うどん・そうめん類]　そうめん・ひやむぎ　乾	12.5	0.7	1.8	2.5	-	-	-	-	-	
01044	56	こむぎ　[うどん・そうめん類]　そうめん・ひやむぎ　ゆで	70.0	0.3	0.6	0.9	-	-	-	-	-	
01045	57	こむぎ　[うどん・そうめん類]　手延そうめん・手延ひやむぎ　乾	14.0	1.2	0.6	1.8	-	-	-	-	-	
01046	58	こむぎ　[うどん・そうめん類]　手延そうめん・手延ひやむぎ　ゆで	70.0	0.5	0.5	1.0	-	-	-	-	-	

1 穀類

食品番号	索引番号	食品名	水分	食物繊維 プロスキー変法			食物繊維 AOAC.2011.25法					備考
				水溶性	不溶性	総量	低分子量水溶性	高分子量水溶性	不溶性	難消化性でん粉	総量	
		成分識別子	WATER	FIBSOL	FIBINS	FIBTG	FIB-SDFS	FIB-SDFP	FIB-IDF	STARES	FIB-TDF	
		単位	(					g			)	
01047	59	こむぎ　[中華めん類]　中華めん　生	33.0	-	-	-	2.8	1.6	1.0	0.4	5.4	
01048	60	こむぎ　[中華めん類]　中華めん　ゆで	65.0	-	-	-	1.5	0.9	0.5	0.2	2.8	
01187	61	こむぎ　[中華めん類]　半生中華めん	23.7	0.8	1.6	2.4	3.2	1.9	1.1	0.4	6.2	
01049	62	こむぎ　[中華めん類]　蒸し中華めん　蒸し中華めん	57.4	0.7	1.1	1.7	1.1	0.7	1.3	0.8	3.1	
01188	63	こむぎ　[中華めん類]　蒸し中華めん　ソテー	50.4	-	-	-	1.3	0.8	1.5	0.9	3.6	
01050	64	こむぎ　[中華めん類]　干し中華めん　乾	14.7	1.6	1.3	2.9	2.6	1.9	1.4	0.4	6.0	
01051	65	こむぎ　[中華めん類]　干し中華めん　ゆで	66.8	0.7	0.9	1.6	1.0	0.6	1.0	0.4	2.6	
01052	66	こむぎ　[中華めん類]　沖縄そば　生	32.3	1.3	0.8	2.1	-	-	-	-	-	
01053	67	こむぎ　[中華めん類]　沖縄そば　ゆで	65.5	0.8	0.7	1.5	-	-	-	-	-	
01054	68	こむぎ　[中華めん類]　干し沖縄そば　乾	13.7	1.3	0.8	2.1	-	-	-	-	-	
01055	69	こむぎ　[中華めん類]　干し沖縄そば　ゆで	65.0	0.6	0.9	1.5	-	-	-	-	-	
01056	70	こむぎ　[即席めん類]　即席中華めん　油揚げ味付け	2.0	1.6	0.9	2.5	-	-	-	-	-	
01057	71	こむぎ　[即席めん類]　即席中華めん　油揚げ　乾　（添付調味料等を含むもの）	3.0	1.4	1.0	2.4	-	-	-	-	-	
01198	72	こむぎ　[即席めん類]　即席中華めん　油揚げ　調理後全体　（添付調味料等を含むもの）	78.5	(0.3)	(0.2)	(0.5)	-	-	-	-	-	01057即席中華めん、油揚げ、乾より推計
01189	73	こむぎ　[即席めん類]　即席中華めん　油揚げ　ゆで　（添付調味料等を含まないもの）	59.8	-	-	-	0.9	0.7	1.1	0.5	2.6	
01144	74	こむぎ　[即席めん類]　即席中華めん　油揚げ　乾　（添付調味料等を含まないもの）	3.7	-	-	-	2.0	1.6	1.9	0.8	5.5	
01058	75	こむぎ　[即席めん類]　即席中華めん　非油揚げ　乾　（添付調味料等を含むもの）	10.0	1.4	0.9	2.3	-	-	-	-	-	
01199	76	こむぎ　[即席めん類]　即席中華めん　非油揚げ　調理後全体　（添付調味料等を含むもの）	76.2	(0.3)	(0.3)	(0.6)	-	-	-	-	-	01058即席中華めん、非油揚げ、乾より推計
01190	77	こむぎ　[即席めん類]　即席中華めん　非油揚げ　ゆで　（添付調味料等を含まないもの）	63.9	-	-	-	1.0	0.5	1.2	0.5	2.7	
01145	78	こむぎ　[即席めん類]　即席中華めん　非油揚げ　乾　（添付調味料等を含まないもの）	10.7	-	-	-	2.6	1.8	2.1	0.8	6.5	
01193	79	こむぎ　[即席めん類]　中華スタイル即席カップめん　油揚げ　塩味　乾　（添付調味料等を含むもの）	5.3	-	-	-	3.0	1.3	1.6	0.5	5.8	
01201	80	こむぎ　[即席めん類]　中華スタイル即席カップめん　油揚げ　塩味　調理後全体　（添付調味料等を含むもの）	79.8	-	-	-	(0.7)	(0.3)	(0.4)	(0.1)	(1.3)	01193中華スタイル即席カップめん、油揚げ、塩味、乾より推計
01194	81	こむぎ　[即席めん類]　中華スタイル即席カップめん　油揚げ　塩味　調理後のめん　（スープを残したもの）	62.0	-	-	-	0.8	0.6	0.8	0.3	2.2	
01191	82	こむぎ　[即席めん類]　中華スタイル即席カップめん　油揚げ　しょうゆ味　乾　（添付調味料等を含むもの）	9.7	-	-	-	3.1	1.5	1.5	0.5	6.1	

1 穀類

食品番号	索引番号	食品名	水分	プロスキー変法 水溶性	プロスキー変法 不溶性	プロスキー変法 総量	AOAC.2011.25法 低分子量水溶性	AOAC.2011.25法 高分子量水溶性	AOAC.2011.25法 不溶性	AOAC.2011.25法 難消化性でん粉	AOAC.2011.25法 総量	備考
		成分識別子	WATER	FIBSOL	FIBINS	FIBTG	FIB-SDFS	FIB-SDFP	FIB-IDF	STARES	FIB-TDF	
		単位	(.. g ....)									
01200	83	こむぎ　［即席めん類］　中華スタイル即席カップめん　油揚げ　しょうゆ味　調理後全体　（添付調味料等を含むもの）	80.8	-	-	-	(0.7)	(0.4)	(0.4)	(0.1)	(1.4)	01191中華スタイル即席カップめん、油揚げ、しょうゆ味、乾より推計
01192	84	こむぎ　［即席めん類］　中華スタイル即席カップめん　油揚げ　しょうゆ味　調理後のめん　（スープを残したもの）	69.1	-	-	-	0.8	0.5	0.7	0.3	1.9	
01060	85	こむぎ　［即席めん類］　中華スタイル即席カップめん　油揚げ　焼きそば　乾　（添付調味料等を含むもの）	11.1	1.1	1.1	2.2	2.4	1.4	1.9	0.3	5.7	
01202	86	こむぎ　［即席めん類］　中華スタイル即席カップめん　油揚げ　焼きそば　調理後全体　（添付調味料等含むもの）	53.6	-	-	-	(1.4)	(0.8)	(1.1)	(0.2)	(3.3)	01060中華スタイル即席カップめん、油揚げ、焼きそば、乾より推計
01061	87	こむぎ　［即席めん類］　中華スタイル即席カップめん　非油揚げ　乾　（添付調味料を含むもの）	15.2	1.6	1.1	2.7	2.2	2.2	2.0	0.5	6.4	
01203	88	こむぎ　［即席めん類］　中華スタイル即席カップめん　非油揚げ　調理後全体　（添付調味料等を含むもの）	83.5	-	-	-	(0.5)	(0.5)	(0.5)	(0.1)	(1.5)	01061中華スタイル即席カップめん、非油揚げ、乾より推計
01195	89	こむぎ　［即席めん類］　中華スタイル即席カップめん　非油揚げ　調理後のめん　（スープを残したもの）	68.8	-	-	-	0.6	0.5	1.3	0.4	2.5	
01062	90	こむぎ　［即席めん類］　和風スタイル即席カップめん　油揚げ　乾　（添付調味料等を含むもの）	6.2	1.3	0.6	1.9	2.6	2.0	1.4	0.3	6.0	
01204	91	こむぎ　［即席めん類］　和風スタイル即席カップめん　油揚げ　調理後全体　（添付調味料等を含むもの）	80.5	-	-	-	(0.6)	(0.5)	(0.3)	(0.1)	(1.4)	01062和風スタイル即席カップめん、油揚げ、乾より推計
01196	92	こむぎ　［即席めん類］　和風スタイル即席カップめん　油揚げ　調理後のめん　（スープを残したもの）	64.4	-	-	-	0.9	0.7	0.9	0.4	2.4	
01063	93	こむぎ　［マカロニ・スパゲッティ類］　マカロニ・スパゲッティ　乾	11.3	1.4	1.6	3.0	1.6	1.9	2.0	0.2	5.4	
01064	94	こむぎ　［マカロニ・スパゲッティ類］　マカロニ・スパゲッティ　ゆで	60.0	0.5	1.2	1.7	0.6	0.8	1.7	0.4	3.0	
01173	95	こむぎ　［マカロニ・スパゲッティ類］　マカロニ・スパゲッティ　ソテー	57.0	(0.5)	(1.2)	(1.6)	(0.5)	(0.7)	(1.6)	(0.4)	(2.9)	原材料配合割合から推計
01149	96	こむぎ　［マカロニ・スパゲッティ類］　生パスタ　生	42.0	0.8	0.7	1.5	-	-	-	-	-	
01065	97	こむぎ　［ふ類］　生ふ	60.0	0.2	0.3	0.5	-	-	-	-	-	
01066	98	こむぎ　［ふ類］　焼きふ　釜焼きふ	11.3	1.1	2.6	3.7	-	-	-	-	-	
01067	99	こむぎ　［ふ類］　焼きふ　板ふ	12.5	1.5	2.3	3.8	-	-	-	-	-	
01068	100	こむぎ　［ふ類］　焼きふ　車ふ	11.4	1.1	1.5	2.6	-	-	-	-	-	
01070	102	こむぎ　［その他］　小麦はいが	3.6	0.7	13.6	14.3	-	-	-	-	-	
01071	103	こむぎ　［その他］　小麦たんぱく　粉末状	6.5	0.5	1.9	2.4	-	-	-	-	-	
01072	104	こむぎ　［その他］　小麦たんぱく　粒状	76.0	0	0.4	0.4	-	-	-	-	-	

94

1 穀類

食品番号	索引番号	食品名	水分 WATER	食物繊維 プロスキー変法 水溶性 FIBSOL	不溶性 FIBINS	総量 FIBTG	AOAC.2011.25法 低分子量水溶性 FIB-SDFS	高分子量水溶性 FIB-SDFP	不溶性 FIB-IDF	難消化性でん粉 STARES	総量 FIB-TDF	備考
		成分識別子	WATER	FIBSOL	FIBINS	FIBTG	FIB-SDFS	FIB-SDFP	FIB-IDF	STARES	FIB-TDF	
		単位	(.. g ....)									
01073	105	こむぎ　［その他］　小麦たんぱく　ペースト状	66.0	0	0.5	0.5	-	-	-	-	-	
01074	107	こむぎ　［その他］　ぎょうざの皮　生	32.0	1.0	1.2	2.2	-	-	-	-	-	
01075	108	こむぎ　［その他］　しゅうまいの皮　生	31.1	1.0	1.2	2.2	-	-	-	-	-	
01179	109	こむぎ　［その他］　春巻きの皮　生	26.7	-	-	-	2.1	1.2	1.2	0.4	4.5	
01180	110	こむぎ　［その他］　春巻きの皮　揚げ	7.3	-	-	-	1.9	1.2	1.1	0.5	4.2	
01076	111	こむぎ　［その他］　ピザ生地	35.3	0.8	1.5	2.3	-	-	-	-	-	
01069	112	こむぎ　［その他］　ちくわぶ	60.4	0.6	0.9	1.5	-	-	-	-	-	
01077	113	こむぎ　［その他］　パン粉　生	35.0	1.2	1.8	3.0	-	-	-	-	-	
01078	114	こむぎ　［その他］　パン粉　半生	26.0	1.4	2.1	3.5	-	-	-	-	-	
01079	115	こむぎ　［その他］　パン粉　乾燥	13.5	1.6	2.4	4.0	-	-	-	-	-	
01150	116	こむぎ　［その他］　冷めん　生	36.4	0.6	0.6	1.1	-	-	-	-	-	
01080	117	こめ　［水稲穀粒］　玄米	14.9	0.7	2.3	3.0	-	-	-	-	-	
01081	118	こめ　［水稲穀粒］　半つき米	14.9	0.4	1.0	1.4	-	-	-	-	-	
01082	119	こめ　［水稲穀粒］　七分つき米	14.9	0.2	0.7	0.9	-	-	-	-	-	
01083	120	こめ　［水稲穀粒］　精白米　うるち米	14.9	Tr	0.5	0.5	-	-	-	-	-	
01151	121	こめ　［水稲穀粒］　精白米　もち米	14.9	(Tr)	(0.5)	(0.5)	-	-	-	-	-	01083水稲穀粒うるち米から推計
01152	122	こめ　［水稲穀粒］　精白米　インディカ米	13.7	0.1	0.4	0.5	-	-	-	-	-	
01084	123	こめ　［水稲穀粒］　はいが精米	14.9	0.3	1.0	1.3	-	-	-	-	-	
01153	124	こめ　［水稲穀粒］　発芽玄米	14.9	0.5	2.6	3.1	-	-	-	-	-	
01181	125	こめ　［水稲穀粒］　赤米	14.6	-	-	-	0.5	0.6	5.4	0.2	6.5	
01182	126	こめ　［水稲穀粒］　黒米	15.2	-	-	-	0.8	0.9	3.9	0.2	5.6	
01085	127	こめ　［水稲めし］　玄米	60.0	0.2	1.2	1.4	-	-	-	-	-	
01086	128	こめ　［水稲めし］　半つき米	60.0	0.2	0.6	0.8	-	-	-	-	-	
01087	129	こめ　［水稲めし］　七分つき米	60.0	0.1	0.4	0.5	-	-	-	-	-	
01168	130	こめ　［水稲めし］　精白米　インディカ米	54.0	0	0.4	0.4	-	-	-	-	-	
01088	131	こめ　［水稲めし］　精白米　うるち米	60.0	0	0.3	0.3	0.9	Tr	0.6	0.1	1.5	
01154	132	こめ　［水稲めし］　精白米　もち米	52.1	(0)	(0.4)	(0.4)	-	-	-	-	-	01088水稲めしうるち米から推計
01089	133	こめ　［水稲めし］　はいが精米	60.0	0.2	0.6	0.8	-	-	-	-	-	
01155	134	こめ　［水稲めし］　発芽玄米	60.0	0.2	1.6	1.8	-	-	-	-	-	
01183	135	こめ　［水稲めし］　赤米	61.3	-	-	-	0.9	0.2	2.3	0.1	3.4	
01184	136	こめ　［水稲めし］　黒米	62.0	-	-	-	1.0	0.3	2.0	0.1	3.3	

1 穀類

食品番号	索引番号	食品名	水分 WATER	食物繊維 プロスキー変法 水溶性 FIBSOL	不溶性 FIBINS	総量 FIBTG	AOAC.2011.25法 低分子量水溶性 FIB-SDFS	高分子量水溶性 FIB-SDFP	不溶性 FIB-IDF	難消化性でん粉 STARES	総量 FIB-TDF	備考
01185	137	こめ [水稲軟めし] 精白米	71.5	(0)	(0.3)	(0.3)	(0.7)	(Tr)	(0.4)	(0.1)	(1.1)	01088水稲めしうるち米から推計
01090	138	こめ [水稲全かゆ] 玄米	83.0	(0.1)	(0.5)	(0.6)	-	-	-	-	-	
01091	139	こめ [水稲全かゆ] 半つき米	83.0	(0.1)	(0.2)	(0.3)	-	-	-	-	-	
01092	140	こめ [水稲全かゆ] 七分つき米	83.0	(Tr)	(0.2)	(0.2)	-	-	-	-	-	
01093	141	こめ [水稲全かゆ] 精白米	83.0	(0)	(0.1)	(0.1)	-	-	-	-	-	
01094	142	こめ [水稲五分かゆ] 玄米	91.5	(Tr)	(0.3)	(0.3)	-	-	-	-	-	
01095	143	こめ [水稲五分かゆ] 半つき米	91.5	(Tr)	(0.1)	(0.1)	-	-	-	-	-	
01096	144	こめ [水稲五分かゆ] 七分つき米	91.5	(Tr)	(0.1)	(0.1)	-	-	-	-	-	
01097	145	こめ [水稲五分かゆ] 精白米	91.5	(0)	(0.1)	(0.1)	-	-	-	-	-	
01098	146	こめ [水稲おもゆ] 玄米	95.0	(Tr)	(0.2)	(0.2)	-	-	-	-	-	
01099	147	こめ [水稲おもゆ] 半つき米	95.0	(Tr)	(0.1)	(0.1)	-	-	-	-	-	
01100	148	こめ [水稲おもゆ] 七分つき米	95.0	(Tr)	(Tr)	(Tr)	-	-	-	-	-	
01101	149	こめ [水稲おもゆ] 精白米	95.0	(0)	(Tr)	(Tr)	-	-	-	-	-	
01102	150	こめ [陸稲穀粒] 玄米	14.9	0.7	2.3	3.0	-	-	-	-	-	
01103	151	こめ [陸稲穀粒] 半つき米	14.9	0.4	1.0	1.4	-	-	-	-	-	
01104	152	こめ [陸稲穀粒] 七分つき米	14.9	0.2	0.7	0.9	-	-	-	-	-	
01105	153	こめ [陸稲穀粒] 精白米	14.9	Tr	0.5	0.5	-	-	-	-	-	
01106	154	こめ [陸稲めし] 玄米	60.0	0.2	1.2	1.4	-	-	-	-	-	
01107	155	こめ [陸稲めし] 半つき米	60.0	0.2	0.6	0.8	-	-	-	-	-	
01108	156	こめ [陸稲めし] 七分つき米	60.0	0.1	0.4	0.5	-	-	-	-	-	
01109	157	こめ [陸稲めし] 精白米	60.0	0	0.3	0.3	-	-	-	-	-	
01110	158	こめ [うるち米製品] アルファ化米 一般用	7.9	0.2	1.0	1.2	-	-	-	-	-	
01156	159	こめ [うるち米製品] アルファ化米 学校給食用強化品	7.9	0.2	1.0	1.2	-	-	-	-	-	
01111	160	こめ [うるち米製品] おにぎり	57.0	0	0.4	0.4	-	-	-	-	-	
01112	161	こめ [うるち米製品] 焼きおにぎり	56.0	0	0.4	0.4	-	-	-	-	-	
01113	162	こめ [うるち米製品] きりたんぽ	50.0	0	0.4	0.4	-	-	-	-	-	
01114	163	こめ [うるち米製品] 上新粉	14.0	Tr	0.6	0.6	-	-	-	-	-	
01157	164	こめ [うるち米製品] 玄米粉	4.6	0.6	2.9	3.5	-	-	-	-	-	
01158	165	こめ [うるち米製品] 米粉	11.1	Tr	0.6	0.6	-	-	-	-	-	
01211	166	こめ [うるち米製品] 米粉パン 食パン	41.2	(0.1)	(0.6)	(0.7)	-	-	-	-	-	
01212	167	こめ [うるち米製品] 米粉パン ロールパン	41.2	(0.1)	(0.5)	(0.6)	-	-	-	-	-	

1 穀類

食品番号	索引番号	食品名	可食部100g当たり									備考
				食 物 繊 維								
				プロスキー変法			AOAC.2011.25法					
			水分	水溶性	不溶性	総量	低分子量水溶性	高分子量水溶性	不溶性	難消化性でん粉	総量	
		成分識別子	WATER	FIBSOL	FIBINS	FIBTG	FIB-SDFS	FIB-SDFP	FIB-IDF	STARES	FIB-TDF	
		単位	(.. g ....)									
01159	168	こめ　[うるち米製品]　米粉パン　小麦グルテン不使用のもの	41.2	0.1	0.8	0.9	-	-	-	-	-	
01160	169	こめ　[うるち米製品]　米粉めん	37.0	0.3	0.6	0.9	-	-	-	-	-	
01115	170	こめ　[うるち米製品]　ビーフン	11.1	0	0.9	0.9	-	-	-	-	-	
01169	171	こめ　[うるち米製品]　ライスペーパー	13.2	0.2	0.6	0.8	-	-	-	-	-	
01116	172	こめ　[うるち米製品]　米こうじ	33.0	0.2	1.2	1.4	-	-	-	-	-	
01117	173	こめ　[もち米製品]　もち	44.5	0	0.5	0.5	-	-	-	-	-	
01118	174	こめ　[もち米製品]　赤飯	53.0	0.1	1.5	1.6	-	-	-	-	-	
01119	175	こめ　[もち米製品]　あくまき	69.5	0	0.2	0.2	-	-	-	-	-	
01120	176	こめ　[もち米製品]　白玉粉	12.5	Tr	0.5	0.5	-	-	-	-	-	
01121	177	こめ　[もち米製品]　道明寺粉	11.6	0	0.7	0.7	-	-	-	-	-	
01161	178	こめ　[その他]　米ぬか	10.3	2.2	18.3	20.5	-	-	-	-	-	
01122	179	そば　そば粉　全層粉	13.5	0.8	3.5	4.3	-	-	-	-	-	
01123	180	そば　そば粉　内層粉	14.0	0.5	1.3	1.8	-	-	-	-	-	
01124	181	そば　そば粉　中層粉	13.5	1.3	3.1	4.4	-	-	-	-	-	
01125	182	そば　そば粉　表層粉	13.0	1.1	6.0	7.1	-	-	-	-	-	
01126	183	そば　そば米	12.8	1.0	2.7	3.7	-	-	-	-	-	
01127	184	そば　そば　生	33.0	-	-	-	1.8	1.6	2.6	0.2	6.0	
01128	185	そば　そば　ゆで	68.0	0.5	1.5	2.0	0.9	0.8	1.2	0.1	2.9	
01197	186	そば　そば　半生そば	23.0	1.1	2.0	3.1	2.1	1.9	3.0	0.3	6.9	
01129	187	そば　干しそば　乾	14.0	1.6	2.1	3.7	-	-	-	-	-	
01130	188	そば　干しそば　ゆで	72.0	0.5	1.0	1.5	-	-	-	-	-	
01131	189	とうもろこし　玄穀　黄色種	14.5	0.6	8.4	9.0	-	-	-	-	-	
01162	190	とうもろこし　玄穀　白色種	14.5	0.6	8.4	9.0	-	-	-	-	-	
01132	191	とうもろこし　コーンミール　黄色種	14.0	0.6	7.4	8.0	-	-	-	-	-	
01163	192	とうもろこし　コーンミール　白色種	14.0	0.6	7.4	8.0	-	-	-	-	-	
01133	193	とうもろこし　コーングリッツ　黄色種	14.0	0.1	2.3	2.4	-	-	-	-	-	
01164	194	とうもろこし　コーングリッツ　白色種	14.0	0.1	2.3	2.4	-	-	-	-	-	
01134	195	とうもろこし　コーンフラワー　黄色種	14.0	0.2	1.5	1.7	-	-	-	-	-	
01165	196	とうもろこし　コーンフラワー　白色種	14.0	0.2	1.5	1.7	-	-	-	-	-	
01135	197	とうもろこし　ジャイアントコーン　フライ　味付け	4.3	0.6	9.9	10.5	-	-	-	-	-	
01136	198	とうもろこし　ポップコーン	4.0	0.2	9.1	9.3	-	-	-	-	-	
01137	199	とうもろこし　コーンフレーク	4.5	0.3	2.1	2.4	-	-	-	-	-	

1 穀類

食品番号	索引番号	食品名	可食部100 g 当たり									備考
			水分	食物繊維								
				プロスキー変法			AOAC.2011.25法					
				水溶性	不溶性	総量	低分子量水溶性	高分子量水溶性	不溶性	難消化性でん粉	総量	
		成分識別子	WATER	FIBSOL	FIBINS	FIBTG	FIB-SDFS	FIB-SDFP	FIB-IDF	STARES	FIB-TDF	
		単位	(.. g ....)								
01138	200	はとむぎ　精白粒	13.0	0	0.6	0.6	-	-	-	-	-	
01139	201	ひえ　精白粒	12.9	0.4	3.9	4.3	-	-	-	-	-	
01140	202	もろこし　玄穀	12.0	0.7	9.0	9.7	-	-	-	-	-	
01141	203	もろこし　精白粒	12.5	0.4	4.0	4.4	-	-	-	-	-	
01142	204	ライむぎ　全粒粉	12.5	3.2	10.1	13.3	-	-	-	-	-	
01143	205	ライむぎ　ライ麦粉	13.5	4.7	8.2	12.9	-	-	-	-	-	

2 いも及びでん粉類

食品番号	索引番号	食品名	水分	食物繊維 プロスキー変法 水溶性	食物繊維 プロスキー変法 不溶性	食物繊維 プロスキー変法 総量	AOAC.2011.25法 低分子量水溶性	AOAC.2011.25法 高分子量水溶性	AOAC.2011.25法 不溶性	AOAC.2011.25法 難消化性でん粉	AOAC.2011.25法 総量	備考
成分識別子			WATER	FIBSOL	FIBINS	FIBTG	FIB-SDFS	FIB-SDFP	FIB-IDF	STARES	FIB-TDF	
単位			(.. g ....)									
02068	206	＜いも類＞ アメリカほどいも 塊根 生	56.5	-	-	-	0.8	1.8	8.5	0.3	11.1	
02069	207	＜いも類＞ アメリカほどいも 塊根 ゆで	57.1	-	-	-	0.9	3.2	4.2	1.5	8.4	
02001	208	＜いも類＞ きくいも 塊茎 生	81.7	0.5	1.4	1.9	-	-	-	-	-	
02041	209	＜いも類＞ きくいも 塊茎 水煮	85.4	0.5	1.6	2.1	-	-	-	-	-	
02002	210	＜いも類＞ こんにゃく 精粉	6.0	73.3	6.6	79.9	-	-	-	-	-	
02003	211	＜いも類＞ こんにゃく 板こんにゃく 精粉こんにゃく	97.3	0.1	2.1	2.2	-	-	-	-	-	
02004	212	＜いも類＞ こんにゃく 板こんにゃく 生いもこんにゃく	96.2	Tr	3.0	3.0	-	-	-	-	-	
02042	213	＜いも類＞ こんにゃく 赤こんにゃく	97.1	0.1	2.3	2.3	-	-	-	-	-	
02043	214	＜いも類＞ こんにゃく 凍みこんにゃく 乾	12.0	0.9	70.4	71.3	-	-	-	-	-	
02044	215	＜いも類＞ こんにゃく 凍みこんにゃく ゆで	80.8	0.2	15.3	15.5	-	-	-	-	-	
02005	216	＜いも類＞ こんにゃく しらたき	96.5	0	2.9	2.9	-	-	-	-	-	
02045	217	＜いも類＞ （さつまいも類） さつまいも 塊根 皮つき 生	64.6	0.9	1.8	2.8	-	-	-	-	-	
02046	218	＜いも類＞ （さつまいも類） さつまいも 塊根 皮つき 蒸し	64.2	1.0	2.8	3.8	-	-	-	-	-	
02047	219	＜いも類＞ （さつまいも類） さつまいも 塊根 皮つき 天ぷら	52.4	0.9	2.2	3.1	-	-	-	-	-	
02006	220	＜いも類＞ （さつまいも類） さつまいも 塊根 皮なし 生	65.6	0.6	1.6	2.2	-	-	-	-	-	
02007	221	＜いも類＞ （さつまいも類） さつまいも 塊根 皮なし 蒸し	65.6	0.6	1.7	2.3	-	-	-	-	-	
02008	222	＜いも類＞ （さつまいも類） さつまいも 塊根 皮なし 焼き	58.1	1.1	2.4	3.5	-	-	-	-	-	
02009	223	＜いも類＞ （さつまいも類） さつまいも 蒸し切干	22.2	2.4	3.5	5.9	-	-	-	-	-	
02048	224	＜いも類＞ （さつまいも類） むらさきいも 塊根 皮なし 生	66.0	0.8	1.7	2.5	-	-	-	-	-	
02049	225	＜いも類＞ （さつまいも類） むらさきいも 塊根 皮なし 蒸し	66.2	0.9	2.1	3.0	-	-	-	-	-	
02010	226	＜いも類＞ （さといも類） さといも 球茎 生	84.1	0.8	1.5	2.3	-	-	-	-	-	
02011	227	＜いも類＞ （さといも類） さといも 球茎 水煮	84.0	0.9	1.5	2.4	-	-	-	-	-	
02012	228	＜いも類＞ （さといも類） さといも 球茎 冷凍	80.9	0.8	1.2	2.0	-	-	-	-	-	
02050	229	＜いも類＞ （さといも類） セレベス 球茎 生	76.4	0.7	1.6	2.3	-	-	-	-	-	
02051	230	＜いも類＞ （さといも類） セレベス 球茎 水煮	77.5	0.7	1.5	2.2	-	-	-	-	-	

2 いも及びでん粉類

食品番号	索引番号	食品名	可食部100g当たり									備考
				食 物 繊 維								
				プロスキー変法			AOAC.2011.25法					
			水分	水溶性	不溶性	総量	低分子量水溶性	高分子量水溶性	不溶性	難消化性でん粉	総量	
		成分識別子	WATER	FIBSOL	FIBINS	FIBTG	FIB-SDFS	FIB-SDFP	FIB-IDF	STARES	FIB-TDF	
		単位	(					g			)	
02052	231	<いも類> （さといも類） たけのこいも 球茎 生	73.4	0.6	2.2	2.8	-	-	-	-	-	
02053	232	<いも類> （さといも類） たけのこいも 球茎 水煮	75.4	0.8	1.7	2.4	-	-	-	-	-	
02013	233	<いも類> （さといも類） みずいも 球茎 生	70.5	0.6	1.6	2.2						
02014	234	<いも類> （さといも類） みずいも 球茎 水煮	72.0	0.7	1.8	2.5						
02015	235	<いも類> （さといも類） やつがしら 球茎 生	74.5	0.5	2.3	2.8						
02016	236	<いも類> （さといも類） やつがしら 球茎 水煮	75.6	0.9	1.9	2.8						
02063	237	<いも類> じゃがいも 塊茎 皮つき 生	81.1	-	-	-	1.3	4.1	4.4	0.1	9.8	
02064	238	<いも類> じゃがいも 塊茎 皮つき 電子レンジ調理	77.6	-	-	-	0.6	0.8	2.4	0.5	3.9	
02065	239	<いも類> じゃがいも 塊茎 皮つき フライドポテト （生を揚げたもの）	65.2	-	-	-	0.7	1.1	2.6	0.7	4.3	
02017	240	<いも類> じゃがいも 塊茎 皮なし 生	79.8	0.4	0.8	1.2	1.3	3.6	4.0	0.1	8.9	
02019	241	<いも類> じゃがいも 塊茎 皮なし 水煮	80.6	0.5	1.1	1.6	0.5	0.9	1.7	0.5	3.1	
02018	242	<いも類> じゃがいも 塊茎 皮なし 蒸し	78.8	0.5	1.1	1.7	0.4	0.9	2.2	0.4	3.5	
02066	243	<いも類> じゃがいも 塊茎 皮なし 電子レンジ調理	78.0	0.5	1.1	1.7	0.6	0.7	2.2	0.5	3.5	
02067	244	<いも類> じゃがいも 塊茎 皮なし フライドポテト （生を揚げたもの）	64.2	-	-	-	0.6	1.1	2.3	0.7	3.9	
02020	245	<いも類> じゃがいも 塊茎 皮なし フライドポテト （市販冷凍食品を揚げたもの）	52.9	1.0	2.1	3.1	-	-	-	-	-	
02021	246	<いも類> じゃがいも 乾燥マッシュポテト	7.5	2.5	4.1	6.6						
02054	247	<いも類> ヤーコン 塊根 生	86.3	0.3	0.8	1.1						
02055	248	<いも類> ヤーコン 塊根 水煮	88.8	0.3	0.9	1.2						
02022	249	<いも類> （やまのいも類） ながいも いちょういも 塊根 生	71.1	0.6	0.8	1.4						
02023	250	<いも類> （やまのいも類） ながいも ながいも 塊根 生	82.6	0.2	0.8	1.0						
02024	251	<いも類> （やまのいも類） ながいも ながいも 塊根 水煮	84.2	0.2	1.2	1.4						
02025	252	<いも類> （やまのいも類） ながいも やまといも 塊根 生	66.7	0.7	1.8	2.5						
02026	253	<いも類> （やまのいも類） じねんじょ 塊根 生	68.8	0.6	1.4	2.0	-	-	-	-	-	
02027	254	<いも類> （やまのいも類） だいじょ 塊根 生	71.2	0.5	1.7	2.2						

2 いも及びでん粉類

食品番号	索引番号	食品名	水分	食物繊維 プロスキー変法 水溶性	不溶性	総量	食物繊維 AOAC.2011.25法 低分子量水溶性	高分子量水溶性	不溶性	難消化性でん粉	総量	備考
		成分識別子	WATER	FIBSOL	FIBINS	FIBTG	FIB-SDFS	FIB-SDFP	FIB-IDF	STARES	FIB-TDF	
		単位	(.................................... g ....)									
02070	255	<でん粉・でん粉製品> (でん粉類) おおうばゆりでん粉	16.2	-	-	-	0.5	0.3	Tr	1.6	0.8	
02036	264	<でん粉・でん粉製品> (でん粉製品) くずきり 乾	11.8	0	0.9	0.9	-	-	-	-	-	
02037	265	<でん粉・でん粉製品> (でん粉製品) くずきり ゆで	66.5	0	0.8	0.8	-	-	-	-	-	
02056	266	<でん粉・でん粉製品> (でん粉製品) ごま豆腐	84.8	Tr	1.0	1.0	-	-	-	-	-	
02038	267	<でん粉・でん粉製品> (でん粉製品) タピオカパール 乾	11.9	0.2	0.2	0.5	-	-	-	-	-	
02057	268	<でん粉・でん粉製品> (でん粉製品) タピオカパール ゆで	84.6	0	0.2	0.2	-	-	-	-	-	
02058	269	<でん粉・でん粉製品> (でん粉製品) でん粉めん 生	67.4	0.2	0.6	0.8	-	-	-	-	-	
02059	270	<でん粉・でん粉製品> (でん粉製品) でん粉めん 乾	12.6	0.5	1.2	1.8	-	-	-	-	-	
02060	271	<でん粉・でん粉製品> (でん粉製品) でん粉めん 乾 ゆで	79.2	Tr	0.6	0.6	-	-	-	-	-	
02039	272	<でん粉・でん粉製品> (でん粉製品) はるさめ 緑豆はるさめ 乾	11.8	Tr	4.1	4.1	-	-	-	-	-	
02061	273	<でん粉・でん粉製品> (でん粉製品) はるさめ 緑豆はるさめ ゆで	79.3	Tr	1.5	1.5	-	-	-	-	-	
02040	274	<でん粉・でん粉製品> (でん粉製品) はるさめ 普通はるさめ 乾	12.9	0.3	0.9	1.2	-	-	-	-	-	
02062	275	<でん粉・でん粉製品> (でん粉製品) はるさめ 普通はるさめ ゆで	80.0	Tr	0.7	0.8	-	-	-	-	-	

3 砂糖及び甘味類

食品番号	索引番号	食品名	可食部100 g 当たり									備考
			水分	食物繊維								
				プロスキー変法			AOAC.2011.25法					
				水溶性	不溶性	総量	低分子量水溶性	高分子量水溶性	不溶性	難消化性でん粉	総量	
		成分識別子	WATER	FIBSOL	FIBINS	FIBTG	FIB-SDFS	FIB-SDFP	FIB-IDF	STARES	FIB-TDF	
		単位	(... g ....)									
03030	277	（砂糖類）　てんさい含蜜糖	2.0	-	-	-	8.3	Tr	-	-	8.3	ラフィノース：4.7 g 1-ケストース：0.6 g
03031	291	（でん粉糖類）　還元麦芽糖	0	-	-	-	0.3	0	0	Tr	0.3	
03032	292	（でん粉糖類）　還元水あめ	30.1	-	-	-	14.0†	Tr†	0	Tr	14.0†	マルトトリイトール：8.2 g †は規定法による測定値
03029	303	（その他）　黒蜜	46.5	0	0	0	-	-	-	-	-	

4 豆類

食品番号	索引番号	食品名	水分	食物繊維 プロスキー変法 水溶性	不溶性	総量	AOAC.2011.25法 低分子量水溶性	高分子量水溶性	不溶性	難消化性でん粉	総量	備考
成分識別子			WATER	FIBSOL	FIBINS	FIBTG	FIB-SDFS	FIB-SDFP	FIB-IDF	STARES	FIB-TDF	
単位			(				g				)	
04001	306	あずき　全粒　乾	14.2	1.0	14.2	15.3	5.3	2.4	17.1	0.6	24.8	
04002	307	あずき　全粒　ゆで	63.9	0.8	11.3	12.1	1.7	0.8	6.2	1.1	8.7	
04003	308	あずき　ゆで小豆缶詰	45.3	0.5	2.9	3.4	-	-	-	-	-	
04004	309	あずき　あん　こし生あん	62.0	0.3	6.5	6.8	-	-	-	-	-	
04005	310	あずき　あん　さらしあん　（乾燥あん）	7.8	1.0	25.8	26.8	-	-	-	-	-	
04101	311	あずき　あん　こし練りあん　（並あん）	35.0	(0.2)	(3.7)	(3.9)	-	-	-	-	-	原材料配合割合から推計
04102	312	あずき　あん　こし練りあん　（中割りあん）	33.2	(0.2)	(3.4)	(3.5)	-	-	-	-	-	原材料配合割合から推計
04103	313	あずき　あん　こし練りあん　（もなかあん）	25.7	(0.2)	(3.4)	(3.5)	-	-	-	-	-	原材料配合割合から推計
04006	314	あずき　あん　つぶし練りあん	39.3	0.5	5.2	5.7	-	-	-	-	-	
04007	315	いんげんまめ　全粒　乾	15.3	3.3	16.2	19.6	-	-	-	-	-	
04008	316	いんげんまめ　全粒　ゆで	63.6	1.5	12.0	13.6	-	-	-	-	-	
04009	317	いんげんまめ　うずら豆	41.4	1.3	4.6	5.9	-	-	-	-	-	
04010	318	いんげんまめ　こし生あん	62.3	0.5	8.0	8.5	-	-	-	-	-	
04011	319	いんげんまめ　豆きんとん	37.8	4.3	0.5	4.8	-	-	-	-	-	
04012	320	えんどう　全粒　青えんどう　乾	13.4	1.2	16.2	17.4	-	-	-	-	-	
04013	321	えんどう　全粒　青えんどう　ゆで	63.8	0.5	7.2	7.7	-	-	-	-	-	
04074	322	えんどう　全粒　赤えんどう　乾	13.4	1.2	16.2	17.4	-	-	-	-	-	
04075	323	えんどう　全粒　赤えんどう　ゆで	63.8	0.5	7.2	7.7	-	-	-	-	-	
04014	324	えんどう　グリンピース（揚げ豆）	5.6	0.9	18.7	19.6	-	-	-	-	-	
04015	325	えんどう　塩豆	6.3	1.1	16.8	17.9	-	-	-	-	-	
04016	326	えんどう　うぐいす豆	39.7	0.7	4.6	5.3	-	-	-	-	-	
04017	327	ささげ　全粒　乾	15.5	1.3	17.1	18.4	-	-	-	-	-	
04018	328	ささげ　全粒　ゆで	63.9	0.8	9.9	10.7	-	-	-	-	-	
04019	329	そらまめ　全粒　乾	13.3	1.3	8.0	9.3	-	-	-	-	-	
04020	330	そらまめ　フライビーンズ	4.0	0.9	14.0	14.9	-	-	-	-	-	
04021	331	そらまめ　おたふく豆	37.2	1.4	4.5	5.9	-	-	-	-	-	
04022	332	そらまめ　ふき豆	34.5	0.8	3.7	4.5	-	-	-	-	-	
04076	333	そらまめ　しょうゆ豆	50.2	0.8	9.3	10.1	-	-	-	-	-	
04104	334	だいず　［全粒・全粒製品］　全粒　青大豆　国産　乾	12.5	-	-	-	4.0	1.1	15.0	Tr	20.1	
04105	335	だいず　［全粒・全粒製品］　全粒　青大豆　国産　ゆで	65.5	-	-	-	0.9	0.6	6.4	0	8.0	
04023	336	だいず　［全粒・全粒製品］　全粒　黄大豆　国産　乾	12.4	1.5	16.4	17.9	4.6	1.5	15.4	-	21.5	

4 豆類

食品番号	索引番号	食品名	水分 WATER	食物繊維 プロスキー変法 水溶性 FIBSOL	食物繊維 プロスキー変法 不溶性 FIBINS	食物繊維 プロスキー変法 総量 FIBTG	食物繊維 AOAC.2011.25法 低分子量水溶性 FIB-SDFS	食物繊維 AOAC.2011.25法 高分子量水溶性 FIB-SDFP	食物繊維 AOAC.2011.25法 不溶性 FIB-IDF	食物繊維 AOAC.2011.25法 難消化性でん粉 STARES	食物繊維 AOAC.2011.25法 総量 FIB-TDF	備考
											単位 (.. g ....)	
04024	337	だいず [全粒・全粒製品] 全粒 黄大豆 国産 ゆで	65.4	0.9	5.8	6.6	1.3	0.9	6.4	-	8.5	
04025	338	だいず [全粒・全粒製品] 全粒 黄大豆 米国産 乾	11.7	0.9	15.0	15.9	-	-	-	-	-	
04026	339	だいず [全粒・全粒製品] 全粒 黄大豆 中国産 乾	12.5	0.9	14.7	15.6	-	-	-	-	-	
04027	340	だいず [全粒・全粒製品] 全粒 黄大豆 ブラジル産 乾	8.3	1.0	16.3	17.3	-	-	-	-	-	
04077	341	だいず [全粒・全粒製品] 全粒 黒大豆 国産 乾	12.7	1.4	14.6	16.0	4.4	1.4	14.8	0.1	20.6	
04106	342	だいず [全粒・全粒製品] 全粒 黒大豆 国産 ゆで	65.1	-	-	-	1.0	0.8	6.2	Tr	7.9	
04080	343	だいず [全粒・全粒製品] いり大豆 青大豆	2.7	2.2	16.2	18.4	-	-	-	-	-	
04078	344	だいず [全粒・全粒製品] いり大豆 黄大豆	2.5	2.4	17.1	19.4	-	-	-	-	-	
04079	345	だいず [全粒・全粒製品] いり大豆 黒大豆	2.4	2.4	16.9	19.2	-	-	-	-	-	
04028	346	だいず [全粒・全粒製品] 水煮缶詰 黄大豆	71.7	0.4	6.4	6.8	-	-	-	-	-	
04081	347	だいず [全粒・全粒製品] 蒸し大豆 黄大豆	57.4	2.3	6.5	8.8	2.3	1.9	6.5	-	10.6	
04082	348	だいず [全粒・全粒製品] きな粉 青大豆 全粒大豆	5.9	1.9	15.0	16.9	-	-	-	-	-	
04096	349	だいず [全粒・全粒製品] きな粉 青大豆 脱皮大豆	5.2	-	-	-	5.5	2.1	13.1	-	20.8	
04029	350	だいず [全粒・全粒製品] きな粉 黄大豆 全粒大豆	4.0	2.7	15.4	18.1	-	-	-	-	-	
04030	351	だいず [全粒・全粒製品] きな粉 黄大豆 脱皮大豆	2.6	2.4	12.9	15.3	-	-	-	-	-	
04109	352	だいず [全粒・全粒製品] きな粉（砂糖入り）青きな粉	3.3	(1.0)	(7.5)	(8.4)	-	-	-	-	-	原材料配合割合から推計
04110	353	だいず [全粒・全粒製品] きな粉（砂糖入り）きな粉	2.3	(1.3)	(7.7)	(9.0)	-	-	-	-	-	原材料配合割合から推計
04083	354	だいず [全粒・全粒製品] 大豆はいが	3.9	2.8	16.0	18.8	-	-	-	-	-	
04031	355	だいず [全粒・全粒製品] ぶどう豆	36.0	1.3	5.0	6.3	-	-	-	-	-	
04032	356	だいず [豆腐・油揚げ類] 木綿豆腐	85.9	0.1	0.3	0.4	0.5	0.2	0.3	0	1.1	
04097	357	だいず [豆腐・油揚げ類] 木綿豆腐 （凝固剤：塩化マグネシウム）	85.9	0.1	0.3	0.4	0.5	0.2	0.3	0	1.1	
04098	358	だいず [豆腐・油揚げ類] 木綿豆腐 （凝固剤：硫酸カルシウム）	85.9	0.1	0.3	0.4	0.5	0.2	0.3	0	1.1	
04033	359	だいず [豆腐・油揚げ類] 絹ごし豆腐	88.5	0.1	0.3	0.3	0.6	0.1	0.3	0	0.9	
04099	360	だいず [豆腐・油揚げ類] 絹ごし豆腐 （凝固剤：塩化マグネシウム）	88.5	0.1	0.3	0.3	0.6	0.1	0.3	0	0.9	
04100	361	だいず [豆腐・油揚げ類] 絹ごし豆腐 （凝固剤：硫酸カルシウム）	88.5	0.1	0.3	0.3	0.6	0.1	0.3	0	0.9	

4 豆類

食品番号	索引番号	食品名	水分	食物繊維 プロスキー変法 水溶性	食物繊維 プロスキー変法 不溶性	食物繊維 プロスキー変法 総量	食物繊維 AOAC.2011.25法 低分子量水溶性	食物繊維 AOAC.2011.25法 高分子量水溶性	食物繊維 AOAC.2011.25法 不溶性	食物繊維 AOAC.2011.25法 難消化性でん粉	食物繊維 AOAC.2011.25法 総量	備考
成分識別子			WATER	FIBSOL	FIBINS	FIBTG	FIB-SDFS	FIB-SDFP	FIB-IDF	STARES	FIB-TDF	
単位			(					g			)	
04034	362	だいず [豆腐・油揚げ類] ソフト豆腐	88.9	0.2	0.2	0.4	-	-	-	-	-	
04035	363	だいず [豆腐・油揚げ類] 充てん豆腐	88.6	0.2	0.1	0.3	-	-	-	-	-	
04036	364	だいず [豆腐・油揚げ類] 沖縄豆腐	81.8	0.2	0.3	0.5	-	-	-	-	-	
04037	365	だいず [豆腐・油揚げ類] ゆし豆腐	90.0	0.2	0.1	0.3	-	-	-	-	-	
04038	366	だいず [豆腐・油揚げ類] 焼き豆腐	84.8	0.1	0.4	0.5	-	-	-	-	-	
04039	367	だいず [豆腐・油揚げ類] 生揚げ	75.9	0.2	0.5	0.7	-	-	-	-	-	
04040	368	だいず [豆腐・油揚げ類] 油揚げ 油揚げ	39.9	0.5	0.8	1.3	-	-	-	-	-	
04084	369	だいず [豆腐・油揚げ類] 油揚げ 油抜き 油揚げ	56.9	0.4	0.5	0.9	-	-	-	-	-	
04086	370	だいず [豆腐・油揚げ類] 油揚げ 油抜き ゆで	72.6	0.2	0.4	0.6	-	-	-	-	-	
04085	371	だいず [豆腐・油揚げ類] 油揚げ 油抜き 焼き	40.2	0.5	0.7	1.2	-	-	-	-	-	
04095	372	だいず [豆腐・油揚げ類] 油揚げ 甘煮	54.9	0.2	0.4	0.5	-	-	-	-	-	
04041	373	だいず [豆腐・油揚げ類] がんもどき	63.5	0.6	0.8	1.4	-	-	-	-	-	
04042	374	だいず [豆腐・油揚げ類] 凍り豆腐 乾	7.2	0.5	1.9	2.5	-	-	-	-	-	
04087	375	だいず [豆腐・油揚げ類] 凍り豆腐 水煮	79.6	0.2	0.4	0.5	-	-	-	-	-	
04043	376	だいず [豆腐・油揚げ類] 豆腐よう	60.6	0.3	0.5	0.8	-	-	-	-	-	
04044	377	だいず [豆腐・油揚げ類] 豆腐竹輪 蒸し	71.6	0.2	0.6	0.8	-	-	-	-	-	
04045	378	だいず [豆腐・油揚げ類] 豆腐竹輪 焼き	68.8	0.2	0.5	0.7	-	-	-	-	-	
04088	379	だいず [豆腐・油揚げ類] ろくじょう豆腐	26.5	0.9	2.3	3.2	-	-	-	-	-	
04046	380	だいず [納豆類] 糸引き納豆	59.5	2.3	4.4	6.7	-	-	-	-	-	
04047	381	だいず [納豆類] 挽きわり納豆	60.9	2.0	3.9	5.9	-	-	-	-	-	
04048	382	だいず [納豆類] 五斗納豆	45.8	2.0	2.9	4.9	-	-	-	-	-	
04049	383	だいず [納豆類] 寺納豆	24.4	1.6	6.0	7.6	-	-	-	-	-	
04051	384	だいず [その他] おから 生	75.5	0.4	11.1	11.5	-	-	-	-	-	
04089	385	だいず [その他] おから 乾燥	7.1	1.5	42.1	43.6	-	-	-	-	-	
04052	386	だいず [その他] 豆乳 豆乳	90.8	0.2	0	0.2	-	-	-	-	-	
04053	387	だいず [その他] 豆乳 調製豆乳	87.9	0.2	0.1	0.3	-	-	-	-	-	
04054	388	だいず [その他] 豆乳 豆乳飲料・麦芽コーヒー	87.4	0.1	0	0.1	-	-	-	-	-	
04055	389	だいず [その他] 大豆たんぱく 粒状大豆たんぱく	7.8	5.9	11.9	17.8	-	-	-	-	-	
04056	390	だいず [その他] 大豆たんぱく 濃縮大豆たんぱく	6.8	1.4	19.5	20.9	-	-	-	-	-	

4 豆類

食品番号	索引番号	食品名	水分 WATER	プロスキー変法 水溶性 FIBSOL	プロスキー変法 不溶性 FIBINS	プロスキー変法 総量 FIBTG	AOAC.2011.25法 低分子量水溶性 FIB-SDFS	AOAC.2011.25法 高分子量水溶性 FIB-SDFP	AOAC.2011.25法 不溶性 FIB-IDF	AOAC.2011.25法 難消化性でん粉 STARES	AOAC.2011.25法 総量 FIB-TDF	備考
		単位	(					g			)	
04057	391	だいず [その他] 大豆たんぱく 分離大豆たんぱく 塩分無調整タイプ	5.9	0	4.2	4.2	-	-	-	-	-	
04090	392	だいず [その他] 大豆たんぱく 分離大豆たんぱく 塩分調整タイプ	5.9	0	4.2	4.2	-	-	-	-	-	
04058	393	だいず [その他] 大豆たんぱく 繊維状大豆たんぱく	5.8	0.5	5.1	5.6	-	-	-	-	-	
04059	394	だいず [その他] 湯葉 生	59.1	0.2	0.6	0.8	-	-	-	-	-	
04060	395	だいず [その他] 湯葉 干し 乾	6.9	0.6	2.4	3.0	-	-	-	-	-	
04091	396	だいず [その他] 湯葉 干し 湯戻し	72.8	0.3	0.9	1.2	-	-	-	-	-	
04061	397	だいず [その他] 金山寺みそ	34.3	0.2	3.0	3.2	-	-	-	-	-	
04062	398	だいず [その他] ひしおみそ	46.3	0.9	1.9	2.8	-	-	-	-	-	
04063	399	だいず [その他] テンペ	57.8	2.1	8.1	10.2	-	-	-	-	-	
04064	400	つるあずき 全粒 乾	12.0	1.3	20.7	22.0	-	-	-	-	-	
04092	401	つるあずき 全粒 ゆで	60.5	0.6	12.8	13.4	-	-	-	-	-	
04065	402	ひよこまめ 全粒 乾	10.4	1.2	15.1	16.3	-	-	-	-	-	
04066	403	ひよこまめ 全粒 ゆで	59.6	0.5	11.1	11.6	-	-	-	-	-	
04067	404	ひよこまめ 全粒 フライ 味付け	4.6	1.1	19.9	21.0	-	-	-	-	-	
04068	405	べにばないんげん 全粒 乾	15.4	1.2	25.5	26.7	-	-	-	-	-	
04069	406	べにばないんげん 全粒 ゆで	69.7	0.7	6.9	7.6	-	-	-	-	-	
04070	408	らいまめ 全粒 乾	11.7	1.4	18.3	19.6	-	-	-	-	-	
04093	409	らいまめ 全粒 ゆで	62.3	0.8	10.2	10.9	-	-	-	-	-	
04071	410	りょくとう 全粒 乾	10.8	0.6	14.0	14.6	-	-	-	-	-	
04072	411	りょくとう 全粒 ゆで	66.0	0.4	4.8	5.2	-	-	-	-	-	
04073	412	レンズまめ 全粒 乾	12.0	1.0	15.7	16.7	-	-	-	-	-	
04094	413	レンズまめ 全粒 ゆで	57.9	0.9	8.5	9.4	-	-	-	-	-	

5 種実類

食品番号	索引番号	食品名	水分 WATER	水溶性 FIBSOL	不溶性 FIBINS	総量 FIBTG	低分子量水溶性 FIB-SDFS	高分子量水溶性 FIB-SDFP	不溶性 FIB-IDF	難消化性でん粉 STARES	総量 FIB-TDF	備考
				プロスキー変法			AOAC.2011.25法					
		単位	(				g				)	
05001	414	アーモンド 乾	4.7	0.8	9.3	10.1	-	-	-	-	-	
05002	415	アーモンド フライ 味付け	1.8	1.1	9.0	10.1	-	-	-	-	-	
05040	416	アーモンド いり 無塩	1.8	1.1	10.0	11.0	-	-	-	-	-	
05003	417	あさ 乾	4.6	1.2	21.8	23.0	-	-	-	-	-	
05041	418	あまに いり	0.8	9.1	14.7	23.8	-	-	-	-	-	
05004	419	えごま 乾	5.6	1.7	19.1	20.8	-	-	-	-	-	
05005	420	カシューナッツ フライ 味付け	3.2	0.8	5.9	6.7	-	-	-	-	-	
05006	421	かぼちゃ いり 味付け	4.5	1.8	5.5	7.3	-	-	-	-	-	
05007	422	かや いり	1.2	2.5	15.7	18.2	-	-	-	-	-	
05008	423	ぎんなん 生	57.4	0.2	1.4	1.6	-	-	-	-	-	
05009	424	ぎんなん ゆで	56.9	0.2	2.2	2.4	-	-	-	-	-	
05010	425	（くり類） 日本ぐり 生	58.8	0.3	3.9	4.2	-	-	-	-	-	
05011	426	（くり類） 日本ぐり ゆで	58.4	0.3	6.3	6.6	-	-	-	-	-	
05012	427	（くり類） 日本ぐり 甘露煮	40.8	0.3	2.5	2.8	-	-	-	-	-	
05013	428	（くり類） 中国ぐり 甘ぐり	44.4	1.0	7.5	8.5	-	-	-	-	-	
05014	429	くるみ いり	3.1	0.6	6.9	7.5	-	-	-	-	-	
05015	430	けし 乾	3.0	1.9	14.6	16.5	-	-	-	-	-	
05016	431	ココナッツ ココナッツパウダー	2.5	0.5	13.6	14.1	-	-	-	-	-	
05017	432	ごま 乾	4.7	1.6	9.2	10.8	-	-	-	-	-	
05018	433	ごま いり	1.6	2.5	10.1	12.6	-	-	-	-	-	
05019	434	ごま むき	4.1	0.6	12.4	13.0	-	-	-	-	-	
05042	435	ごま ねり	0.5	1.8	9.4	11.2	-	-	-	-	-	
05020	436	しい 生	37.3	0.7	2.6	3.3	-	-	-	-	-	
05021	437	すいか いり 味付け	5.9	1.1	6.0	7.1	-	-	-	-	-	
05046	438	チアシード 乾	6.5	-	-	-	1.9	3.8	31.2	0.1	36.9	
05022	439	とち 蒸し	58.0	1.0	5.6	6.6	-	-	-	-	-	
05023	440	はす 未熟 生	77.5	0.3	2.3	2.6	-	-	-	-	-	
05024	441	はす 成熟 乾	11.2	1.3	9.0	10.3	-	-	-	-	-	
05043	442	はす 成熟 ゆで	66.1	0.6	4.4	5.0	-	-	-	-	-	
05025	443	（ひし類） ひし 生	51.8	0.5	2.4	2.9	-	-	-	-	-	
05047	444	（ひし類） とうびし 生	64.3	-	-	-	0.6	0.8	6.9	0.5	8.2	
05048	445	（ひし類） とうびし ゆで	65.5	-	-	-	0.5	0.8	3.8	2.0	5.1	
05026	446	ピスタチオ いり 味付け	2.2	0.9	8.3	9.2	-	-	-	-	-	

5 種実類

食品番号	索引番号	食品名	水分	プロスキー変法			AOAC.2011.25法					備考
				水溶性	不溶性	総量	低分子量水溶性	高分子量水溶性	不溶性	難消化性でん粉	総量	
		成分識別子	WATER	FIBSOL	FIBINS	FIBTG	FIB-SDFS	FIB-SDFP	FIB-IDF	STARES	FIB-TDF	
		単位	(.. g ....)									
05027	447	ひまわり　フライ　味付け	2.6	0.8	6.1	6.9	-	-	-	-	-	
05028	449	ブラジルナッツ　フライ　味付け	2.8	0.3	6.9	7.2	-	-	-	-	-	
05029	450	ヘーゼルナッツ　フライ　味付け	1.0	0.9	6.5	7.4	-	-	-	-	-	
05030	452	ペカン　フライ　味付け	1.9	0.7	6.4	7.1	-	-	-	-	-	
05031	453	マカダミアナッツ　いり　味付け	1.3	Tr	6.2	6.2	-	-	-	-	-	
05032	454	まつ　生	2.5	1.0	3.1	4.1	-	-	-	-	-	
05033	455	まつ　いり	1.9	0.5	6.4	6.9	-	-	-	-	-	
05034	456	らっかせい　大粒種　乾	6.0	0.5	7.0	7.4	0.7	0.6	7.2	0	8.5	
05035	457	らっかせい　大粒種　いり	1.7	0.3	6.9	7.1	0.8	0.7	9.8	0.1	11.4	
05044	458	らっかせい　小粒種　乾	6.0	0.4	7.0	7.4	-	-	-	-	-	
05045	459	らっかせい　小粒種　いり	2.1	0.3	6.9	7.2	-	-	-	-	-	
05036	460	らっかせい　バターピーナッツ	2.4	0.5	6.4	6.8	0.6	1.0	7.9	Tr	9.5	
05037	461	らっかせい　ピーナッツバター	1.2	0.6	5.5	6.1	0.8	0.8	6.0	0.1	7.6	

6 野菜類

食品番号	索引番号	食品名	水分	食物繊維 プロスキー変法 水溶性	食物繊維 プロスキー変法 不溶性	食物繊維 プロスキー変法 総量	AOAC.2011.25法 低分子量水溶性	AOAC.2011.25法 高分子量水溶性	AOAC.2011.25法 不溶性	AOAC.2011.25法 難消化性でん粉	AOAC.2011.25法 総量	備考
成分識別子			WATER	FIBSOL	FIBINS	FIBTG	FIB-SDFS	FIB-SDFP	FIB-IDF	STARES	FIB-TDF	
単位			(					g			)	
06001	462	アーティチョーク　花らい　生	85.1	6.1	2.6	8.7	-	-	-	-	-	
06002	463	アーティチョーク　花らい　ゆで	85.9	6.3	2.3	8.6	-	-	-	-	-	
06003	464	あさつき　葉　生	89.0	0.7	2.6	3.3	-	-	-	-	-	
06004	465	あさつき　葉　ゆで	87.3	1.3	2.1	3.4	-	-	-	-	-	
06005	466	あしたば　茎葉　生	88.6	1.5	4.1	5.6	-	-	-	-	-	
06006	467	あしたば　茎葉　ゆで	89.5	1.4	3.9	5.3	-	-	-	-	-	
06007	468	アスパラガス　若茎　生	92.6	0.4	1.4	1.8	-	-	-	-	-	
06008	469	アスパラガス　若茎　ゆで	92.0	0.5	1.6	2.1	-	-	-	-	-	
06327	470	アスパラガス　若茎　油いため	88.3	0.4	1.7	2.1	-	-	-	-	-	
06009	471	アスパラガス　水煮缶詰	91.9	0.4	1.3	1.7	-	-	-	-	-	
06328	472	アロエ　葉　生	99.0	0.1	0.3	0.4	-	-	-	-	-	
06010	473	いんげんまめ　さやいんげん　若ざや　生	92.2	0.3	2.1	2.4	-	-	-	-	-	
06011	474	いんげんまめ　さやいんげん　若ざや　ゆで	91.7	0.6	2.0	2.6	-	-	-	-	-	
06012	475	（うど類）　うど　茎　生	94.4	0.3	1.1	1.4	-	-	-	-	-	
06013	476	（うど類）　うど　茎　水さらし	95.7	0.3	1.3	1.6	-	-	-	-	-	
06014	477	（うど類）　やまうど　茎　生	93.9	0.3	1.5	1.8	-	-	-	-	-	
06363	478	うるい　葉　生	92.8	0.8	2.5	3.3	-	-	-	-	-	
06015	479	えだまめ　生	71.7	0.4	4.6	5.0	-	-	-	-	-	
06016	480	えだまめ　ゆで	72.1	0.5	4.1	4.6	-	-	-	-	-	
06017	481	えだまめ　冷凍	67.1	1.4	5.9	7.3	-	-	-	-	-	
06018	482	エンダイブ　葉　生	94.6	0.6	1.6	2.2	-	-	-	-	-	
06019	483	（えんどう類）　トウミョウ　茎葉　生	90.9	0.2	3.1	3.3	-	-	-	-	-	
06329	484	（えんどう類）　トウミョウ　芽ばえ　生	92.2	0.2	2.0	2.2	-	-	-	-	-	
06330	485	（えんどう類）　トウミョウ　芽ばえ　ゆで	91.7	0.5	3.0	3.5	-	-	-	-	-	
06331	486	（えんどう類）　トウミョウ　芽ばえ　油いため	84.3	0.5	2.4	3.0	-	-	-	-	-	
06020	487	（えんどう類）　さやえんどう　若ざや　生	88.6	0.3	2.7	3.0	-	-	-	-	-	
06021	488	（えんどう類）　さやえんどう　若ざや　ゆで	89.1	0.9	2.2	3.1	-	-	-	-	-	
06022	489	（えんどう類）　スナップえんどう　若ざや　生	86.6	0.3	2.2	2.5	-	-	-	-	-	
06023	490	（えんどう類）　グリンピース　生	76.5	0.6	7.1	7.7	-	-	-	-	-	
06024	491	（えんどう類）　グリンピース　ゆで	72.2	0.9	7.7	8.6	-	-	-	-	-	
06025	492	（えんどう類）　グリンピース　冷凍	75.7	0.6	5.3	5.8	0.8	1.5	7.1	1.2	9.3	
06374	493	（えんどう類）　グリンピース　冷凍　ゆで	74.6	-	-	-	1.0	1.2	8.1	1.6	10.3	
06375	494	（えんどう類）　グリンピース　冷凍　油いため	70.1	-	-	-	0.9	1.3	7.2	1.5	9.3	

6 野菜類

食品番号	索引番号	食品名	水分 WATER	水溶性 FIBSOL	不溶性 FIBINS	総量 FIBTG	低分子量水溶性 FIB-SDFS	高分子量水溶性 FIB-SDFP	不溶性 FIB-IDF	難消化性でん粉 STARES	総量 FIB-TDF	備考
							可食部100g当たり 食物繊維 プロスキー変法 / AOAC.2011.25法					
		単位	(						g		)	
06026	495	（えんどう類） グリンピース 水煮缶詰	74.9	0.8	6.1	6.9	-	-	-	-	-	
06027	496	おおさかしろな 葉 生	94.9	0.2	1.6	1.8	-	-	-	-	-	
06028	497	おおさかしろな 葉 ゆで	94.0	0.6	1.6	2.2	-	-	-	-	-	
06029	498	おおさかしろな 塩漬	91.0	0.2	2.9	3.1	-	-	-	-	-	
06030	499	おかひじき 茎葉 生	92.5	0.5	2.0	2.5	-	-	-	-	-	
06031	500	おかひじき 茎葉 ゆで	92.9	0.5	2.2	2.7	-	-	-	-	-	
06032	501	オクラ 果実 生	90.2	1.4	3.6	5.0	-	-	-	-	-	
06033	502	オクラ 果実 ゆで	89.4	1.6	3.6	5.2	-	-	-	-	-	
06034	503	かぶ 葉 生	92.3	0.3	2.6	2.9	-	-	-	-	-	
06035	504	かぶ 葉 ゆで	92.2	0.5	3.2	3.7	-	-	-	-	-	
06036	505	かぶ 根 皮つき 生	93.9	0.3	1.2	1.5	-	-	-	-	-	
06037	506	かぶ 根 皮つき ゆで	93.8	0.5	1.3	1.8	-	-	-	-	-	
06038	507	かぶ 根 皮なし 生	93.9	0.3	1.1	1.4	-	-	-	-	-	
06039	508	かぶ 根 皮なし ゆで	93.7	0.5	1.2	1.7	-	-	-	-	-	
06040	509	かぶ 漬物 塩漬 葉	87.9	0.8	2.8	3.6	-	-	-	-	-	
06041	510	かぶ 漬物 塩漬 根 皮つき	90.5	0.5	1.4	1.9	-	-	-	-	-	
06042	511	かぶ 漬物 塩漬 根 皮なし	89.4	0.4	1.6	2.0	-	-	-	-	-	
06043	512	かぶ 漬物 ぬかみそ漬 葉	83.5	0.8	3.2	4.0	-	-	-	-	-	
06044	513	かぶ 漬物 ぬかみそ漬 根 皮つき	89.5	0.5	1.5	2.0	-	-	-	-	-	
06045	514	かぶ 漬物 ぬかみそ漬 根 皮なし	83.5	0.7	1.1	1.8	-	-	-	-	-	
06046	515	（かぼちゃ類） 日本かぼちゃ 果実 生	86.7	0.7	2.1	2.8	-	-	-	-	-	
06047	516	（かぼちゃ類） 日本かぼちゃ 果実 ゆで	84.0	0.8	2.8	3.6	-	-	-	-	-	
06048	517	（かぼちゃ類） 西洋かぼちゃ 果実 生	76.2	0.9	2.6	3.5	-	-	-	-	-	
06049	518	（かぼちゃ類） 西洋かぼちゃ 果実 ゆで	75.7	0.9	3.2	4.1	-	-	-	-	-	
06332	519	（かぼちゃ類） 西洋かぼちゃ 果実 焼き	68.2	1.3	3.9	5.3	-	-	-	-	-	
06050	520	（かぼちゃ類） 西洋かぼちゃ 果実 冷凍	78.1	0.9	3.3	4.2	-	-	-	-	-	
06051	521	（かぼちゃ類） そうめんかぼちゃ 果実 生	92.4	0.3	1.2	1.5	-	-	-	-	-	
06052	522	からしな 葉 生	90.3	0.9	2.8	3.7	-	-	-	-	-	
06053	523	からしな 塩漬	84.5	1.0	4.0	5.0	-	-	-	-	-	
06054	524	カリフラワー 花序 生	90.8	0.4	2.5	2.9	-	-	-	-	-	
06055	525	カリフラワー 花序 ゆで	91.5	0.7	2.5	3.2	-	-	-	-	-	
06056	526	かんぴょう 乾	19.8	6.8	23.3	30.1	-	-	-	-	-	
06057	527	かんぴょう ゆで	91.6	1.9	3.4	5.3	-	-	-	-	-	

6 野菜類

食品番号	索引番号	食品名	水分	食物繊維 プロスキー変法 水溶性	不溶性	総量	食物繊維 AOAC.2011.25法 低分子量水溶性	高分子量水溶性	不溶性	難消化性でん粉	総量	備考
成分識別子			WATER	FIBSOL	FIBINS	FIBTG	FIB-SDFS	FIB-SDFP	FIB-IDF	STARES	FIB-TDF	
単位			(... g ....)									
06364	528	かんぴょう 甘煮	57.6	2.6	2.9	5.5	-	-	-	-	-	
06058	529	きく 花びら 生	91.5	0.8	2.6	3.4	-	-	-	-	-	
06059	530	きく 花びら ゆで	92.9	0.8	2.1	2.9	-	-	-	-	-	
06060	531	きく 菊のり	9.5	8.2	21.4	29.6	-	-	-	-	-	
06061	532	(キャベツ類) キャベツ 結球葉 生	92.7	0.4	1.4	1.8	-	-	-	-	-	
06062	533	(キャベツ類) キャベツ 結球葉 ゆで	93.9	0.5	1.5	2.0	-	-	-	-	-	
06333	534	(キャベツ類) キャベツ 結球葉 油いため	85.7	0.6	1.6	2.2	-	-	-	-	-	
06063	535	(キャベツ類) グリーンボール 結球葉 生	93.4	0.3	1.3	1.6	-	-	-	-	-	
06064	536	(キャベツ類) レッドキャベツ 結球葉 生	90.4	0.6	2.2	2.8	-	-	-	-	-	
06065	537	きゅうり 果実 生	95.4	0.2	0.9	1.1	-	-	-	-	-	
06066	538	きゅうり 漬物 塩漬	92.1	0.3	1.0	1.3	-	-	-	-	-	
06067	539	きゅうり 漬物 しょうゆ漬	81.0	0.7	2.7	3.4	-	-	-	-	-	
06068	540	きゅうり 漬物 ぬかみそ漬	85.6	0.4	1.1	1.5	-	-	-	-	-	
06069	541	きゅうり 漬物 ピクルス スイート型	80.0	0.3	1.4	1.7	-	-	-	-	-	
06070	542	きゅうり 漬物 ピクルス サワー型	93.4	0.3	1.1	1.4	-	-	-	-	-	
06071	543	ぎょうじゃにんにく 葉 生	88.8	0.5	2.8	3.3	-	-	-	-	-	
06075	544	キンサイ 茎葉 生	93.5	0.3	2.2	2.5	-	-	-	-	-	
06076	545	キンサイ 茎葉 ゆで	93.6	0.6	2.3	2.9	-	-	-	-	-	
06077	546	クレソン 茎葉 生	94.1	0.2	2.3	2.5	-	-	-	-	-	
06078	547	くわい 塊茎 生	65.5	0.6	1.8	2.4	-	-	-	-	-	
06079	548	くわい 塊茎 ゆで	65.0	0.8	2.0	2.8	-	-	-	-	-	
06080	549	ケール 葉 生	90.2	0.5	3.2	3.7	-	-	-	-	-	
06081	550	コールラビ 球茎 生	93.2	0.3	1.6	1.9	-	-	-	-	-	
06082	551	コールラビ 球茎 ゆで	93.1	0.7	1.6	2.3	-	-	-	-	-	
06083	552	こごみ 若芽 生	90.7	0.5	4.7	5.2	-	-	-	-	-	
06084	553	ごぼう 根 生	81.7	2.3	3.4	5.7	-	-	-	-	-	
06085	554	ごぼう 根 ゆで	83.9	2.7	3.4	6.1	-	-	-	-	-	
06086	555	こまつな 葉 生	94.1	0.4	1.5	1.9	-	-	-	-	-	
06087	556	こまつな 葉 ゆで	94.0	0.6	1.8	2.4	-	-	-	-	-	
06385	557	コリアンダー 葉 生	92.4	-	-	-	Tr	0.8	3.3	-	4.2	
06088	558	ザーサイ 漬物	77.6	0.9	3.7	4.6	-	-	-	-	-	
06089	559	さんとうさい 葉 生	94.7	0.4	1.8	2.2	-	-	-	-	-	
06090	560	さんとうさい 葉 ゆで	94.3	0.7	1.8	2.5	-	-	-	-	-	

6 野菜類

食品番号	索引番号	食品名	水分 WATER	水溶性 FIBSOL	不溶性 FIBINS	総量 FIBTG	低分子量水溶性 FIB-SDFS	高分子量水溶性 FIB-SDFP	不溶性 FIB-IDF	難消化性でん粉 STARES	総量 FIB-TDF	備考
								可食部100g当たり 食物繊維				
		単位	(					g			)	
06091	561	さんとうさい 塩漬	90.3	0.5	2.5	3.0	-	-	-	-	-	
06092	562	しかくまめ 若ざや 生	92.8	0.2	3.0	3.2	-	-	-	-	-	
06093	563	ししとう 果実 生	91.4	0.3	3.3	3.6	-	-	-	-	-	
06094	564	ししとう 果実 油いため	88.3	0.3	3.3	3.6	-	-	-	-	-	
06095	565	しそ 葉 生	86.7	0.8	6.5	7.3	-	-	-	-	-	
06096	566	しそ 実 生	85.7	0.8	8.1	8.9	-	-	-	-	-	
06097	567	じゅうろくささげ 若ざや 生	91.9	0.3	3.9	4.2	-	-	-	-	-	
06098	568	じゅうろくささげ 若ざや ゆで	90.2	1.2	3.3	4.5	-	-	-	-	-	
06099	569	しゅんぎく 葉 生	91.8	0.8	2.4	3.2	-	-	-	-	-	
06100	570	しゅんぎく 葉 ゆで	91.1	1.1	2.6	3.7	-	-	-	-	-	
06101	571	じゅんさい 若葉 水煮びん詰	98.6	0.4	0.6	1.0	-	-	-	-	-	
06102	572	（しょうが類） 葉しょうが 根茎 生	96.3	0.1	1.5	1.6	-	-	-	-	-	
06103	573	（しょうが類） しょうが 根茎 皮なし 生	91.4	0.2	1.9	2.1	-	-	-	-	-	
06365	574	（しょうが類） しょうが 根茎 皮なし 生 おろし	81.6	0.2	7.3	7.4	-	-	-	-	-	
06366	575	（しょうが類） しょうが 根茎 皮なし 生 おろし汁	95.1	0.2	0.2	0.3	-	-	-	-	-	
06104	576	（しょうが類） しょうが 漬物 酢漬	89.2	0.2	2.0	2.2	-	-	-	-	-	
06105	577	（しょうが類） しょうが 漬物 甘酢漬	86.0	0.2	1.6	1.8	-	-	-	-	-	
06386	578	（しょうが類） 新しょうが 根茎 生	96.0	-	-	-	0	0.2	1.7	Tr	1.9	
06106	579	しろうり 果実 生	95.3	0.2	1.0	1.2	-	-	-	-	-	
06107	580	しろうり 漬物 塩漬	92.8	0.3	1.9	2.2	-	-	-	-	-	
06108	581	しろうり 漬物 奈良漬	44.0	0.8	1.8	2.6	-	-	-	-	-	
06109	582	ずいき 生ずいき 生	94.5	0.4	1.2	1.6	-	-	-	-	-	
06110	583	ずいき 生ずいき ゆで	96.1	0.3	1.8	2.1	-	-	-	-	-	
06111	584	ずいき 干しずいき 乾	9.9	4.8	21.0	25.8	-	-	-	-	-	
06112	585	ずいき 干しずいき ゆで	95.5	0.3	2.8	3.1	-	-	-	-	-	
06387	586	すいぜんじな 葉 生	93.1	-	-	-	Tr	1.5	2.4	-	4.0	
06113	587	すぐきな 葉 生	90.5	0.7	3.3	4.0	-	-	-	-	-	
06114	588	すぐきな 根 生	93.7	0.6	1.1	1.7	-	-	-	-	-	
06115	589	すぐきな すぐき漬	87.4	0.9	4.3	5.2	-	-	-	-	-	
06116	590	ズッキーニ 果実 生	94.9	0.2	1.1	1.3	-	-	-	-	-	
06117	591	せり 茎葉 生	93.4	0.4	2.1	2.5	-	-	-	-	-	
06118	592	せり 茎葉 ゆで	93.6	0.6	2.2	2.8	-	-	-	-	-	

6 野菜類

食品番号	索引番号	食品名	水分	食物繊維 プロスキー変法 水溶性	食物繊維 プロスキー変法 不溶性	食物繊維 プロスキー変法 総量	食物繊維 AOAC.2011.25法 低分子量水溶性	食物繊維 AOAC.2011.25法 高分子量水溶性	食物繊維 AOAC.2011.25法 不溶性	食物繊維 AOAC.2011.25法 難消化性でん粉	食物繊維 AOAC.2011.25法 総量	備考
成分識別子			WATER	FIBSOL	FIBINS	FIBTG	FIB-SDFS	FIB-SDFP	FIB-IDF	STARES	FIB-TDF	
単位			(					g			)	
06119	593	セロリ 葉柄 生	94.7	0.3	1.2	1.5	-	-	-	-	-	
06120	594	ぜんまい 生ぜんまい 若芽 生	90.9	0.7	3.1	3.8	-	-	-	-	-	
06121	595	ぜんまい 生ぜんまい 若芽 ゆで	94.2	0.6	2.9	3.5	-	-	-	-	-	
06122	596	ぜんまい 干しぜんまい 干し若芽 乾	8.5	6.1	28.7	34.8	-	-	-	-	-	
06123	597	ぜんまい 干しぜんまい 干し若芽 ゆで	91.2	0.7	4.5	5.2	-	-	-	-	-	
06124	598	そらまめ 未熟豆 生	72.3	0.2	2.4	2.6	-	-	-	-	-	
06125	599	そらまめ 未熟豆 ゆで	71.3	0.4	3.6	4.0	-	-	-	-	-	
06126	600	タアサイ 葉 生	94.3	0.2	1.7	1.9	-	-	-	-	-	
06127	601	タアサイ 葉 ゆで	95.0	0.3	1.8	2.1	-	-	-	-	-	
06128	602	(だいこん類) かいわれだいこん 芽ばえ 生	93.4	0.3	1.6	1.9	-	-	-	-	-	
06129	603	(だいこん類) 葉だいこん 葉 生	92.6	0.5	2.1	2.6	-	-	-	-	-	
06130	604	(だいこん類) だいこん 葉 生	90.6	0.8	3.2	4.0	-	-	-	-	-	
06131	605	(だいこん類) だいこん 葉 ゆで	91.3	0.8	2.8	3.6	-	-	-	-	-	
06132	606	(だいこん類) だいこん 根 皮つき 生	94.6	0.5	0.9	1.4	-	-	-	-	-	
06133	607	(だいこん類) だいこん 根 皮つき ゆで	94.4	0.5	1.1	1.6	-	-	-	-	-	
06134	608	(だいこん類) だいこん 根 皮なし 生	94.6	0.5	0.8	1.3	-	-	-	-	-	
06367	609	(だいこん類) だいこん 根 皮なし 生 おろし	90.5	1.4	3.7	5.1	-	-	-	-	-	
06368	610	(だいこん類) だいこん 根 皮なし 生 おろし汁	96.5	Tr	Tr	0.1	-	-	-	-	-	
06369	611	(だいこん類) だいこん 根 皮なし 生 おろし水洗い	91.4	1.0	3.8	4.7	-	-	-	-	-	
06135	612	(だいこん類) だいこん 根 皮なし ゆで	94.8	0.8	0.9	1.7	-	-	-	-	-	
06136	613	(だいこん類) 切干しだいこん 乾	8.4	5.2	16.1	21.3	-	-	-	-	-	
06334	614	(だいこん類) 切干しだいこん ゆで	94.6	0.6	3.2	3.7	-	-	-	-	-	
06335	615	(だいこん類) 切干しだいこん 油いため	84.5	1.5	4.1	5.6	-	-	-	-	-	
06388	616	(だいこん類) 漬物 いぶりがっこ	73.8	-	-	-	0.3	1.0	5.8	-	7.1	
06137	617	(だいこん類) 漬物 ぬかみそ漬	87.1	0.7	1.1	1.8	-	-	-	-	-	
06138	618	(だいこん類) 漬物 たくあん漬 塩押しだいこん漬	85.0	0.7	1.6	2.3	-	-	-	-	-	
06139	619	(だいこん類) 漬物 たくあん漬 干しだいこん漬	88.8	0.6	3.1	3.7	-	-	-	-	-	
06140	620	(だいこん類) 漬物 守口漬	46.2	1.0	2.3	3.3	-	-	-	-	-	
06141	621	(だいこん類) 漬物 べったら漬	83.1	0.6	1.0	1.6	-	-	-	-	-	
06142	622	(だいこん類) 漬物 みそ漬	79.0	0.5	1.6	2.1	-	-	-	-	-	

6 野菜類

食品番号	索引番号	食品名	水分	プロスキー変法 水溶性	プロスキー変法 不溶性	プロスキー変法 総量	AOAC.2011.25法 低分子量水溶性	AOAC.2011.25法 高分子量水溶性	AOAC.2011.25法 不溶性	AOAC.2011.25法 難消化性でん粉	AOAC.2011.25法 総量	備考
		成分識別子	WATER	FIBSOL	FIBINS	FIBTG	FIB-SDFS	FIB-SDFP	FIB-IDF	STARES	FIB-TDF	
		単位	(					g			)	
06143	623	（だいこん類）　漬物　福神漬	58.6	0.8	3.1	3.9	-	-	-	-	-	
06144	624	（たいさい類）　つまみな　葉　生	92.3	0.3	2.0	2.3	-	-	-	-	-	
06145	625	（たいさい類）　たいさい　葉　生	93.7	0.4	1.2	1.6	-	-	-	-	-	
06146	626	（たいさい類）　たいさい　塩漬	90.9	0.2	2.3	2.5	-	-	-	-	-	
06147	627	たかな　葉　生	92.7	0.8	1.7	2.5	-	-	-	-	-	
06148	628	たかな、たかな漬	87.2	0.8	3.2	4.0	-	-	-	-	-	
06149	629	たけのこ　若茎　生	90.8	0.3	2.5	2.8	-	-	-	-	-	
06150	630	たけのこ　若茎　ゆで	89.9	0.4	2.9	3.3	-	-	-	-	-	
06151	631	たけのこ　水煮缶詰	92.8	0.5	1.8	2.3	-	-	-	-	-	
06152	632	たけのこ　めんま　塩蔵　塩抜き	93.9	0.3	3.2	3.5	-	-	-	-	-	
06153	633	（たまねぎ類）　たまねぎ　りん茎　生	90.1	0.4	1.0	1.5	-	-	-	-	-	
06154	634	（たまねぎ類）　たまねぎ　りん茎　水さらし	93.0	0.5	1.0	1.5	-	-	-	-	-	
06155	635	（たまねぎ類）　たまねぎ　りん茎　ゆで	91.5	0.7	1.0	1.7	-	-	-	-	-	
06336	636	（たまねぎ類）　たまねぎ　りん茎　油いため	80.1	1.7	0.9	2.7	-	-	-	-	-	
06156	638	（たまねぎ類）　赤たまねぎ　りん茎　生	89.6	0.6	1.1	1.7	-	-	-	-	-	
06337	639	（たまねぎ類）　葉たまねぎ　りん茎及び葉　生	89.5	0.7	2.3	3.0	-	-	-	-	-	
06157	640	たらのめ　若芽　生	90.2	1.1	3.1	4.2	-	-	-	-	-	
06158	641	たらのめ　若芽　ゆで	90.8	1.1	2.5	3.6	-	-	-	-	-	
06159	642	チコリ　若芽　生	94.7	0.2	0.9	1.1	-	-	-	-	-	
06376	643	ちぢみゆきな　葉　生	88.1	1.3	2.6	3.9	-	-	-	-	-	
06377	644	ちぢみゆきな　葉　ゆで	89.1	1.5	2.8	4.3	-	-	-	-	-	
06160	645	チンゲンサイ　葉　生	96.0	0.2	1.0	1.2	-	-	-	-	-	
06161	646	チンゲンサイ　葉　ゆで	95.3	0.3	1.2	1.5	-	-	-	-	-	
06338	647	チンゲンサイ　葉　油いため	92.6	0.4	1.0	1.4	-	-	-	-	-	
06162	648	つくし　胞子茎　生	86.9	1.2	6.9	8.1	-	-	-	-	-	
06163	649	つくし　胞子茎　ゆで	88.9	1.1	5.6	6.7	-	-	-	-	-	
06164	650	つるな　茎葉　生	93.8	0.5	1.8	2.3	-	-	-	-	-	
06390	651	つるにんじん　根　生	77.7	-	-	-	8.2	2.5	6.4	-	17.1	
06165	652	つるむらさき　茎葉　生	95.1	0.6	1.6	2.2	-	-	-	-	-	
06166	653	つるむらさき　茎葉　ゆで	94.5	0.5	2.6	3.1	-	-	-	-	-	
06167	654	つわぶき　葉柄　生	93.3	0.4	2.1	2.5	-	-	-	-	-	
06168	655	つわぶき　葉柄　ゆで	95.0	0.2	2.1	2.3	-	-	-	-	-	
06169	656	とうがらし　葉・果実　生	86.7	0.7	5.0	5.7	-	-	-	-	-	

6 野菜類

食品番号	索引番号	食品名	水分	食物繊維 プロスキー変法 水溶性	不溶性	総量	AOAC.2011.25法 低分子量水溶性	高分子量水溶性	不溶性	難消化性でん粉	総量	備考
		成分識別子	WATER	FIBSOL	FIBINS	FIBTG	FIB-SDFS	FIB-SDFP	FIB-IDF	STARES	FIB-TDF	
		単位	(..g..)									
06170	657	とうがらし 葉・果実 油いため	79.5	0.8	5.5	6.3	-	-	-	-	-	
06171	658	とうがらし 果実 生	75.0	1.4	8.9	10.3	-	-	-	-	-	
06172	659	とうがらし 果実 乾	8.8	5.4	41.0	46.4	-	-	-	-	-	
06173	660	とうがん 果実 生	95.2	0.4	0.9	1.3	-	-	-	-	-	
06174	661	とうがん 果実 ゆで	95.3	0.5	1.0	1.5						
06175	662	（とうもろこし類） スイートコーン 未熟種子 生	77.1	0.3	2.7	3.0						
06176	663	（とうもろこし類） スイートコーン 未熟種子 ゆで	75.4	0.3	2.8	3.1						
06339	664	（とうもろこし類） スイートコーン 未熟種子 電子レンジ調理	73.5	0.3	3.1	3.4						
06177	665	（とうもろこし類） スイートコーン 未熟種子 穂軸つき 冷凍	75.6	0.3	2.5	2.8						
06178	666	（とうもろこし類） スイートコーン 未熟種子 カーネル 冷凍	75.5	0.2	2.6	2.8	0.1	0.6	4.1	0.2	4.8	
06378	667	（とうもろこし類） スイートコーン 未熟種子 カーネル 冷凍 ゆで	76.5	-	-	-	0.1	0.6	5.5	0.2	6.2	
06379	668	（とうもろこし類） スイートコーン 未熟種子 カーネル 冷凍 油いため	71.8	-	-	-	0.1	0.6	4.0	0.3	4.7	
06179	669	（とうもろこし類） スイートコーン 缶詰 クリームスタイル	78.2	0.2	1.6	1.8						
06180	670	（とうもろこし類） スイートコーン 缶詰 ホールカーネルスタイル	78.4	0.7	2.6	3.3						
06181	671	（とうもろこし類） ヤングコーン 幼雌穂 生	90.9	0.2	2.5	2.7						
06182	672	（トマト類） 赤色トマト 果実 生	94.0	0.3	0.7	1.0						
06183	673	（トマト類） 赤色ミニトマト 果実 生	91.0	0.4	1.0	1.4						
06391	674	（トマト類） 黄色トマト 果実 生	94.7	-	-	-	Tr	0.3	0.9	-	1.3	
06370	675	（トマト類） ドライトマト	9.5	6.4	15.3	21.7						
06184	676	（トマト類） 加工品 ホール 食塩無添加	93.3	0.5	0.8	1.3						
06185	677	（トマト類） 加工品 トマトジュース 食塩添加	94.1	0.3	0.4	0.7						
06340	678	（トマト類） 加工品 トマトジュース 食塩無添加	94.1	0.3	0.4	0.7						
06186	679	（トマト類） 加工品 ミックスジュース 食塩添加	94.2	0.4	0.3	0.7						
06341	680	（トマト類） 加工品 ミックスジュース 食塩無添加	94.2	0.4	0.3	0.7	-	-	-	-	-	
06187	681	トレビス 葉 生	94.1	0.5	1.5	2.0	-	-	-	-	-	
06188	682	とんぶり ゆで	76.7	0.6	6.5	7.1	-	-	-	-	-	

6 野菜類

食品番号	索引番号	食品名	水分 WATER	水溶性 FIBSOL	不溶性 FIBINS	総量 FIBTG	低分子量水溶性 FIB-SDFS	高分子量水溶性 FIB-SDFP	不溶性 FIB-IDF	難消化性でん粉 STARES	総量 FIB-TDF	備考
				プロスキー変法			AOAC.2011.25法					
		単位	(					g			)	
06189	683	ながさきはくさい 葉 生	93.9	0.4	1.8	2.2	-	-	-	-	-	
06190	684	ながさきはくさい 葉 ゆで	93.2	0.7	1.7	2.4	-	-	-	-	-	
06191	685	（なす類） なす 果実 生	93.2	0.3	1.9	2.2	-	-	-	-	-	
06192	686	（なす類） なす 果実 ゆで	94.0	0.7	1.4	2.1	-	-	-	-	-	
06342	687	（なす類） なす 果実 油いため	85.8	0.9	1.8	2.6	-	-	-	-	-	
06343	688	（なす類） なす 果実 天ぷら	71.9	0.7	1.3	1.9	-	-	-	-	-	
06193	689	（なす類） べいなす 果実 生	93.0	0.3	2.1	2.4	-	-	-	-	-	
06194	690	（なす類） べいなす 果実 素揚げ	74.8	0.7	1.1	1.8	-	-	-	-	-	
06195	691	（なす類） 漬物 塩漬	90.4	0.5	2.2	2.7	-	-	-	-	-	
06196	692	（なす類） 漬物 ぬかみそ漬	88.7	0.6	2.1	2.7	-	-	-	-	-	
06197	693	（なす類） 漬物 こうじ漬	69.1	0.8	3.4	4.2	-	-	-	-	-	
06198	694	（なす類） 漬物 からし漬	61.2	1.0	3.2	4.2	-	-	-	-	-	
06199	695	（なす類） 漬物 しば漬	86.4	0.6	3.8	4.4	-	-	-	-	-	
06200	696	なずな 葉 生	86.8	0.5	4.9	5.4	-	-	-	-	-	
06201	697	（なばな類） 和種なばな 花らい・茎 生	88.4	0.7	3.5	4.2	-	-	-	-	-	
06202	698	（なばな類） 和種なばな 花らい・茎 ゆで	90.2	1.3	3.0	4.3	-	-	-	-	-	
06203	699	（なばな類） 洋種なばな 茎葉 生	88.3	0.7	3.0	3.7	-	-	-	-	-	
06204	700	（なばな類） 洋種なばな 茎葉 ゆで	90.0	1.1	3.0	4.1	-	-	-	-	-	
06205	701	にがうり 果実 生	94.4	0.5	2.1	2.6	-	-	-	-	-	
06206	702	にがうり 果実 油いため	90.3	0.5	2.3	2.8	-	-	-	-	-	
06207	703	（にら類） にら 葉 生	92.6	0.5	2.2	2.7	-	-	-	-	-	
06208	704	（にら類） にら 葉 ゆで	89.8	0.8	3.5	4.3	-	-	-	-	-	
06344	705	（にら類） にら 葉 油いため	85.8	1.3	2.2	3.5	-	-	-	-	-	
06209	706	（にら類） 花にら 花茎・花らい 生	91.4	0.5	2.3	2.8	-	-	-	-	-	
06210	707	（にら類） 黄にら 葉 生	94.0	0.4	1.6	2.0	-	-	-	-	-	
06211	708	（にんじん類） 葉にんじん 葉 生	93.5	0.5	2.2	2.7	-	-	-	-	-	
06212	709	（にんじん類） にんじん 根 皮つき 生	89.1	0.7	2.1	2.8	-	-	-	-	-	
06213	710	（にんじん類） にんじん 根 皮つき ゆで	90.2	1.0	1.9	3.0	-	-	-	-	-	
06214	711	（にんじん類） にんじん 根 皮なし 生	89.7	0.6	1.8	2.4	-	-	-	-	-	
06215	712	（にんじん類） にんじん 根 皮なし ゆで	90.0	0.8	2.0	2.8	-	-	-	-	-	
06345	713	（にんじん類） にんじん 根 皮なし 油いため	79.1	1.0	2.1	3.1	-	-	-	-	-	
06346	714	（にんじん類） にんじん 根 皮なし 素揚げ	80.6	0.3	0.8	1.1	-	-	-	-	-	

6 野菜類

食品番号	索引番号	食品名	水分	食物繊維 プロスキー変法			食物繊維 AOAC.2011.25法					備考
				水溶性	不溶性	総量	低分子量水溶性	高分子量水溶性	不溶性	難消化性でん粉	総量	
		成分識別子	WATER	FIBSOL	FIBINS	FIBTG	FIB-SDFS	FIB-SDFP	FIB-IDF	STARES	FIB-TDF	
		単位	(.................................... g ....)									
06347	715	（にんじん類）　にんじん　根　皮　生	90.4	1.3	2.5	3.8	-	-	-	-	-	
06216	716	（にんじん類）　にんじん　根　冷凍	90.2	1.0	1.8	2.9	0.1	1.1	2.9	0	4.1	
06380	717	（にんじん類）　にんじん　根　冷凍　ゆで	91.7	-	-	-	Tr	1.5	1.9	0	3.5	
06381	718	（にんじん類）　にんじん　根　冷凍　油いため	85.2	-	-	-	0.1	1.5	2.7	0	4.2	
06348	719	（にんじん類）　にんじん　グラッセ	83.8	1.4	1.2	2.6	-	-	-	-	-	
06217	720	（にんじん類）　にんじん　ジュース　缶詰	92.0	0.2	0	0.2	-	-	-	-	-	
06218	721	（にんじん類）　きんとき　根　皮つき　生	87.3	1.5	2.4	3.9	-	-	-	-	-	
06219	722	（にんじん類）　きんとき　根　皮つき　ゆで	87.7	2.0	2.3	4.3	-	-	-	-	-	
06220	723	（にんじん類）　きんとき　根　皮なし　生	87.1	1.4	2.2	3.6	-	-	-	-	-	
06221	724	（にんじん類）　きんとき　根　皮なし　ゆで	87.1	1.9	2.2	4.1	-	-	-	-	-	
06222	725	（にんじん類）　ミニキャロット　根　生	90.9	0.6	2.1	2.7	-	-	-	-	-	
06223	726	（にんにく類）　にんにく　りん茎　生	63.9	4.1	2.1	6.2	-	-	-	-	-	
06349	727	（にんにく類）　にんにく　りん茎　油いため	53.7	4.5	2.3	6.8	-	-	-	-	-	
06224	728	（にんにく類）　茎にんにく　花茎　生	86.7	0.7	3.1	3.8	-	-	-	-	-	
06225	729	（にんにく類）　茎にんにく　花茎　ゆで	86.9	1.0	2.8	3.8	-	-	-	-	-	
06226	730	（ねぎ類）　根深ねぎ　葉　軟白　生	89.6	0.3	2.2	2.5	-	-	-	-	-	
06350	731	（ねぎ類）　根深ねぎ　葉　軟白　ゆで	91.4	1.0	1.5	2.5	-	-	-	-	-	
06351	732	（ねぎ類）　根深ねぎ　葉　軟白　油いため	83.9	0.9	1.7	2.7	-	-	-	-	-	
06227	733	（ねぎ類）　葉ねぎ　葉　生	90.5	0.3	2.9	3.2	-	-	-	-	-	
06352	734	（ねぎ類）　葉ねぎ　葉　油いため	83.9	1.7	2.1	3.9	-	-	-	-	-	
06228	735	（ねぎ類）　こねぎ　葉　生	91.3	0.2	2.3	2.5	-	-	-	-	-	
06229	736	のざわな　葉　生	94.0	0.5	1.5	2.0	-	-	-	-	-	
06230	737	のざわな　漬物　塩漬	91.8	0.2	2.3	2.5	-	-	-	-	-	
06231	738	のざわな　漬物　調味漬	89.5	0.5	2.6	3.1	-	-	-	-	-	
06232	739	のびる　りん茎葉　生	80.2	3.3	3.6	6.9	-	-	-	-	-	
06233	740	はくさい　結球葉　生	95.2	0.3	1.0	1.3	-	-	-	-	-	
06234	741	はくさい　結球葉　ゆで	95.4	0.4	1.0	1.4	-	-	-	-	-	
06235	742	はくさい　漬物　塩漬	92.1	0.3	1.5	1.8	-	-	-	-	-	
06236	743	はくさい　漬物　キムチ	88.4	0.6	1.6	2.2	-	-	-	-	-	
06237	744	パクチョイ　葉　生	94.0	0.4	1.4	1.8	-	-	-	-	-	
06238	745	バジル　葉　生	91.5	0.9	3.1	4.0	-	-	-	-	-	
06239	746	パセリ　葉　生	84.7	0.6	6.2	6.8	-	-	-	-	-	
06240	747	はつかだいこん　根　生	95.3	0.2	1.0	1.2	-	-	-	-	-	

6 野菜類

食品番号	索引番号	食品名	水分 WATER	水溶性 FIBSOL	不溶性 FIBINS	総量 FIBTG	低分子量水溶性 FIB-SDFS	高分子量水溶性 FIB-SDFP	不溶性 FIB-IDF	難消化性でん粉 STARES	総量 FIB-TDF	備考
							食物繊維 プロスキー変法 / AOAC.2011.25法					
		単位	(						g		)	
06392	748	はなっこりー　生	89.5	-	-	-	0.1	0.3	2.8	-	3.1	
06241	749	はやとうり　果実　白色種　生	94.0	0.2	1.0	1.2	-	-	-	-	-	
06242	750	はやとうり　果実　白色種　塩漬	91.0	0.3	1.3	1.6	-	-	-	-	-	
06353	751	はやとうり　果実　緑色種　生	94.0	0.2	1.0	1.2	-	-	-	-	-	
06243	752	ビーツ　根　生	87.6	0.7	2.0	2.7	-	-	-	-	-	
06244	753	ビーツ　根　ゆで	86.9	0.8	2.1	2.9	-	-	-	-	-	
06245	754	（ピーマン類）　青ピーマン　果実　生	93.4	0.6	1.7	2.3	-	-	-	-	-	
06246	755	（ピーマン類）　青ピーマン　果実　油いため	89.0	0.6	1.8	2.4	-	-	-	-	-	
06247	756	（ピーマン類）　赤ピーマン　果実　生	91.1	0.5	1.1	1.6	-	-	-	-	-	
06248	757	（ピーマン類）　赤ピーマン　果実　油いため	86.6	0.5	1.1	1.6	-	-	-	-	-	
06393	758	（ピーマン類）　オレンジピーマン　果実　生	94.2	-	-	-	Tr	0.9	0.9	-	1.8	
06249	760	（ピーマン類）　黄ピーマン　果実　生	92.0	0.4	0.9	1.3	-	-	-	-	-	
06250	761	（ピーマン類）　黄ピーマン　果実　油いため	87.6	0.4	0.9	1.3	-	-	-	-	-	
06251	762	（ピーマン類）　トマピー　果実　生	90.9	0.6	1.0	1.6	-	-	-	-	-	
06252	763	ひのな　根・茎葉　生	92.5	0.7	2.3	3.0	-	-	-	-	-	
06253	764	ひのな　根・茎葉　甘酢漬	76.4	0.9	3.8	4.7	-	-	-	-	-	
06254	765	ひろしまな　葉　生	92.7	0.4	2.0	2.4	-	-	-	-	-	
06255	766	ひろしまな　塩漬	92.7	0.8	1.6	2.4	-	-	-	-	-	
06256	767	（ふき類）　ふき　葉柄　生	95.8	0.1	1.2	1.3	-	-	-	-	-	
06257	768	（ふき類）　ふき　葉柄　ゆで	97.4	0.1	1.0	1.1	-	-	-	-	-	
06258	769	（ふき類）　ふきのとう　花序　生	85.5	1.0	5.4	6.4	-	-	-	-	-	
06259	770	（ふき類）　ふきのとう　花序　ゆで	89.2	0.9	3.3	4.2	-	-	-	-	-	
06260	771	ふじまめ　若ざや　生	89.2	0.5	3.9	4.4	-	-	-	-	-	
06261	772	ふだんそう　葉　生	92.2	0.5	2.8	3.3	-	-	-	-	-	
06262	773	ふだんそう　葉　ゆで	90.4	0.5	3.3	3.8	-	-	-	-	-	
06263	774	ブロッコリー　花序　生	86.2	0.9	4.3	5.1	-	-	-	-	-	
06264	775	ブロッコリー　花序　ゆで	89.9	1.0	3.3	4.3	-	-	-	-	-	
06354	779	ブロッコリー　芽ばえ　生	94.3	0.3	1.5	1.8	-	-	-	-	-	
06265	780	へちま　果実　生	94.9	0.5	0.5	1.0	-	-	-	-	-	
06266	781	へちま　果実　ゆで	94.2	0.6	0.9	1.5	-	-	-	-	-	
06267	782	ほうれんそう　葉　通年平均　生	92.4	0.7	2.1	2.8	-	-	-	-	-	
06268	783	ほうれんそう　葉　通年平均　ゆで	91.5	0.6	3.0	3.6	-	-	-	-	-	
06359	784	ほうれんそう　葉　通年平均　油いため	82.0	0.8	3.8	4.6	-	-	-	-	-	

食品番号	索引番号	食品名	水分	可食部100g当たり								備考
				食物繊維								
				プロスキー変法			AOAC.2011.25法					
				水溶性	不溶性	総量	低分子量水溶性	高分子量水溶性	不溶性	難消化性でん粉	総量	
		成分識別子	WATER	FIBSOL	FIBINS	FIBTG	FIB-SDFS	FIB-SDFP	FIB-IDF	STARES	FIB-TDF	
		単位	(				g				)	
06355	785	ほうれんそう 葉 夏採り 生	92.4	0.7	2.1	2.8	-	-	-	-	-	
06357	786	ほうれんそう 葉 夏採り ゆで	91.5	0.6	3.0	3.6	-	-	-	-	-	
06356	787	ほうれんそう 葉 冬採り 生	92.4	0.7	2.1	2.8	-	-	-	-	-	
06358	788	ほうれんそう 葉 冬採り ゆで	91.5	0.6	3.0	3.6	-	-	-	-	-	
06269	789	ほうれんそう 葉 冷凍	92.2	0.7	2.6	3.3	-	-	-	-	-	
06372	790	ほうれんそう 葉 冷凍 ゆで	90.6	0.8	4.0	4.8	-	-	-	-	-	
06373	791	ほうれんそう 葉 冷凍 油いため	84.6	0.8	3.3	4.1	-	-	-	-	-	
06270	792	ホースラディシュ 根茎 生	77.3	0.8	7.4	8.2	-	-	-	-	-	
06271	793	まこも 茎 生	93.5	0.2	2.1	2.3	-	-	-	-	-	
06272	794	みずかけな 葉 生	91.1	0.9	1.9	2.8	-	-	-	-	-	
06273	795	みずかけな 塩漬	85.6	1.3	2.7	4.0	-	-	-	-	-	
06072	796	みずな 葉 生	91.4	0.6	2.4	3.0	-	-	-	-	-	
06073	797	みずな 葉 ゆで	91.8	0.8	2.8	3.6	-	-	-	-	-	
06074	798	みずな 塩漬	88.2	0.5	3.0	3.5	-	-	-	-	-	
06274	799	（みつば類） 切りみつば 葉 生	93.8	0.4	2.1	2.5	-	-	-	-	-	
06275	800	（みつば類） 切りみつば 葉 ゆで	95.2	0.4	2.3	2.7	-	-	-	-	-	
06276	801	（みつば類） 根みつば 葉 生	92.7	0.5	2.4	2.9	-	-	-	-	-	
06277	802	（みつば類） 根みつば 葉 ゆで	92.9	0.6	2.7	3.3	-	-	-	-	-	
06278	803	（みつば類） 糸みつば 葉 生	94.6	0.3	2.0	2.3	-	-	-	-	-	
06279	804	（みつば類） 糸みつば 葉 ゆで	93.7	0.4	2.6	3.0	-	-	-	-	-	
06360	805	みぶな 葉 生	93.9	0.3	1.5	1.8	-	-	-	-	-	
06280	806	（みょうが類） みょうが 花穂 生	95.6	0.4	1.7	2.1	-	-	-	-	-	
06281	807	（みょうが類） みょうがたけ 茎葉 生	97.1	0.1	1.0	1.1	-	-	-	-	-	
06282	808	むかご 肉芽 生	75.1	0.8	3.4	4.2	-	-	-	-	-	
06283	809	めキャベツ 結球葉 生	83.2	1.4	4.1	5.5	-	-	-	-	-	
06284	810	めキャベツ 結球葉 ゆで	83.8	1.4	3.8	5.2	-	-	-	-	-	
06285	811	めたで 芽ばえ 生	87.0	0.6	5.7	6.3	-	-	-	-	-	
06286	812	（もやし類） アルファルファもやし 生	96.0	0.1	1.3	1.4	-	-	-	-	-	
06287	813	（もやし類） だいずもやし 生	92.0	0.2	2.1	2.3	-	-	-	-	-	
06288	814	（もやし類） だいずもやし ゆで	93.0	0.3	1.9	2.2	-	-	-	-	-	
06289	815	（もやし類） ブラックマッペもやし 生	94.7	0.1	1.4	1.5	-	-	-	-	-	
06290	816	（もやし類） ブラックマッペもやし ゆで	95.8	0.2	1.4	1.6	-	-	-	-	-	
06291	818	（もやし類） りょくとうもやし 生	95.4	0.1	1.2	1.3	-	-	-	-	-	

6 野菜類

食品番号	索引番号	食品名	水分 WATER	プロスキー変法 水溶性 FIBSOL	プロスキー変法 不溶性 FIBINS	プロスキー変法 総量 FIBTG	AOAC.2011.25法 低分子量水溶性 FIB-SDFS	AOAC.2011.25法 高分子量水溶性 FIB-SDFP	AOAC.2011.25法 不溶性 FIB-IDF	AOAC.2011.25法 難消化性でん粉 STARES	AOAC.2011.25法 総量 FIB-TDF	備考
		単位	(........ g ....)									
06292	819	（もやし類）　りょくとうもやし　ゆで	95.9	0.2	1.3	1.5	-	-	-	-	-	
06293	820	モロヘイヤ　茎葉　生	86.1	1.3	4.6	5.9	-	-	-	-	-	
06294	821	モロヘイヤ　茎葉　ゆで	91.3	0.8	2.7	3.5	-	-	-	-	-	
06401	822	やぶまめ　生	45.8	-	-	9.8	-	-	-	-	-	
06295	823	やまごぼう　みそ漬	72.8	3.1	3.9	7.0	-	-	-	-	-	
06296	824	ゆりね　りん茎　生	66.5	3.3	2.1	5.4	-	-	-	-	-	
06297	825	ゆりね　りん茎　ゆで	66.5	3.2	2.8	6.0	-	-	-	-	-	
06298	826	ようさい　茎葉　生	93.0	0.4	2.7	3.1	-	-	-	-	-	
06299	827	ようさい　茎葉　ゆで	92.4	0.4	3.0	3.4	-	-	-	-	-	
06300	828	よめな　葉　生	84.6	1.3	6.5	7.8	-	-	-	-	-	
06301	829	よもぎ　葉　生	83.6	0.9	6.9	7.8	-	-	-	-	-	
06302	830	よもぎ　葉　ゆで	85.9	0.9	6.9	7.8	-	-	-	-	-	
06303	831	らっかせい　未熟豆　生	50.1	0.1	3.9	4.0	-	-	-	-	-	
06304	832	らっかせい　未熟豆　ゆで	51.3	0.2	4.0	4.2	-	-	-	-	-	
06305	833	（らっきょう類）　らっきょう　りん茎　生	68.3	18.6	2.1	20.7	-	-	-	-	-	
06306	834	（らっきょう類）　らっきょう　甘酢漬	67.5	1.3	1.5	2.9	-	-	-	-	-	
06307	835	（らっきょう類）　エシャレット　りん茎　生	79.1	9.1	2.3	11.4	-	-	-	-	-	
06308	836	リーキ　りん茎葉　生	90.8	0.4	2.1	2.5	-	-	-	-	-	
06309	837	リーキ　りん茎葉　ゆで	91.3	0.7	1.9	2.6	-	-	-	-	-	
06319	838	ルッコラ　葉　生	92.7	0.3	2.3	2.6	-	-	-	-	-	
06310	839	ルバーブ　葉柄　生	92.1	0.5	2.0	2.5	-	-	-	-	-	
06311	840	ルバーブ　葉柄　ゆで	94.1	0.7	2.2	2.9	-	-	-	-	-	
06312	841	（レタス類）　レタス　土耕栽培　結球葉　生	95.9	0.1	1.0	1.1	-	-	-	-	-	
06361	842	（レタス類）　レタス　水耕栽培　結球葉　生	95.3	0.2	0.9	1.1	-	-	-	-	-	
06313	843	（レタス類）　サラダな　葉　生	94.9	0.2	1.6	1.8	-	-	-	-	-	
06314	844	（レタス類）　リーフレタス　葉　生	94.0	0.5	1.4	1.9	-	-	-	-	-	
06315	845	（レタス類）　サニーレタス　葉　生	94.1	0.6	1.4	2.0	-	-	-	-	-	
06362	846	（レタス類）　サンチュ　葉　生	94.5	0.4	1.5	2.0	-	-	-	-	-	
06316	847	（レタス類）　コスレタス　葉　生	94.5	0.4	1.5	1.9	-	-	-	-	-	
06317	848	れんこん　根茎　生	81.5	0.2	1.8	2.0	-	-	-	-	-	
06318	849	れんこん　根茎　ゆで	81.9	0.2	2.1	2.3	-	-	-	-	-	
06371	850	れんこん　甘酢れんこん	80.8	0.3	2.0	2.3	-	-	-	-	-	
06320	851	わけぎ　葉　生	90.3	0.3	2.5	2.8	-	-	-	-	-	

食品番号	索引番号	食品名	水分	\multicolumn{9}{c	}{可食部100g当たり}	備考
				\multicolumn{6}{c	}{食物繊維}				
				\multicolumn{3}{c	}{プロスキー変法}	\multicolumn{5}{c	}{AOAC.2011.25法}	
				水溶性	不溶性	総量	低分子量水溶性	高分子量水溶性	不溶性	難消化性でん粉	総量	
		成分識別子	WATER	FIBSOL	FIBINS	FIBTG	FIB-SDFS	FIB-SDFP	FIB-IDF	STARES	FIB-TDF	
		単位	(					g			)	
06321	852	わけぎ 葉 ゆで	90.4	1.2	1.9	3.1	-	-	-	-	-	
06322	853	わさび 根茎 生	74.2	0.8	3.6	4.4	-	-	-	-	-	
06323	854	わさび わさび漬	61.4	1.0	1.7	2.7	-	-	-	-	-	
06324	855	わらび 生わらび 生	92.7	0.8	2.8	3.6	-	-	-	-	-	
06325	856	わらび 生わらび ゆで	95.2	0.5	2.5	3.0	-	-	-	-	-	
06326	857	わらび 干しわらび 乾	10.4	10.0	48.0	58.0	-	-	-	-	-	
06382	858	（その他） ミックスベジタブル 冷凍	80.5	-	-	-	0.3	1.0	4.6	0.4	5.9	原材料配合割合から推計
06383	859	（その他） ミックスベジタブル 冷凍 ゆで	80.9	-	-	-	0.4	1.1	5.1	0.5	6.5	原材料配合割合から推計
06384	860	（その他） ミックスベジタブル 冷凍 油いため	75.5	-	-	-	0.3	1.1	4.5	0.6	5.9	原材料配合割合から推計
06399	861	（その他） 野菜ミックスジュース 通常タイプ	93.9	-	-	-	Tr	0.4	0.5	-	0.9	
06400	862	（その他） 野菜ミックスジュース 濃縮タイプ	90.0	-	-	-	0.1	0.6	0.3	-	1.0	

7 果実類

食品番号	索引番号	食品名	水分 WATER	水溶性 FIBSOL	不溶性 FIBINS	総量 FIBTG	低分子量水溶性 FIB-SDFS	高分子量水溶性 FIB-SDFP	不溶性 FIB-IDF	難消化性でん粉 STARES	総量 FIB-TDF	備考
		単位	(					g			)	
07001	863	あけび 果肉 生	77.1	0.6	0.5	1.1	-	-	-	-	-	
07002	864	あけび 果皮 生	90.4	1.4	1.7	3.1	-	-	-	-	-	
07181	865	アサイー 冷凍 無糖	87.7	-	-	-	0.1	0.9	3.8	-	4.7	
07003	866	アセロラ 酸味種 生	89.9	0.8	1.1	1.9	-	-	-	-	-	
07159	867	アセロラ 甘味種 生	89.9	0.8	1.1	1.9	-	-	-	-	-	
07004	868	アセロラ 果実飲料 10%果汁入り飲料	89.4	0.1	0.1	0.2	-	-	-	-	-	
07005	869	アテモヤ 生	77.7	0.7	2.6	3.3	-	-	-	-	-	
07006	870	アボカド、生	71.3	1.7	3.9	5.6	-	-	-	-	-	
07007	871	あんず 生	89.8	0.6	1.0	1.6	-	-	-	-	-	
07008	872	あんず 乾	16.8	4.3	5.5	9.8	-	-	-	-	-	
07009	873	あんず 缶詰	79.8	0.4	0.4	0.8	-	-	-	-	-	
07010	874	あんず ジャム 高糖度	34.5	0.5	0.2	0.7	-	-	-	-	-	
07011	875	あんず ジャム 低糖度	48.8	0.9	0.3	1.2	-	-	-	-	-	
07012	876	いちご 生	90.0	0.5	0.9	1.4	-	-	-	-	-	
07013	877	いちご ジャム 高糖度	36.0	0.7	0.6	1.3	-	-	-	-	-	
07014	878	いちご ジャム 低糖度	50.7	0.7	0.4	1.1	-	-	-	-	-	
07160	879	いちご 乾	15.4	1.2	1.7	3.0	-	-	-	-	-	
07015	880	いちじく 生	84.6	0.7	1.2	1.9	-	-	-	-	-	
07016	881	いちじく 乾	18.0	3.4	7.3	10.7	-	-	-	-	-	
07017	882	いちじく 缶詰	79.7	0.6	0.6	1.2	-	-	-	-	-	
07019	883	うめ 生	90.4	0.9	1.6	2.5	-	-	-	-	-	
07020	884	うめ 梅漬 塩漬	72.3	1.1	1.6	2.7	-	-	-	-	-	
07021	885	うめ 梅漬 調味漬	80.2	1.2	2.2	3.4	-	-	-	-	-	
07022	886	うめ 梅干し 塩漬	72.2	1.4	2.2	3.3	-	-	-	-	-	
07023	887	うめ 梅干し 調味漬	68.7	1.3	1.2	2.5	-	-	-	-	-	
07024	888	うめ 梅びしお	42.4	0.5	0.8	1.3	-	-	-	-	-	
07025	889	うめ 果実飲料 20%果汁入り飲料	87.6	0.1	0	0.1	-	-	-	-	-	
07037	890	オリーブ 塩漬 グリーンオリーブ	75.6	0.2	3.1	3.3	-	-	-	-	-	
07038	891	オリーブ 塩漬 ブラックオリーブ	81.6	0.4	2.1	2.5	-	-	-	-	-	
07039	892	オリーブ 塩漬 スタッフドオリーブ	75.4	0.8	2.9	3.7	-	-	-	-	-	
07049	893	かき 甘がき 生	83.1	0.2	1.4	1.6	-	-	-	-	-	
07050	894	かき 渋抜きがき 生	82.2	0.5	2.3	2.8	-	-	-	-	-	
07051	895	かき 干しがき	24.0	1.3	12.7	14.0	-	-	-	-	-	

7 果実類

食品番号	索引番号	食品名	水分	食物繊維 プロスキー変法 水溶性	不溶性	総量	AOAC.2011.25法 低分子量水溶性	高分子量水溶性	不溶性	難消化性でん粉	総量	備考
成分識別子			WATER	FIBSOL	FIBINS	FIBTG	FIB-SDFS	FIB-SDFP	FIB-IDF	STARES	FIB-TDF	
単位			(.. g ....)									
07053	896	かりん 生	80.7	0.9	8.0	8.9	-	-	-	-	-	
07018	897	（かんきつ類） いよかん 砂じょう 生	86.7	0.5	0.6	1.1					-	
07026	898	（かんきつ類） うんしゅうみかん じょうのう 早生 生	87.2	0.3	0.4	0.7					-	
07027	899	（かんきつ類） うんしゅうみかん じょうのう 普通 生	86.9	0.5	0.5	1.0					-	
07028	900	（かんきつ類） うんしゅうみかん 砂じょう 早生 生	87.8	0.2	0.2	0.4					-	
07029	901	（かんきつ類） うんしゅうみかん 砂じょう 普通 生	87.4	0.2	0.2	0.4					-	
07030	902	（かんきつ類） うんしゅうみかん 果実飲料 ストレートジュース	88.5	0	0	0					-	
07031	903	（かんきつ類） うんしゅうみかん 果実飲料 濃縮還元ジュース	89.3	0	0	0					-	
07032	904	（かんきつ類） うんしゅうみかん 果実飲料 果粒入りジュース	86.7	Tr	0	Tr					-	
07033	905	（かんきつ類） うんしゅうみかん 果実飲料 50%果汁入り飲料	84.9	0.1	0	0.1					-	
07034	906	（かんきつ類） うんしゅうみかん 果実飲料 20%果汁入り飲料	87.4	0	0	0					-	
07035	907	（かんきつ類） うんしゅうみかん 缶詰 果肉	83.8	0.2	0.3	0.5					-	
07036	908	（かんきつ類） うんしゅうみかん 缶詰 液汁	84.1	0	0	0					-	
07040	909	（かんきつ類） オレンジ ネーブル 砂じょう 生	86.8	0.4	0.6	1.0					-	
07041	910	（かんきつ類） オレンジ バレンシア 米国産 砂じょう 生	88.7	0.3	0.5	0.8					-	
07042	911	（かんきつ類） オレンジ バレンシア 果実飲料 ストレートジュース	87.8	0.2	0.1	0.3					-	
07043	912	（かんきつ類） オレンジ バレンシア 果実飲料 濃縮還元ジュース	88.1	0.2	Tr	0.2					-	
07044	913	（かんきつ類） オレンジ バレンシア 果実飲料 50%果汁入り飲料	88.4	0.1	Tr	0.1					-	
07045	914	（かんきつ類） オレンジ バレンシア 果実飲料 30%果汁入り飲料	89.7	0	Tr	Tr					-	
07046	915	（かんきつ類） オレンジ バレンシア マーマレード 高糖度	36.4	0.5	0.2	0.7					-	
07047	916	（かんきつ類） オレンジ バレンシア マーマレード 低糖度	51.7	0.9	0.4	1.3					-	
07161	917	（かんきつ類） オレンジ 福原オレンジ 砂じょう 生	88.7	0.3	0.5	0.8					-	
07048	918	（かんきつ類） オロブランコ 砂じょう 生	88.7	0.3	0.6	0.9					-	
07052	919	（かんきつ類） かぼす 果汁 生	90.7	0.1	0	0.1					-	

7 果実類

食品番号	索引番号	食品名	水分	プロスキー変法 水溶性	不溶性	総量	AOAC.2011.25法 低分子量水溶性	高分子量水溶性	不溶性	難消化性でん粉	総量	備考
		成分識別子	WATER	FIBSOL	FIBINS	FIBTG	FIB-SDFS	FIB-SDFP	FIB-IDF	STARES	FIB-TDF	
		単位	(					g			)	
07162	920	（かんきつ類）　かわちばんかん　砂じょう　生	90.0	0.3	0.3	0.6	-	-	-	-	-	
07163	921	（かんきつ類）　きよみ　砂じょう　生	88.4	0.3	0.3	0.6	-	-	-	-	-	
07056	922	（かんきつ類）　きんかん　全果　生	80.8	2.3	2.3	4.6	-	-	-	-	-	
07062	923	（かんきつ類）　グレープフルーツ　白肉種　砂じょう　生	89.0	0.2	0.4	0.6	-	-	-	-	-	
07164	924	（かんきつ類）　グレープフルーツ　紅肉種　砂じょう　生	89.0	0.2	0.4	0.6	-	-	-	-	-	
07063	925	（かんきつ類）　グレープフルーツ　果実飲料　ストレートジュース	88.7	0.1	0	0.1	-	-	-	-	-	
07064	926	（かんきつ類）　グレープフルーツ　果実飲料　濃縮還元ジュース	90.1	0.2	0	0.2	-	-	-	-	-	
07065	927	（かんきつ類）　グレープフルーツ　果実飲料　50%果汁入り飲料	88.4	0.1	0	0.1	-	-	-	-	-	
07066	928	（かんきつ類）　グレープフルーツ　果実飲料　20%果汁入り飲料	90.1	0	0	0	-	-	-	-	-	
07067	929	（かんきつ類）　グレープフルーツ　缶詰	82.1	0.4	0.2	0.6	-	-	-	-	-	
07074	930	（かんきつ類）　さんぼうかん　砂じょう　生	87.6	0.3	0.6	0.9	-	-	-	-	-	
07075	931	（かんきつ類）　シークヮーサー　果汁　生	90.9	0.3	0	0.3	-	-	-	-	-	
07076	932	（かんきつ類）　シークヮーサー　果実飲料　10%果汁入り飲料	88.1	0	0	0	-	-	-	-	-	
07165	933	（かんきつ類）　しらぬひ　砂じょう　生	85.8	0.3	0.3	0.6	-	-	-	-	-	
07078	934	（かんきつ類）　すだち　果皮　生	80.7	2.8	7.3	10.1	-	-	-	-	-	
07079	935	（かんきつ類）　すだち　果汁　生	92.5	0.1	Tr	0.1	-	-	-	-	-	
07166	936	（かんきつ類）　せとか　砂じょう　生	86.9	0.4	0.3	0.7	-	-	-	-	-	
07085	937	（かんきつ類）　セミノール　砂じょう　生	86.0	0.3	0.5	0.8	-	-	-	-	-	
07083	938	（かんきつ類）　だいだい　果汁　生	91.2	0	0	0	-	-	-	-	-	
07093	939	（かんきつ類）　なつみかん　砂じょう　生	88.6	0.4	0.8	1.2	-	-	-	-	-	
07094	940	（かんきつ類）　なつみかん　缶詰	79.7	0.3	0.2	0.5	-	-	-	-	-	
07105	941	（かんきつ類）　はっさく　砂じょう　生	87.2	0.2	1.3	1.5	-	-	-	-	-	
07167	942	（かんきつ類）　はるみ　砂じょう　生	86.5	0.4	0.4	0.8	-	-	-	-	-	
07112	943	（かんきつ類）　ひゅうがなつ　じょうのう及びアルベド　生	87.2	1.0	1.1	2.1	-	-	-	-	-	
07113	944	（かんきつ類）　ひゅうがなつ　砂じょう　生	90.7	0.3	0.4	0.7	-	-	-	-	-	
07126	945	（かんきつ類）　ぶんたん　砂じょう　生	89.0	0.3	0.6	0.9	-	-	-	-	-	
07127	946	（かんきつ類）　ぶんたん　ざぼん漬	14.0	1.3	1.4	2.7	-	-	-	-	-	
07129	947	（かんきつ類）　ぽんかん　砂じょう　生	88.8	0.4	0.6	1.0	-	-	-	-	-	
07142	948	（かんきつ類）　ゆず　果皮　生	83.7	3.3	3.6	6.9	-	-	-	-	-	

7 果実類

食品番号	索引番号	食品名	可食部100g当たり									備考
				食物繊維								
				プロスキー変法			AOAC.2011.25法					
			水分	水溶性	不溶性	総量	低分子量水溶性	高分子量水溶性	不溶性	難消化性でん粉	総量	
		成分識別子	WATER	FIBSOL	FIBINS	FIBTG	FIB-SDFS	FIB-SDFP	FIB-IDF	STARES	FIB-TDF	
		単位	(.. g ....)									
07143	949	（かんきつ類） ゆず 果汁 生	92.0	0.3	0.1	0.4	-	-	-	-	-	
07145	950	（かんきつ類） ライム 果汁 生	89.8	0.2	0	0.2	-	-	-	-	-	
07155	951	（かんきつ類） レモン 全果 生	85.3	2.0	2.9	4.9	-	-	-	-	-	
07156	952	（かんきつ類） レモン 果汁 生	90.5	Tr	0	Tr	-	-	-	-	-	
07054	953	キウイフルーツ、緑肉種、生	84.7	0.6	2.0	2.6	-	-	-	-	-	
07168	954	キウイフルーツ 黄肉種 生	83.2	0.5	0.9	1.4	-	-	-	-	-	
07055	956	キワノ 生	89.2	0.6	2.0	2.6	-	-	-	-	-	
07057	957	グァバ 赤肉種 生	88.9	0.7	4.4	5.1	-	-	-	-	-	
07169	958	グァバ 白肉種 生	88.9	0.7	4.4	5.1	-	-	-	-	-	
07058	959	グァバ 果実飲料 20%果汁入り飲料 （ネクター）	87.4	0.2	0.6	0.8	-	-	-	-	-	
07059	960	グァバ 果実飲料 10%果汁入り飲料	87.4	0	0.2	0.2	-	-	-	-	-	
07061	962	ぐみ 生	81.0	0.2	1.8	2.0	-	-	-	-	-	
07157	963	ココナッツ ココナッツウォーター	94.3	0	0	0	-	-	-	-	-	
07158	964	ココナッツ ココナッツミルク	78.8	0.2	0	0.2	-	-	-	-	-	
07170	965	ココナッツ ナタデココ	79.7	Tr	0.5	0.5	-	-	-	-	-	
07070	966	さくらんぼ 国産 生	83.1	0.1	1.1	1.2	-	-	-	-	-	
07071	967	さくらんぼ 米国産 生	81.1	0.6	0.8	1.4	-	-	-	-	-	
07072	968	さくらんぼ 米国産 缶詰	81.5	0.6	0.4	1.0	-	-	-	-	-	
07073	969	ざくろ 生	83.9	0	0	0	-	-	-	-	-	
07077	970	すいか 赤肉種 生	89.6	0.1	0.2	0.3	-	-	-	-	-	
07171	971	すいか 黄肉種 生	89.6	0.1	0.2	0.3	-	-	-	-	-	
07182	972	（すぐり類） カシス 冷凍	79.4	-	-	-	0.1	0.5	5.8	-	6.4	
07060	973	（すぐり類） グーズベリー 生	85.2	0.7	1.8	2.5	-	-	-	-	-	
07069	974	スターフルーツ 生	91.4	0.4	1.4	1.8	-	-	-	-	-	
07080	975	（すもも類） にほんすもも 生	88.6	0.4	1.2	1.6	-	-	-	-	-	
07081	976	（すもも類） プルーン 生	86.2	0.9	1.0	1.9	-	-	-	-	-	
07082	977	（すもも類） プルーン 乾	33.3	3.4	3.8	7.1	-	-	-	-	-	
07086	978	チェリモヤ 生	78.1	0.8	1.4	2.2	-	-	-	-	-	
07111	979	ドラゴンフルーツ 生	85.7	0.3	1.6	1.9	-	-	-	-	-	
07087	980	ドリアン 生	66.4	0.7	1.4	2.1	-	-	-	-	-	
07088	981	（なし類） 日本なし 生	88.0	0.2	0.7	0.9	-	-	-	-	-	
07089	982	（なし類） 日本なし 缶詰	80.5	0.1	0.6	0.7	-	-	-	-	-	

7 果実類

食品番号	索引番号	食品名	水分 WATER	食物繊維 プロスキー変法 水溶性 FIBSOL	不溶性 FIBINS	総量 FIBTG	AOAC.2011.25法 低分子量水溶性 FIB-SDFS	高分子量水溶性 FIB-SDFP	不溶性 FIB-IDF	難消化性でん粉 STARES	総量 FIB-TDF	備考
		単位	(						g		)	
07090	983	（なし類）　中国なし　生	86.8	0.3	1.1	1.4	-	-	-	-	-	
07091	984	（なし類）　西洋なし　生	84.9	0.7	1.2	1.9	-	-	-	-	-	
07092	985	（なし類）　西洋なし　缶詰	78.8	0.4	0.6	1.0	-	-	-	-	-	
07095	986	なつめ　乾	21.0	2.7	9.8	12.5	-	-	-	-	-	
07096	987	なつめやし　乾	24.8	1.5	5.5	7.0	-	-	-	-	-	
07097	988	パインアップル　生	85.2	0.2	1.0	1.2	-	-	-	-	-	
07177	989	パインアップル　焼き	78.2	0.2	1.5	1.7	-	-	-	-	-	
07098	990	パインアップル　果実飲料　ストレートジュース	88.2	0	0	0	-	-	-	-	-	
07099	991	パインアップル　果実飲料　濃縮還元ジュース	88.3	0	0	0	-	-	-	-	-	
07100	992	パインアップル　果実飲料　50%果汁入り飲料	87.3	0	0	0	-	-	-	-	-	
07101	993	パインアップル　果実飲料　10%果汁入り飲料	87.6	0	0	0	-	-	-	-	-	
07102	994	パインアップル　缶詰	78.9	0	0.5	0.5	-	-	-	-	-	
07103	995	パインアップル　砂糖漬	12.0	0	1.3	1.3	-	-	-	-	-	
07104	996	ハスカップ　生	85.5	0.6	1.5	2.1	-	-	-	-	-	
07106	997	パッションフルーツ　果汁　生	82.0	0	0	0	-	-	-	-	-	
07107	998	バナナ　生	75.4	0.1	1.0	1.1	-	-	-	-	-	
07108	999	バナナ　乾	14.3	2.0	5.0	7.0	-	-	-	-	-	
07109	1000	パパイア　完熟　生	89.2	0.7	1.5	2.2	-	-	-	-	-	
07110	1001	パパイア　未熟　生	88.7	0.4	1.8	2.2	-	-	-	-	-	
07114	1002	びわ　生	88.6	0.4	1.2	1.6	-	-	-	-	-	
07115	1003	びわ　缶詰	79.6	0.3	0.3	0.6	-	-	-	-	-	
07116	1004	ぶどう　皮なし　生	83.5	0.2	0.3	0.5	-	-	-	-	-	
07178	1005	ぶどう　皮つき　生	81.7	0.2	0.6	0.9	-	-	-	-	-	
07117	1006	ぶどう　干しぶどう	14.5	1.2	2.9	4.1	-	-	-	-	-	
07118	1007	ぶどう　果実飲料　ストレートジュース	84.8	0.1	Tr	0.1	-	-	-	-	-	
07119	1008	ぶどう　果実飲料　濃縮還元ジュース	87.2	0.1	Tr	0.1	-	-	-	-	-	
07120	1009	ぶどう　果実飲料　70%果汁入り飲料	86.8	0.1	Tr	0.1	-	-	-	-	-	
07121	1010	ぶどう　果実飲料　10%果汁入り飲料	86.9	Tr	0	Tr	-	-	-	-	-	
07122	1011	ぶどう　缶詰	78.9	0.2	0	0.2	-	-	-	-	-	
07123	1012	ぶどう　ジャム	51.4	1.0	0.5	1.5	-	-	-	-	-	
07124	1013	ブルーベリー　生	86.4	0.5	2.8	3.3	-	-	-	-	-	
07125	1014	ブルーベリー　ジャム	55.1	0.5	3.8	4.3	-	-	-	-	-	
07172	1015	ブルーベリー　乾	21.9	3.0	14.7	17.6	-	-	-	-	-	

7 果実類

食品番号	索引番号	食品名	水分 WATER	水溶性 FIBSOL	不溶性 FIBINS	総量 FIBTG	低分子量水溶性 FIB-SDFS	高分子量水溶性 FIB-SDFP	不溶性 FIB-IDF	難消化性でん粉 STARES	総量 FIB-TDF	備考
							可食部100 g当たり					
				食物繊維								
				プロスキー変法			AOAC.2011.25法					
		単位	(........................	g	.....................)							
07128	1016	ホワイトサポテ　生	79.0	1.8	1.3	3.1	-	-	-	-	-	
07130	1017	まくわうり　黄肉種　生	90.8	0.4	0.6	1.0	-	-	-	-	-	
07173	1018	まくわうり　白肉種　生	90.8	0.4	0.6	1.0	-	-	-	-	-	
07131	1019	マルメロ　生	84.2	0.7	4.4	5.1	-	-	-	-	-	
07132	1020	マンゴー　生	82.0	0.6	0.7	1.3	-	-	-	-	-	
07179	1021	マンゴー　ドライマンゴー	9.3	2.8	3.6	6.4	-	-	-	-	-	
07133	1022	マンゴスチン　生	81.5	0.5	0.9	1.4	-	-	-	-	-	
07134	1023	メロン　温室メロン　生	87.8	0.2	0.3	0.5	-	-	-	-	-	
07135	1024	メロン　露地メロン　緑肉種　生	87.9	0.2	0.3	0.5	-	-	-	-	-	
07174	1025	メロン　露地メロン　赤肉種　生	87.9	0.2	0.3	0.5	-	-	-	-	-	
07136	1026	（もも類）　もも　白肉種　生	88.7	0.6	0.7	1.3	-	-	-	-	-	
07184	1027	（もも類）　もも　黄肉種　生	85.4	-	-	-	0.1	0.9	0.9	-	1.9	
07137	1028	（もも類）　もも　果実飲料　30%果汁入り飲料（ネクター）	88.0	0.2	0.2	0.4	-	-	-	-	-	
07138	1029	（もも類）　もも　缶詰　白肉種　果肉	78.5	0.5	0.9	1.4	-	-	-	-	-	
07175	1030	（もも類）　もも　缶詰　黄肉種　果肉	78.5	0.5	0.9	1.4	-	-	-	-	-	
07139	1031	（もも類）　もも　缶詰　液汁	79.5	0.3	0	0.3	-	-	-	-	-	
07140	1032	（もも類）　ネクタリン　生	87.8	0.7	1.0	1.7	-	-	-	-	-	
07141	1033	やまもも　生	87.8	0.3	0.8	1.1	-	-	-	-	-	
07144	1034	ライチー　生	82.1	0.4	0.5	0.9	-	-	-	-	-	
07146	1035	ラズベリー　生	88.2	0.7	4.0	4.7	-	-	-	-	-	
07147	1036	りゅうがん　乾	19.4	1.0	1.8	2.8	-	-	-	-	-	
07148	1037	りんご　皮なし　生	84.1	0.4	1.0	1.4	-	-	-	-	-	
07176	1038	りんご　皮つき　生	83.1	0.5	1.4	1.9	-	-	-	-	-	
07180	1039	りんご　皮つき　焼き	77.2	0.6	1.9	2.5	-	-	-	-	-	
07149	1040	りんご　果実飲料　ストレートジュース	87.7	Tr	Tr	Tr	-	-	-	-	-	
07150	1041	りんご　果実飲料　濃縮還元ジュース	88.1	Tr	Tr	Tr	-	-	-	-	-	
07151	1042	りんご　果実飲料　50%果汁入り飲料	88.3	0	0	0	-	-	-	-	-	
07152	1043	りんご　果実飲料　30%果汁入り飲料	88.5	0	0	0	-	-	-	-	-	
07153	1044	りんご　缶詰	79.4	0.2	0.2	0.4	-	-	-	-	-	
07154	1045	りんご　ジャム	46.9	0.5	0.3	0.8	-	-	-	-	-	

8 きのこ類

食品番号	索引番号	食品名	水分 WATER	水溶性 FIBSOL	不溶性 FIBINS	総量 FIBTG	低分子量水溶性 FIB-SDFS	高分子量水溶性 FIB-SDFP	不溶性 FIB-IDF	難消化性でん粉 STARES	総量 FIB-TDF	備考
				プロスキー変法			AOAC.2011.25法					
		単位	(					g			)	
08001	1046	えのきたけ　生	88.6	0.4	3.5	3.9	-	-	-	-	-	
08002	1047	えのきたけ　ゆで	88.6	0.3	4.2	4.5	-	-	-	-	-	
08037	1048	えのきたけ　油いため	83.3	0.4	4.2	4.6	-	-	-	-	-	
08003	1049	えのきたけ　味付け瓶詰	74.1	1.1	3.0	4.1	-	-	-	-	-	
08054	1050	（きくらげ類）　あらげきくらげ　生	93.6	0.8	4.8	5.6	-	-	-	-	-	
08004	1051	（きくらげ類）　あらげきくらげ　乾	13.1	6.3	73.1	79.5	-	-	-	-	-	
08005	1052	（きくらげ類）　あらげきくらげ　ゆで	82.3	1.3	15.0	16.3	-	-	-	-	-	
08038	1053	（きくらげ類）　あらげきくらげ　油いため	64.2	2.4	26.2	28.6	-	-	-	-	-	
08006	1054	（きくらげ類）　きくらげ　乾	14.9	0	57.4	57.4	-	-	-	-	-	
08007	1055	（きくらげ類）　きくらげ　ゆで	93.8	0	5.2	5.2	-	-	-	-	-	
08008	1056	（きくらげ類）　しろきくらげ　乾	14.6	19.3	49.4	68.7	-	-	-	-	-	
08009	1057	（きくらげ類）　しろきくらげ　ゆで	92.6	1.2	5.2	6.4	-	-	-	-	-	
08010	1058	くろあわびたけ　生	90.2	0.2	3.9	4.1	-	-	-	-	-	
08039	1059	しいたけ　生しいたけ　菌床栽培　生	89.6	0.4	4.1	4.6	0.2	0.6	4.2	-	4.9	
08040	1060	しいたけ　生しいたけ　菌床栽培　ゆで	91.5	0.2	4.2	4.4	-	-	-	-	-	
08041	1061	しいたけ　生しいたけ　菌床栽培　油いため	84.7	0.2	4.5	4.7	-	-	-	-	-	
08057	1062	しいたけ　生しいたけ　菌床栽培　天ぷら	64.1	-	-	-	0.4	0.7	3.3	-	4.4	
08042	1063	しいたけ　生しいたけ　原木栽培　生	88.3	0.4	5.1	5.5	-	-	-	-	-	
08043	1064	しいたけ　生しいたけ　原木栽培　ゆで	90.8	0.2	4.6	4.8	-	-	-	-	-	
08044	1065	しいたけ　生しいたけ　原木栽培　油いため	81.3	0.3	6.0	6.4	-	-	-	-	-	
08013	1066	しいたけ　乾しいたけ　乾	9.1	2.7	44.0	46.7	-	-	-	-	-	
08014	1067	しいたけ　乾しいたけ　ゆで	86.2	0.5	6.2	6.7	-	-	-	-	-	
08053	1068	しいたけ　乾しいたけ　甘煮	64.7	0.7	6.0	6.7	-	-	-	-	-	
08015	1069	（しめじ類）　はたけしめじ　生	92.0	0.2	2.5	2.7	-	-	-	-	-	
08045	1070	（しめじ類）　はたけしめじ　ゆで	91.3	0.2	4.4	4.6	-	-	-	-	-	
08016	1071	（しめじ類）　ぶなしめじ　生	91.1	0.3	3.2	3.5	0.1	0.4	2.5	-	3.0	
08017	1072	（しめじ類）　ぶなしめじ　ゆで	91.1	0.1	4.0	4.1	Tr	0.3	3.9	-	4.2	
08046	1073	（しめじ類）　ぶなしめじ　油いため	85.9	0.3	4.0	4.3	Tr	0.3	3.4	-	3.7	
08055	1074	（しめじ類）　ぶなしめじ　素揚げ	70.5	-	-	-	Tr	0.6	5.5	-	6.2	
08056	1075	（しめじ類）　ぶなしめじ　天ぷら	55.5	-	-	-	0.5	0.9	3.5	-	4.8	
08018	1076	（しめじ類）　ほんしめじ　生	93.6	0.3	1.6	1.9	-	-	-	-	-	
08047	1077	（しめじ類）　ほんしめじ　ゆで	92.1	0.1	3.2	3.3	-	-	-	-	-	
08019	1078	たもぎたけ　生	91.7	0.2	3.1	3.3	-	-	-	-	-	

食品番号	索引番号	食品名	可食部100g当たり									備考
				食物繊維								
				プロスキー変法			AOAC.2011.25法					
			水分	水溶性	不溶性	総量	低分子量水溶性	高分子量水溶性	不溶性	難消化性でん粉	総量	
		成分識別子	WATER	FIBSOL	FIBINS	FIBTG	FIB-SDFS	FIB-SDFP	FIB-IDF	STARES	FIB-TDF	
		単位	(.. g ....)									
08020	1079	なめこ 株採り 生	92.1	1.0	2.4	3.4	-	-	-	-	-	
08021	1080	なめこ 株採り ゆで	92.7	1.1	1.7	2.8	-	-	-	-	-	
08058	1081	なめこ カットなめこ 生	94.9	-	-	-	0.1	0.7	1.2	-	1.9	
08022	1082	なめこ 水煮缶詰	95.5	0.2	2.3	2.5	-	-	-	-	-	
08023	1083	ぬめりすぎたけ 生	92.6	0.3	2.2	2.5	-	-	-	-	-	
08024	1084	（ひらたけ類） うすひらたけ 生	88.0	0.3	3.5	3.8	-	-	-	-	-	
08025	1085	（ひらたけ類） エリンギ 生	90.2	0.2	3.2	3.4	-	-	-	-	-	
08048	1086	（ひらたけ類） エリンギ ゆで	89.3	0.1	4.7	4.8	-	-	-	-	-	
08049	1087	（ひらたけ類） エリンギ 焼き	85.3	0.2	5.2	5.4	-	-	-	-	-	
08050	1088	（ひらたけ類） エリンギ 油いため	84.2	0.2	4.1	4.2	-	-	-	-	-	
08026	1089	（ひらたけ類） ひらたけ 生	89.4	0.2	2.4	2.6	-	-	-	-	-	
08027	1090	（ひらたけ類） ひらたけ ゆで	89.1	0.2	3.5	3.7	-	-	-	-	-	
08028	1091	まいたけ 生	92.7	0.3	3.2	3.5	-	-	-	-	-	
08029	1092	まいたけ ゆで	91.1	0.2	4.1	4.3	-	-	-	-	-	
08051	1093	まいたけ 油いため	85.5	0.3	4.4	4.7	-	-	-	-	-	
08030	1094	まいたけ 乾	9.3	1.5	39.4	40.9	-	-	-	-	-	
08031	1095	マッシュルーム 生	93.9	0.2	1.8	2.0	-	-	-	-	-	
08032	1096	マッシュルーム ゆで	91.5	0.1	3.2	3.3	-	-	-	-	-	
08052	1097	マッシュルーム 油いため	86.4	0.2	3.2	3.4	-	-	-	-	-	
08033	1098	マッシュルーム 水煮缶詰	92.0	0.5	2.7	3.2	-	-	-	-	-	
08034	1099	まつたけ 生	88.3	0.3	4.4	4.7	-	-	-	-	-	
08036	1100	やなぎまつたけ 生	92.8	0.3	2.7	3.0	-	-	-	-	-	

9 藻類

食品番号	索引番号	食品名	可食部100g当たり									備考
							食 物 繊 維					
				プロスキー変法			AOAC.2011.25法					
			水分	水溶性	不溶性	総量	低分子量水溶性	高分子量水溶性	不溶性	難消化性でん粉	総量	
		成分識別子	WATER	FIBSOL	FIBINS	FIBTG	FIB-SDFS	FIB-SDFP	FIB-IDF	STARES	FIB-TDF	
		単位	(.. g ....)									
09001	1101	あおさ 素干し	16.9	-	-	29.1	-	-	-	-	-	水溶性食物繊維と不溶性食物繊維は分別していない
09002	1102	あおのり 素干し	6.5	-	-	35.2	-	-	-	-	-	水溶性食物繊維と不溶性食物繊維は分別していない
09003	1103	あまのり ほしのり	8.4	-	-	31.2	-	-	-	-	-	水溶性食物繊維と不溶性食物繊維は分別していない
09004	1104	あまのり 焼きのり	2.3	-	-	36.0	-	-	-	-	-	水溶性食物繊維と不溶性食物繊維は分別していない
09005	1105	あまのり 味付けのり	3.4	-	-	25.2	-	-	-	-	-	水溶性食物繊維と不溶性食物繊維は分別していない
09006	1106	あらめ 蒸し干し	16.7	-	-	48.0	-	-	-	-	-	水溶性食物繊維と不溶性食物繊維は分別していない
09007	1107	いわのり 素干し	8.4	-	-	36.4	-	-	-	-	-	水溶性食物繊維と不溶性食物繊維は分別していない
09012	1108	うみぶどう 生	97.0	-	-	0.8	-	-	-	-	-	水溶性食物繊維と不溶性食物繊維は分別していない
09008	1109	えごのり 素干し	15.2	-	-	53.3	-	-	-	-	-	水溶性食物繊維と不溶性食物繊維は分別していない
09009	1110	えごのり おきうと	96.9	-	-	2.5	-	-	-	-	-	水溶性食物繊維と不溶性食物繊維は分別していない
09010	1111	おごのり 塩蔵 塩抜き	89.0	-	-	7.5	-	-	-	-	-	水溶性食物繊維と不溶性食物繊維は分別していない
09011	1112	かわのり 素干し	13.7	-	-	41.7	-	-	-	-	-	水溶性食物繊維と不溶性食物繊維は分別していない
09013	1113	（こんぶ類） えながおにこんぶ 素干し	10.4	-	-	24.9	-	-	-	-	-	水溶性食物繊維と不溶性食物繊維は分別していない
09014	1114	（こんぶ類） がごめこんぶ 素干し	8.3	-	-	34.2	-	-	-	-	-	水溶性食物繊維と不溶性食物繊維は分別していない
09015	1115	（こんぶ類） ながこんぶ 素干し	10.0	-	-	36.8	-	-	-	-	-	水溶性食物繊維と不溶性食物繊維は分別していない
09016	1116	（こんぶ類） ほそめこんぶ 素干し	11.3	-	-	32.9	-	-	-	-	-	水溶性食物繊維と不溶性食物繊維は分別していない

9 藻類

食品番号	索引番号	食品名	可食部100g当たり 水分 WATER	食物繊維 プロスキー変法 水溶性 FIBSOL	不溶性 FIBINS	総量 FIBTG	AOAC.2011.25法 低分子量水溶性 FIB-SDFS	高分子量水溶性 FIB-SDFP	不溶性 FIB-IDF	難消化性でん粉 STARES	総量 FIB-TDF	備考
		成分識別子										
		単位	(.. g ....)									
09017	1117	（こんぶ類）　まこんぶ　素干し　乾	9.5	-	-	27.1	0.1	-	32.1	-	32.1	水溶性食物繊維と不溶性食物繊維及び高分子量水溶性食物繊維と不溶性食物繊維は分別していない
09056	1118	（こんぶ類）　まこんぶ　素干し　水煮	83.9	-	-	-	0	-	8.7	-	8.7	高分子量水溶性食物繊維と不溶性食物繊維は分別していない
09018	1119	（こんぶ類）　みついしこんぶ　素干し	9.2	-	-	34.8	-	-	-	-	-	
09019	1120	（こんぶ類）　りしりこんぶ　素干し	13.2	-	-	31.4	-	-	-	-	-	水溶性食物繊維と不溶性食物繊維は分別していない
09020	1121	（こんぶ類）　刻み昆布	15.5	-	-	39.1	-	-	-	-	-	水溶性食物繊維と不溶性食物繊維は分別していない
09021	1122	（こんぶ類）　削り昆布	24.4	-	-	28.2	-	-	-	-	-	水溶性食物繊維と不溶性食物繊維は分別していない
09022	1123	（こんぶ類）　塩昆布	24.1	-	-	13.1	-	-	-	-	-	水溶性食物繊維と不溶性食物繊維は分別していない
09023	1124	（こんぶ類）　つくだ煮	49.6	-	-	6.8	-	-	-	-	-	水溶性食物繊維と不溶性食物繊維は分別していない
09024	1125	すいぜんじのり　素干し　水戻し	96.1	-	-	2.1	-	-	-	-	-	水溶性食物繊維と不溶性食物繊維は分別していない
09025	1126	てんぐさ　素干し	15.2	-	-	47.3	-	-	-	-	-	水溶性食物繊維と不溶性食物繊維は分別していない
09026	1127	てんぐさ　ところてん	99.1	-	-	0.6	-	-	-	-	-	水溶性食物繊維と不溶性食物繊維は分別していない
09027	1128	てんぐさ　角寒天	20.5	-	-	74.1	-	-	-	-	-	水溶性食物繊維と不溶性食物繊維は分別していない
09028	1129	てんぐさ　寒天	98.5	-	-	1.5	-	-	-	-	-	水溶性食物繊維と不溶性食物繊維は分別していない
09049	1130	てんぐさ　粉寒天	16.7	-	-	79.0	-	-	-	-	-	水溶性食物繊維と不溶性食物繊維は分別していない
09029	1131	とさかのり　赤とさか　塩蔵　塩抜き	92.1	-	-	4.0	-	-	-	-	-	水溶性食物繊維と不溶性食物繊維は分別していない
09030	1132	とさかのり　青とさか　塩蔵　塩抜き	92.2	-	-	4.1	-	-	-	-	-	水溶性食物繊維と不溶性食物繊維は分別していない

9 藻類

食品番号	索引番号	食 品 名	水分	食物繊維 プロスキー変法 水溶性	不溶性	総量	食物繊維 AOAC.2011.25法 低分子量水溶性	高分子量水溶性	不溶性	難消化性でん粉	総量	備考
		成分識別子	WATER	FIBSOL	FIBINS	FIBTG	FIB-SDFS	FIB-SDFP	FIB-IDF	STARES	FIB-TDF	
		単位	(... g ....)									
09050	1133	ひじき　ほしひじき　ステンレス釜　乾	6.5	-	-	51.8	-	-	-	-	-	水溶性食物繊維と不溶性食物繊維は分別していない
09051	1134	ひじき　ほしひじき　ステンレス釜　ゆで	94.5	-	-	3.7	-	-	-	-	-	水溶性食物繊維と不溶性食物繊維は分別していない
09052	1135	ひじき　ほしひじき　ステンレス釜　油いため	89.0	-	-	4.5	-	-	-	-	-	水溶性食物繊維と不溶性食物繊維は分別していない
09053	1136	ひじき　ほしひじき　鉄釜　乾	6.5	-	-	51.8	-	-	-	-	-	水溶性食物繊維と不溶性食物繊維は分別していない
09054	1137	ひじき　ほしひじき　鉄釜　ゆで	94.5	-	-	3.7	-	-	-	-	-	水溶性食物繊維と不溶性食物繊維は分別していない
09055	1138	ひじき　ほしひじき　鉄釜　油いため	89.0	-	-	4.5	-	-	-	-	-	水溶性食物繊維と不溶性食物繊維は分別していない
09032	1139	ひとえぐさ　素干し	16.0	-	-	44.2	-	-	-	-	-	水溶性食物繊維と不溶性食物繊維は分別していない
09033	1140	ひとえぐさ　つくだ煮	56.5	-	-	4.1	-	-	-	-	-	水溶性食物繊維と不溶性食物繊維は分別していない
09034	1141	ふのり　素干し	14.7	-	-	43.1	-	-	-	-	-	水溶性食物繊維と不溶性食物繊維は分別していない
09035	1142	まつも　素干し	12.6	-	-	28.5	-	-	-	-	-	水溶性食物繊維と不溶性食物繊維は分別していない
09036	1143	むかでのり　塩蔵　塩抜き	93.7	-	-	4.2	-	-	-	-	-	水溶性食物繊維と不溶性食物繊維は分別していない
09037	1144	（もずく類）　おきなわもずく　塩蔵　塩抜き	96.7	-	-	2.0	-	-	-	-	-	水溶性食物繊維と不溶性食物繊維は分別していない
09038	1145	（もずく類）　もずく　塩蔵　塩抜き	97.7	-	-	1.4	-	-	-	-	-	水溶性食物繊維と不溶性食物繊維は分別していない
09039	1146	わかめ　原藻　生	89.0	-	-	3.6	-	-	-	-	-	水溶性食物繊維と不溶性食物繊維は分別していない
09040	1147	わかめ　乾燥わかめ　素干し	12.7	-	-	32.7	-	-	-	-	-	水溶性食物繊維と不溶性食物繊維は分別していない
09041	1148	わかめ　乾燥わかめ　素干し　水戻し	90.2	-	-	5.8	-	-	-	-	-	水溶性食物繊維と不溶性食物繊維は分別していない

食品番号	索引番号	食品名	水分	食物繊維 プロスキー変法 水溶性	不溶性	総量	低分子量水溶性	高分子量水溶性	不溶性	難消化性でん粉	総量	備考
		成分識別子	WATER	FIBSOL	FIBINS	FIBTG	FIB-SDFS	FIB-SDFP	FIB-IDF	STARES	FIB-TDF	
		単位	(...........g...........)									
09042	1149	わかめ　乾燥わかめ　板わかめ	7.2	-	-	31.7	-	-	-	-	-	水溶性食物繊維と不溶性食物繊維は分別していない
09043	1150	わかめ　乾燥わかめ　灰干し　水戻し	96.0	-	-	2.2	-	-	-	-	-	水溶性食物繊維と不溶性食物繊維は分別していない
09044	1151	わかめ　カットわかめ　乾	9.2	-	-	35.4	0.1	39.1	-	-	39.2	水溶性食物繊維と不溶性食物繊維及び高分子量水溶性食物繊維と不溶性食物繊維は分別していない
09058	1152	わかめ　カットわかめ　水煮　（沸騰水で短時間加熱したもの）	93.6	-	-	-	0	3.2	-	-	3.2	高分子量水溶性食物繊維と不溶性食物繊維は分別していない
09059	1153	わかめ　カットわかめ　水煮の汁	99.8	-	-	-	0	0	-	-	0	
09049	1154	わかめ　湯通し塩蔵わかめ　塩抜き　生	93.3	-	-	3.2	0	-	2.9	-	2.9	水溶性食物繊維と不溶性食物繊維及び高分子量水溶性食物繊維と不溶性食物繊維は分別していない
09057	1155	わかめ　湯通し塩蔵わかめ　塩抜き　ゆで	97.5	-	-	-	0	-	1.1	-	1.1	高分子量水溶性食物繊維と不溶性食物繊維は分別していない
09046	1157	わかめ　くきわかめ　湯通し塩蔵　塩抜き	84.9	-	-	5.1	-	-	-	-	-	水溶性食物繊維と不溶性食物繊維は分別していない
09047	1158	わかめ　めかぶわかめ　生	94.2	-	-	3.4	-	-	-	-	-	水溶性食物繊維と不溶性食物繊維は分別していない

10 魚介類

食品番号	索引番号	食品名	水分 WATER	水溶性 FIBSOL	不溶性 FIBINS	総量 FIBTG	低分子量水溶性 FIB-SDFS	高分子量水溶性 FIB-SDFP	不溶性 FIB-IDF	難消化性でん粉 STARES	総量 FIB-TDF	備考
				プロスキー変法			AOAC.2011.25法					
		単位	(				g				)	
10400	1282	<魚類> きす 天ぷら	57.5	0.1	0.6	0.7	-	-	-	-	-	
10416	1545	<えび・かに類> （えび類） バナメイえび 養殖 天ぷら	62.0	0.1	0.7	0.9	-	-	-	-	-	
10419	1567	<いか・たこ類> （いか類） するめいか 胴 皮なし 天ぷら	64.9	0.1	0.7	0.8	-	-	-	-	-	
10423	1599	<水産練り製品> 黒はんぺん	70.4	Tr	0.9	0.9	-	-	-	-	-	

11 肉類

食品番号	索引番号	食品名	可食部100g当たり									備考
				食物繊維								
				プロスキー変法			AOAC.2011.25法					
			水分	水溶性	不溶性	総量	低分子量水溶性	高分子量水溶性	不溶性	難消化性でん粉	総量	
		成分識別子	WATER	FIBSOL	FIBINS	FIBTG	FIB-SDFS	FIB-SDFP	FIB-IDF	STARES	FIB-TDF	
		単位	(.. g ....)									
11276	1773	<畜肉類> ぶた [大型種肉] ロース 脂身つき とんかつ	31.2	0.1	0.6	0.7	-	-	-	-	-	
11279	1791	<畜肉類> ぶた [大型種肉] ヒレ 赤肉 とんかつ	33.3	0.2	0.7	0.9	-	-	-	-	-	
11289	1894	<鳥肉類> にわとり [若どり・主品目] もも 皮つき から揚げ	41.2	0.2	0.6	0.8	-	-	-	-	-	
11290	1898	<鳥肉類> にわとり [若どり・主品目] もも 皮なし から揚げ	47.1	0.2	0.7	0.9	-	-	-	-	-	
11292	1914	<鳥肉類> にわとり [その他] チキンナゲット	53.7	0.3	1.0	1.2	-	-	-	-	-	
11293	1915	<鳥肉類> にわとり [その他] つくね	57.9	(0.8)	(1.1)	(1.9)	-	-	-	-	-	

13 乳類

食品番号	索引番号	食品名	水分	食物繊維 プロスキー変法 水溶性	食物繊維 プロスキー変法 不溶性	食物繊維 プロスキー変法 総量	食物繊維 AOAC.2011.25法 低分子量水溶性	食物繊維 AOAC.2011.25法 高分子量水溶性	食物繊維 AOAC.2011.25法 不溶性	食物繊維 AOAC.2011.25法 難消化性でん粉	食物繊維 AOAC.2011.25法 総量	備考
		成分識別子	WATER	FIBSOL	FIBINS	FIBTG	FIB-SDFS	FIB-SDFP	FIB-IDF	STARES	FIB-TDF	
		単位	(　　　　　　　　　　　　　　　　　　　　　g　　　　　　　　　　　　　　　　　　　　)									
13030	1977	＜牛乳及び乳製品＞　（発酵乳・乳酸菌飲料）　乳酸菌飲料　非乳製品	89.3	0.2	0	0.2	-	-	-	-	-	
13042	1993	＜牛乳及び乳製品＞　（アイスクリーム類）　アイスクリーム　高脂肪	61.3	0.1	Tr	0.1	-	-	-	-	-	
13043	1994	＜牛乳及び乳製品＞　（アイスクリーム類）　アイスクリーム　普通脂肪	63.9	0.1	0	0.1	-	-	-	-	-	
13045	1996	＜牛乳及び乳製品＞　（アイスクリーム類）　ラクトアイス　普通脂肪	60.4	0.1	0	0.1	-	-	-	-	-	

15 菓子類

食品番号	索引番号	食品名	水分 WATER	食物繊維 プロスキー変法			食物繊維 AOAC.2011.25法					備考
				水溶性 FIBSOL	不溶性 FIBINS	総量 FIBTG	低分子量水溶性 FIB-SDFS	高分子量水溶性 FIB-SDFP	不溶性 FIB-IDF	難消化性でん粉 STARES	総量 FIB-TDF	
		成分識別子 / 単位		(				g			)	
15001	2038	<和生菓子・和半生菓子類> 甘納豆 あずき	26.2	0.3	4.5	4.8	-	-	-	-	-	
15002	2039	<和生菓子・和半生菓子類> 甘納豆 いんげんまめ	25.2	0.6	4.8	5.5	-	-	-	-	-	
15003	2040	<和生菓子・和半生菓子類> 甘納豆 えんどう	23.1	0.2	3.0	3.2	-	-	-	-	-	
15005	2041	<和生菓子・和半生菓子類> 今川焼 こしあん入り	45.5	(0.3)	(1.5)	(1.9)	-	-	-	-	-	原材料配合割合から推計
15145	2042	<和生菓子・和半生菓子類> 今川焼 つぶしあん入り	45.5	(0.4)	(1.2)	(1.7)	-	-	-	-	-	原材料配合割合から推計
15146	2043	<和生菓子・和半生菓子類> 今川焼 カスタードクリーム入り	45.5	(0.4)	(0.5)	(0.9)	-	-	-	-	-	原材料配合割合から推計
15006	2044	<和生菓子・和半生菓子類> ういろう 白	54.5	(0)	(0.1)	(0.1)	-	-	-	-	-	原材料配合割合から推計
15147	2045	<和生菓子・和半生菓子類> ういろう 黒	54.5	(0)	(0.1)	(0.1)	-	-	-	-	-	原材料配合割合から推計
15007	2046	<和生菓子・和半生菓子類> うぐいすもち こしあん入り	40.0	(0.1)	(1.7)	(1.8)	-	-	-	-	-	原材料配合割合から推計
15148	2047	<和生菓子・和半生菓子類> うぐいすもち つぶしあん入り	40.0	(0.1)	(1.1)	(1.2)	-	-	-	-	-	原材料配合割合から推計
15008	2048	<和生菓子・和半生菓子類> かしわもち こしあん入り	48.5	(0.1)	(1.6)	(1.7)	-	-	-	-	-	原材料配合割合から推計
15149	2049	<和生菓子・和半生菓子類> かしわもち つぶしあん入り	48.5	(0.1)	(1.6)	(1.7)	-	-	-	-	-	原材料配合割合から推計
15009	2050	<和生菓子・和半生菓子類> カステラ	25.6	(0.2)	(0.3)	(0.5)	-	-	-	-	-	原材料配合割合から推計
15010	2051	<和生菓子・和半生菓子類> かのこ	34.0	(0.2)	(3.0)	(3.8)	-	-	-	-	-	原材料配合割合から推計
15011	2052	<和生菓子・和半生菓子類> かるかん	42.5	(0.1)	(0.3)	(0.4)	-	-	-	-	-	原材料配合割合から推計
15012	2053	<和生菓子・和半生菓子類> きび団子	24.4	(0)	(0.1)	(0.1)	-	-	-	-	-	原材料配合割合から推計
15013	2054	<和生菓子・和半生菓子類> ぎゅうひ	36.0	(0)	(0.1)	(0.1)	-	-	-	-	-	原材料配合割合から推計
15014	2055	<和生菓子・和半生菓子類> きりざんしょ	38.0	(0)	(0.2)	(0.2)	-	-	-	-	-	原材料配合割合から推計
15015	2056	<和生菓子・和半生菓子類> きんぎょく糖	28.0	(0)	(0)	(0.8)	-	-	-	-	-	原材料配合割合から推計
15016	2057	<和生菓子・和半生菓子類> きんつば	34.0	(0.6)	(4.9)	(5.5)	-	-	-	-	-	原材料配合割合から推計
15017	2058	<和生菓子・和半生菓子類> 草もち こしあん入り	43.0	(0.1)	(1.8)	(1.9)	-	-	-	-	-	原材料配合割合から推計
15150	2059	<和生菓子・和半生菓子類> 草もち つぶしあん入り	43.0	(0.6)	(2.1)	(2.7)	-	-	-	-	-	原材料配合割合から推計
15018	2060	<和生菓子・和半生菓子類> くし団子 あんこしあん入り	50.0	(Tr)	(1.2)	(1.2)	-	-	-	-	-	原材料配合割合から推計
15151	2061	<和生菓子・和半生菓子類> くし団子 あんつぶしあん入り	50.0	(0.1)	(1.2)	(1.3)	-	-	-	-	-	原材料配合割合から推計
15019	2062	<和生菓子・和半生菓子類> くし団子 みたらし	50.5	(0)	(0.3)	(0.3)	-	-	-	-	-	原材料配合割合から推計
15020	2065	<和生菓子・和半生菓子類> げっぺい	20.9	(0.1)	(2.0)	(2.1)	-	-	-	-	-	原材料配合割合から推計

15 菓子類

食品番号	索引番号	食品名	水分 WATER	水溶性 FIBSOL	不溶性 FIBINS	総量 FIBTG	低分子量水溶性 FIB-SDFS	高分子量水溶性 FIB-SDFP	不溶性 FIB-IDF	難消化性でん粉 STARES	総量 FIB-TDF	備考
						可食部100g当たり 食物繊維 プロスキー変法 / AOAC.2011.25法						
		単位	(					g			)	
15123	2066	<和生菓子・和半生菓子類> 五平もち	54.7	(Tr)	(0.8)	(0.8)	(0.8)	(Tr)	(0.5)	(0.1)	(1.3)	原材料配合割合から推計
15022	2067	<和生菓子・和半生菓子類> 桜もち 関西風 こしあん入り	50.0	(0.1)	(1.6)	(1.7)	-	-	-	-	-	原材料配合割合から推計
15153	2068	<和生菓子・和半生菓子類> 桜もち 関西風 つぶしあん入り	50.0	(0.1)	(1.2)	(1.3)	-	-	-	-	-	原材料配合割合から推計
15021	2069	<和生菓子・和半生菓子類> 桜もち 関東風 こしあん入り	40.5	(0.3)	(2.3)	(2.6)	-	-	-	-	-	原材料配合割合から推計
15152	2070	<和生菓子・和半生菓子類> 桜もち 関東風 つぶしあん入り	40.5	(0.5)	(2.1)	(2.5)	-	-	-	-	-	原材料配合割合から推計
15124	2071	<和生菓子・和半生菓子類> 笹だんご こしあん入り	40.5	(0.2)	(1.7)	(1.9)	-	-	-	-	-	原材料配合割合から推計
15154	2072	<和生菓子・和半生菓子類> 笹だんご つぶしあん入り	40.5	(0.2)	(2.1)	(2.3)	-	-	-	-	-	原材料配合割合から推計
15143	2073	<和生菓子・和半生菓子類> ずんだ	52.7	(0.3)	(2.3)	(2.5)	-	-	-	-	-	原材料配合割合から推計
15144	2074	<和生菓子・和半生菓子類> ずんだもち	47.8	(0.1)	(1.2)	(1.3)	-	-	-	-	-	原材料配合割合から推計
15023	2075	<和生菓子・和半生菓子類> 大福もち こしあん入り	41.5	(0.1)	(1.8)	(1.8)	-	-	-	-	-	原材料配合割合から推計
15155	2076	<和生菓子・和半生菓子類> 大福もち つぶしあん入り	41.5	(0.2)	(2.5)	(2.7)	-	-	-	-	-	原材料配合割合から推計
15024	2077	<和生菓子・和半生菓子類> タルト (和菓子)	30.0	(0.2)	(1.3)	(1.5)	-	-	-	-	-	原材料配合割合から推計
15025	2078	<和生菓子・和半生菓子類> ちまき	62.0	(Tr)	(0.1)	(0.1)	-	-	-	-	-	原材料配合割合から推計
15026	2079	<和生菓子・和半生菓子類> ちゃつう	22.5	(0.3)	(3.5)	(3.8)	-	-	-	-	-	原材料配合割合から推計
15156	2080	<和生菓子・和半生菓子類> どら焼 こしあん入り	31.5	(0.3)	(1.1)	(1.5)	-	-	-	-	-	原材料配合割合から推計
15027	2081	<和生菓子・和半生菓子類> どら焼 つぶしあん入り	31.5	(0.2)	(1.3)	(1.5)	-	-	-	-	-	原材料配合割合から推計
15157	2082	<和生菓子・和半生菓子類> 生八つ橋 あん入り こしあん入り	30.5	(0.1)	(1.5)	(1.6)	-	-	-	-	-	原材料配合割合から推計
15004	2083	<和生菓子・和半生菓子類> 生八つ橋 あん入り こしあん・つぶしあん混合	30.5	(0.1)	(2.0)	(2.1)	-	-	-	-	-	原材料配合割合から推計
15158	2084	<和生菓子・和半生菓子類> 生八つ橋 あん入り つぶしあん入り	30.5	(0.2)	(2.1)	(2.3)	-	-	-	-	-	原材料配合割合から推計
15028	2085	<和生菓子・和半生菓子類> ねりきり	34.0	(0.2)	(3.4)	(3.6)	-	-	-	-	-	原材料配合割合から推計
15029	2086	<和生菓子・和半生菓子類> まんじゅう カステラまんじゅう こしあん入り	27.9	(0.4)	(2.0)	(2.4)	-	-	-	-	-	原材料配合割合から推計
15159	2087	<和生菓子・和半生菓子類> まんじゅう カステラまんじゅう つぶしあん入り	27.9	(0.6)	(2.7)	(3.2)	-	-	-	-	-	原材料配合割合から推計
15160	2088	<和生菓子・和半生菓子類> まんじゅう かるかんまんじゅう こしあん入り	42.5	(0.1)	(1.3)	(1.4)	-	-	-	-	-	原材料配合割合から推計
15161	2089	<和生菓子・和半生菓子類> まんじゅう かるかんまんじゅう つぶしあん入り	42.5	(0.2)	(1.7)	(1.9)	-	-	-	-	-	原材料配合割合から推計

食品番号	索引番号	食品名	水分 WATER	水溶性 FIBSOL	不溶性 FIBINS	総量 FIBTG	低分子量水溶性 FIB-SDFS	高分子量水溶性 FIB-SDFP	不溶性 FIB-IDF	難消化性でん粉 STARES	総量 FIB-TDF	備考
		可食部100g当たり / 食物繊維 / プロスキー変法 / AOAC.2011.25法										
		単位	(......g......)									
15030	2090	<和生菓子・和半生菓子類> まんじゅう くずまんじゅう こしあん入り	45.0	(0.1)	(2.1)	(2.2)	-	-	-	-	-	原材料配合割合から推計
15162	2091	<和生菓子・和半生菓子類> まんじゅう くずまんじゅう つぶしあん入り	45.0	(0.1)	(1.2)	(1.3)	-	-	-	-	-	原材料配合割合から推計
15031	2092	<和生菓子・和半生菓子類> まんじゅう くりまんじゅう こしあん入り	24.0	(0.3)	(3.0)	(3.3)	-	-	-	-	-	原材料配合割合から推計
15163	2093	<和生菓子・和半生菓子類> まんじゅう くりまんじゅう つぶしあん入り	24.0	(0.6)	(4.1)	(4.7)	-	-	-	-	-	原材料配合割合から推計
15032	2094	<和生菓子・和半生菓子類> まんじゅう とうまんじゅう こしあん入り	28.0	(0.3)	(1.4)	(1.7)	-	-	-	-	-	原材料配合割合から推計
15164	2095	<和生菓子・和半生菓子類> まんじゅう とうまんじゅう つぶしあん入り	28.0	(0.4)	(1.9)	(2.3)	-	-	-	-	-	原材料配合割合から推計
15033	2096	<和生菓子・和半生菓子類> まんじゅう 蒸しまんじゅう こしあん入り	35.0	(0.4)	(2.1)	(2.4)	-	-	-	-	-	原材料配合割合から推計
15165	2097	<和生菓子・和半生菓子類> まんじゅう 蒸しまんじゅう つぶしあん入り	35.0	(0.5)	(2.8)	(3.4)	-	-	-	-	-	原材料配合割合から推計
15034	2098	<和生菓子・和半生菓子類> まんじゅう 中華まんじゅう あんまん こしあん入り	36.6	(0.6)	(2.0)	(2.6)	-	-	-	-	-	原材料配合割合から推計
15166	2099	<和生菓子・和半生菓子類> まんじゅう 中華まんじゅう あんまん つぶしあん入り	36.6	(0.7)	(2.6)	(3.3)	-	-	-	-	-	原材料配合割合から推計
15035	2100	<和生菓子・和半生菓子類> まんじゅう 中華まんじゅう 肉まん	39.5	(1.1)	(2.2)	(3.2)	-	-	-	-	-	原材料配合割合から推計
15036	2101	<和生菓子・和半生菓子類> もなか こしあん入り	29.0	(0.1)	(2.9)	(3.1)	-	-	-	-	-	原材料配合割合から推計
15167	2102	<和生菓子・和半生菓子類> もなか つぶしあん入り	29.0	(0.5)	(5.6)	(6.1)	-	-	-	-	-	原材料配合割合から推計
15037	2103	<和生菓子・和半生菓子類> ゆべし	22.0	(Tr)	(0.5)	(0.5)	-	-	-	-	-	原材料配合割合から推計
15038	2104	<和生菓子・和半生菓子類> ようかん 練りようかん	26.0	(0.1)	(2.4)	(3.1)	-	-	-	-	-	原材料配合割合から推計
15039	2105	<和生菓子・和半生菓子類> ようかん 水ようかん	57.0	(0.1)	(1.7)	(2.2)	-	-	-	-	-	原材料配合割合から推計
15040	2106	<和生菓子・和半生菓子類> ようかん 蒸しようかん	39.5	(0.2)	(2.6)	(2.8)	-	-	-	-	-	原材料配合割合から推計
15042	2108	<和干菓子類> 芋かりんとう	5.5	(0.7)	(1.9)	(2.6)	-	-	-	-	-	原材料配合割合から推計
15043	2109	<和干菓子類> おこし	5.0	(0)	(0.4)	(0.4)	-	-	-	-	-	原材料配合割合から推計
15044	2110	<和干菓子類> おのろけ豆	3.0	(0.1)	(2.2)	(2.3)	-	-	-	-	-	原材料配合割合から推計
15045	2111	<和干菓子類> かりんとう 黒	3.5	(0.5)	(0.7)	(1.2)	-	-	-	-	-	原材料配合割合から推計
15046	2112	<和干菓子類> かりんとう 白	2.5	(0.7)	(1.0)	(1.7)	-	-	-	-	-	原材料配合割合から推計
15047	2113	<和干菓子類> ごかぼう	10.0	(0.6)	(3.9)	(4.5)	-	-	-	-	-	原材料配合割合から推計
15048	2114	<和干菓子類> 小麦粉せんべい 磯部せんべい	4.2	(0.6)	(0.7)	(1.3)	-	-	-	-	-	原材料配合割合から推計

15 菓子類

食品番号	索引番号	食品名	水分	食物繊維 プロスキー変法 水溶性	不溶性	総量	AOAC.2011.25法 低分子量水溶性	高分子量水溶性	不溶性	難消化性でん粉	総量	備考
		成分識別子	WATER	FIBSOL	FIBINS	FIBTG	FIB-SDFS	FIB-SDFP	FIB-IDF	STARES	FIB-TDF	
		単位	(					g			)	
15049	2115	＜和干菓子類＞ 小麦粉せんべい かわらせんべい	4.3	(0.6)	(0.6)	(1.2)	-	-	-	-	-	原材料配合割合から推計
15050	2116	＜和干菓子類＞ 小麦粉せんべい 巻きせんべい	3.5	(0.5)	(0.5)	(1.0)	-	-	-	-	-	原材料配合割合から推計
15051	2117	＜和干菓子類＞ 小麦粉せんべい 南部せんべい ごま入り	3.3	(1.4)	(2.9)	(4.2)	-	-	-	-	-	原材料配合割合から推計
15052	2118	＜和干菓子類＞ 小麦粉せんべい 南部せんべい 落花生入り	3.3	(1.1)	(2.4)	(3.5)	-	-	-	-	-	原材料配合割合から推計
15053	2119	＜和干菓子類＞ しおがま	10.0	(Tr)	(0.6)	(0.6)	-	-	-	-	-	原材料配合割合から推計
15056	2120	＜和干菓子類＞ ひなあられ 関西風	2.6	(0)	(1.3)	(1.3)	-	-	-	-	-	原材料配合割合から推計
15055	2121	＜和干菓子類＞ ひなあられ 関東風	4.7	(0.2)	(2.4)	(2.5)	-	-	-	-	-	原材料配合割合から推計
15057	2122	＜和干菓子類＞ 米菓 揚げせんべい	4.0	(0)	(0.5)	(0.5)	-	-	-	-	-	原材料配合割合から推計
15058	2123	＜和干菓子類＞ 米菓 甘辛せんべい	4.5	(Tr)	(0.6)	(0.6)	-	-	-	-	-	原材料配合割合から推計
15059	2124	＜和干菓子類＞ 米菓 あられ	4.4	(0)	(0.8)	(0.8)	-	-	-	-	-	原材料配合割合から推計
15060	2125	＜和干菓子類＞ 米菓 しょうゆせんべい	5.9	(0)	(0.6)	(0.6)	-	-	-	-	-	原材料配合割合から推計
15062	2127	＜和干菓子類＞ ボーロ そばボーロ	2.0	(0.6)	(1.0)	(1.5)	-	-	-	-	-	原材料配合割合から推計
15063	2128	＜和干菓子類＞ 松風	5.3	(0.6)	(0.6)	(1.2)	-	-	-	-	-	原材料配合割合から推計
15064	2129	＜和干菓子類＞ みしま豆	1.6	(0.9)	(5.1)	(6.0)	-	-	-	-	-	原材料配合割合から推計
15065	2130	＜和干菓子類＞ 八つ橋	1.8	(0)	(0.3)	(0.3)	-	-	-	-	-	原材料配合割合から推計
15066	2131	＜和干菓子類＞ らくがん らくがん	3.0	(0)	(0.2)	(0.2)	-	-	-	-	-	原材料配合割合から推計
15067	2132	＜和干菓子類＞ らくがん 麦らくがん	2.4	(1.8)	(3.6)	(5.4)	-	-	-	-	-	原材料配合割合から推計
15068	2133	＜和干菓子類＞ らくがん もろこしらくがん	2.5	(0.2)	(6.7)	(6.9)	-	-	-	-	-	原材料配合割合から推計
15125	2134	＜菓子パン類＞ 揚げパン	27.7	0.8	1.1	1.8	-	-	-	-	-	
15069	2135	＜菓子パン類＞ あんパン こしあん入り	35.5	(0.4)	(2.0)	(2.5)	-	-	-	-	-	原材料配合割合から推計
15168	2136	＜菓子パン類＞ あんパン つぶしあん入り	35.5	(0.6)	(2.7)	(3.3)	-	-	-	-	-	原材料配合割合から推計
15126	2137	＜菓子パン類＞ あんパン 薄皮タイプ こしあん入り	37.4	(0.4)	(2.0)	(2.4)	-	-	-	-	-	原材料配合割合から推計
15169	2138	＜菓子パン類＞ あんパン 薄皮タイプ つぶしあん入り	37.4	(0.6)	(2.6)	(3.2)	-	-	-	-	-	原材料配合割合から推計
15127	2139	＜菓子パン類＞ カレーパン 皮及び具	41.3	0.6	1.0	1.6	-	-	-	-	-	
15128	2140	＜菓子パン類＞ カレーパン 皮のみ	30.8	0.6	0.7	1.3	-	-	-	-	-	
15129	2141	＜菓子パン類＞ カレーパン 具のみ	64.5	0.6	1.7	2.4	-	-	-	-	-	
15070	2142	＜菓子パン類＞ クリームパン	35.5	(0.5)	(0.8)	(1.3)	-	-	-	-	-	原材料配合割合から推計
15130	2143	＜菓子パン類＞ クリームパン 薄皮タイプ	52.2	(0.3)	(0.4)	(0.6)	-	-	-	-	-	原材料配合割合から推計
15071	2144	＜菓子パン類＞ ジャムパン	32.0	(0.7)	(0.9)	(1.6)	-	-	-	-	-	原材料配合割合から推計
15072	2145	＜菓子パン類＞ チョココロネ	33.5	(0.4)	(0.7)	(1.1)	-	-	-	-	-	原材料配合割合から推計

15 菓子類

食品番号	索引番号	食品名	水分	食物繊維 プロスキー変法 水溶性	食物繊維 プロスキー変法 不溶性	食物繊維 プロスキー変法 総量	AOAC.2011.25法 低分子量水溶性	AOAC.2011.25法 高分子量水溶性	AOAC.2011.25法 不溶性	AOAC.2011.25法 難消化性でん粉	AOAC.2011.25法 総量	備考
		成分識別子	WATER	FIBSOL	FIBINS	FIBTG	FIB-SDFS	FIB-SDFP	FIB-IDF	STARES	FIB-TDF	
		単位	(					g			)	
15131	2146	<菓子パン類> チョコパン 薄皮タイプ	35.0	(0.3)	(0.5)	(0.8)	-	-	-	-	-	原材料配合割合から推計
15132	2147	<菓子パン類> メロンパン	20.9	0.9	0.8	1.7	-	-	-	-	-	
15181	2148	<菓子パン類> 菓子パン あんなし	30.7	(0.7)	(1.0)	(1.7)	-	-	-	-	-	原材料配合割合から推計
15073	2149	<ケーキ・ペストリー類> シュークリーム	56.3	(0.1)	(0.2)	(0.3)	-	-	-	-	-	原材料配合割合から推計
15074	2150	<ケーキ・ペストリー類> スポンジケーキ	32.0	(0.3)	(0.4)	(0.7)	-	-	-	-	-	原材料配合割合から推計
15075	2151	<ケーキ・ペストリー類> ショートケーキ 果実なし	35.0	(0.3)	(0.3)	(0.6)	-	-	-	-	-	原材料配合割合から推計
15170	2152	<ケーキ・ペストリー類> ショートケーキ いちご	35.0	(0.4)	(0.5)	(0.9)	-	-	-	-	-	原材料配合割合から推計
15133	2153	<ケーキ・ペストリー類> タルト （洋菓子）	50.3	(0.6)	(0.8)	(1.4)	-	-	-	-	-	原材料配合割合から推計
15134	2154	<ケーキ・ペストリー類> チーズケーキ ベイクドチーズケーキ	46.1	(0.1)	(0.1)	(0.2)	-	-	-	-	-	原材料配合割合から推計
15135	2155	<ケーキ・ペストリー類> チーズケーキ レアチーズケーキ	43.1	(0.2)	(0.1)	(0.3)	-	-	-	-	-	原材料配合割合から推計
15182	2156	<ケーキ・ペストリー類> デニッシュペストリー プレーン アメリカンタイプ	41.8	(0.8)	(1.4)	(2.2)	-	-	-	-	-	原材料配合割合から推計
15076	2157	<ケーキ・ペストリー類> デニッシュペストリー デンマークタイプ プレーン	25.5	(0.6)	(1.0)	(1.6)	-	-	-	-	-	原材料配合割合から推計
15183	2158	<ケーキ・ペストリー類> デニッシュペストリー アメリカンタイプ あん入り こしあん	39.0	(0.5)	(2.4)	(2.9)	-	-	-	-	-	原材料配合割合から推計
15184	2159	<ケーキ・ペストリー類> デニッシュペストリー アメリカンタイプ あん入り つぶしあん	40.8	(0.7)	(3.0)	(3.6)	-	-	-	-	-	原材料配合割合から推計
15171	2160	<ケーキ・ペストリー類> デニッシュペストリー デンマークタイプ あん入り こしあん	25.5	(0.9)	(3.0)	(3.9)	-	-	-	-	-	原材料配合割合から推計
15172	2161	<ケーキ・ペストリー類> デニッシュペストリー デンマークタイプ あん入り つぶしあん	25.5	(1.0)	(3.8)	(4.8)	-	-	-	-	-	原材料配合割合から推計
15185	2162	<ケーキ・ペストリー類> デニッシュペストリー アメリカンタイプ あん入り カスタードクリーム	49.7	(0.5)	(0.9)	(1.4)	-	-	-	-	-	原材料配合割合から推計
15173	2163	<ケーキ・ペストリー類> デニッシュペストリー デンマークタイプ あん入り カスタードクリーム	25.5	(0.5)	(0.8)	(1.3)	-	-	-	-	-	原材料配合割合から推計
15077	2164	<ケーキ・ペストリー類> ドーナッツ イーストドーナッツ プレーン	27.5	(0.6)	(0.9)	(1.5)	-	-	-	-	-	原材料配合割合から推計
15174	2165	<ケーキ・ペストリー類> ドーナッツ イーストドーナッツ あん入り こしあん	27.5	(0.4)	(2.1)	(2.6)	-	-	-	-	-	原材料配合割合から推計
15175	2166	<ケーキ・ペストリー類> ドーナッツ イーストドーナッツ あん入り つぶしあん	27.5	(0.6)	(2.8)	(3.4)	-	-	-	-	-	原材料配合割合から推計
15176	2167	<ケーキ・ペストリー類> ドーナッツ イーストドーナッツ あん入り クリーム	27.5	(0.5)	(0.7)	(1.2)	-	-	-	-	-	原材料配合割合から推計
15078	2168	<ケーキ・ペストリー類> ドーナッツ ケーキドーナッツ プレーン	20.0	(0.6)	(0.6)	(1.2)	-	-	-	-	-	原材料配合割合から推計

15 菓子類

食品番号	索引番号	食品名	水分 WATER	水溶性 FIBSOL	不溶性 FIBINS	総量 FIBTG	低分子量水溶性 FIB-SDFS	高分子量水溶性 FIB-SDFP	不溶性 FIB-IDF	難消化性でん粉 STARES	総量 FIB-TDF	備考
												可食部100g当たり / 食物繊維 / プロスキー変法 / AOAC.2011.25法 / 単位 (........g........)
15177	2169	<ケーキ・ペストリー類> ドーナッツ ケーキドーナッツ あん入り こしあん	20.0	(0.3)	(2.1)	(2.4)	-	-	-	-	-	原材料配合割合から推計
15178	2170	<ケーキ・ペストリー類> ドーナッツ ケーキドーナッツ あん入り つぶしあん	20.0	(0.5)	(2.9)	(3.4)	-	-	-	-	-	原材料配合割合から推計
15179	2171	<ケーキ・ペストリー類> ドーナッツ ケーキドーナッツ あん入り クリーム	20.0	(0.3)	(0.4)	(0.7)	-	-	-	-	-	原材料配合割合から推計
15079	2172	<ケーキ・ペストリー類> パイ パイ皮	32.0	(0.6)	(0.7)	(1.3)	-	-	-	-	-	原材料配合割合から推計
15080	2173	<ケーキ・ペストリー類> パイ アップルパイ	45.0	(0.4)	(0.7)	(1.2)	-	-	-	-	-	原材料配合割合から推計
15081	2174	<ケーキ・ペストリー類> パイ ミートパイ	36.2	(0.7)	(1.1)	(1.8)	-	-	-	-	-	原材料配合割合から推計
15082	2175	<ケーキ・ペストリー類> バターケーキ	20.0	(0.3)	(0.4)	(0.7)	-	-	-	-	-	原材料配合割合から推計
15083	2176	<ケーキ・ペストリー類> ホットケーキ	40.0	(0.5)	(0.6)	(1.1)	-	-	-	-	-	原材料配合割合から推計
15084	2177	<ケーキ・ペストリー類> ワッフル カスタードクリーム入り	45.9	(0.4)	(0.4)	(0.8)	-	-	-	-	-	原材料配合割合から推計
15085	2178	<ケーキ・ペストリー類> ワッフル ジャム入り	33.0	(0.7)	(0.7)	(1.3)	-	-	-	-	-	原材料配合割合から推計
15136	2180	<デザート菓子類> 牛乳寒天	85.2	(0)	(0)	(0.5)	-	-	-	-	-	原材料配合割合から推計
15142	2181	<デザート菓子類> こんにゃくゼリー	83.2	(0.8)	(0)	(0.8)	-	-	-	-	-	原材料配合割合から推計
15087	2182	<デザート菓子類> ゼリー オレンジ	77.6	(0.2)	(0)	(0.2)	-	-	-	-	-	原材料配合割合から推計
15092	2187	<ビスケット類> ウエハース	2.1	0.7	0.5	1.2	-	-	-	-	-	
15141	2188	<ビスケット類> ウエハース クリーム入り	2.7	(0.9)	(1.2)	(2.1)	-	-	-	-	-	原材料配合割合から推計
15093	2189	<ビスケット類> クラッカー オイルスプレークラッカー	2.7	1.5	0.6	2.1	-	-	-	-	-	
15094	2190	<ビスケット類> クラッカー ソーダクラッカー	3.1	1.3	0.8	2.1	-	-	-	-	-	
15095	2191	<ビスケット類> サブレ	3.1	(0.6)	(0.7)	(1.3)	-	-	-	-	-	原材料配合割合から推計
15054	2192	<ビスケット類> 中華風クッキー	3.0	(0.5)	(0.6)	(1.1)	-	-	-	-	-	原材料配合割合から推計
15097	2193	<ビスケット類> ビスケット ハードビスケット	2.6	1.6	0.7	2.3	-	-	-	-	-	
15098	2194	<ビスケット類> ビスケット ソフトビスケット	3.2	0.9	0.5	1.4	-	-	-	-	-	
15099	2195	<ビスケット類> プレッツェル	1.0	1.6	1.0	2.6	-	-	-	-	-	
15096	2196	<ビスケット類> リーフパイ	2.5	0.8	0.9	1.7	-	-	-	-	-	
15100	2197	<ビスケット類> ロシアケーキ	4.0	(0.5)	(1.3)	(1.8)	-	-	-	-	-	原材料配合割合から推計
15101	2198	<スナック類> 小麦粉あられ	2.0	(1.1)	(1.2)	(2.3)	-	-	-	-	-	原材料配合割合から推計
15102	2199	<スナック類> コーンスナック	0.9	0.2	0.8	1.0	-	-	-	-	-	
15103	2200	<スナック類> ポテトチップス ポテトチップス	2.0	1.1	3.1	4.2	-	-	-	-	-	

15 菓子類

食品番号	索引番号	食 品 名	水分 WATER	食物繊維 プロスキー変法 水溶性 FIBSOL	食物繊維 プロスキー変法 不溶性 FIBINS	食物繊維 プロスキー変法 総量 FIBTG	食物繊維 AOAC.2011.25法 低分子量水溶性 FIB-SDFS	食物繊維 AOAC.2011.25法 高分子量水溶性 FIB-SDFP	食物繊維 AOAC.2011.25法 不溶性 FIB-IDF	食物繊維 AOAC.2011.25法 難消化性でん粉 STARES	食物繊維 AOAC.2011.25法 総量 FIB-TDF	備考
				(.................................... g ....)								
15104	2201	<スナック類> ポテトチップス 成形ポテトチップス	2.2	1.9	2.9	4.8	-	-	-	-	-	
15107	2204	<キャンデー類> ゼリーキャンデー	16.0	-	(0)	(0.9)	-	-	-	-	-	原材料配合割合から推計
15108	2205	<キャンデー類> ゼリービーンズ	9.5	(0)	(0)	(0.9)	-	-	-	-	-	原材料配合割合から推計
15112	2208	<キャンデー類> ブリットル	1.5	(0.1)	(3.4)	(3.6)	-	-	-	-	-	原材料配合割合から推計
15137	2211	<チョコレート類> アーモンドチョコレート	2.0	(0.9)	(5.2)	(6.1)	-	-	-	-	-	原材料配合割合から推計
15114	2212	<チョコレート類> カバーリングチョコレート	2.0	(1.2)	(2.0)	(3.2)	-	-	-	-	-	原材料配合割合から推計
15115	2213	<チョコレート類> ホワイトチョコレート	0.8	0.6	0	0.6	-	-	-	-	-	
15116	2214	<チョコレート類> ミルクチョコレート	0.5	1.0	2.9	3.9	-	-	-	-	-	
15138	2219	<その他> カスタードクリーム	61.8	(0.1)	(0.1)	(0.2)	-	-	-	-	-	原材料配合割合から推計
15139	2220	<その他> しるこ こしあん	46.1	(0.1)	(3.1)	(3.2)	-	-	-	-	-	原材料配合割合から推計
15140	2221	<その他> しるこ つぶしあん	54.5	(0.4)	(3.9)	(4.3)	-	-	-	-	-	原材料配合割合から推計
15180	2222	<その他> チョコレートクリーム	14.6	(0.2)	(0.5)	(0.6)	-	-	-	-	-	原材料配合割合から推計

可食部100 g 当たり

16 し好飲料類

食品番号	索引番号	食品名	水分	食物繊維 プロスキー変法 水溶性	不溶性	総量	AOAC.2011.25法 低分子量水溶性	高分子量水溶性	不溶性	難消化性でん粉	総量	備考
		成分識別子	WATER	FIBSOL	FIBINS	FIBTG	FIB-SDFS	FIB-SDFP	FIB-IDF	STARES	FIB-TDF	
		単位	(.. g ....)									
16001	2223	＜アルコール飲料類＞ （醸造酒類） 清酒 普通酒	82.4	0	0	0	-	-	-	-	-	
16002	2224	＜アルコール飲料類＞ （醸造酒類） 清酒 純米酒	83.7	0	0	0	-	-	-	-	-	
16003	2225	＜アルコール飲料類＞ （醸造酒類） 清酒 本醸造酒	82.8	0	0	0	-	-	-	-	-	
16004	2226	＜アルコール飲料類＞ （醸造酒類） 清酒 吟醸酒	83.6	0	0	0	-	-	-	-	-	
16005	2227	＜アルコール飲料類＞ （醸造酒類） 清酒 純米吟醸酒	83.5	0	0	0	-	-	-	-	-	
16006	2228	＜アルコール飲料類＞ （醸造酒類） ビール 淡色	92.8	0	0	0	-	-	-	-	-	
16007	2229	＜アルコール飲料類＞ （醸造酒類） ビール 黒	91.6	0.2	0	0.2	-	-	-	-	-	
16008	2230	＜アルコール飲料類＞ （醸造酒類） ビール スタウト	88.4	0.3	0	0.3	-	-	-	-	-	
16009	2231	＜アルコール飲料類＞ （醸造酒類） 発泡酒	92.0	0	0	0	-	-	-	-	-	
16012	2234	＜アルコール飲料類＞ （醸造酒類） ぶどう酒 ロゼ	87.4	0	0	0	-	-	-	-	-	
16013	2235	＜アルコール飲料類＞ （醸造酒類） 紹興酒	78.8	Tr	0	Tr	-	-	-	-	-	
16059	2256	＜アルコール飲料類＞ （混成酒類） 缶チューハイ レモン風味	91.4	Tr	Tr	0.1	-	-	-	-	-	
16033	2257	＜茶類＞ （緑茶類） 玉露 茶	3.1	5.0	38.9	43.9	-	-	-	-	-	
16035	2259	＜茶類＞ （緑茶類） 抹茶 茶	5.0	6.6	31.9	38.5	-	-	-	-	-	
16036	2260	＜茶類＞ （緑茶類） せん茶 茶	2.8	3.0	43.5	46.5	-	-	-	-	-	
16041	2265	＜茶類＞ （緑茶類） 玄米茶 浸出液	99.9	0	0	0	-	-	-	-	-	
16043	2267	＜茶類＞ （発酵茶類） 紅茶 茶	6.2	4.4	33.7	38.1	-	-	-	-	-	
16048	2272	＜コーヒー・ココア類＞ ココア ピュアココア	4.0	5.6	18.3	23.9	-	-	-	-	-	
16049	2273	＜コーヒー・ココア類＞ ココア ミルクココア	1.6	1.3	4.2	5.5	-	-	-	-	-	
16056	2274	＜その他＞ 青汁 ケール	2.3	12.8	15.2	28.0	-	-	-	-	-	
16050	2275	＜その他＞ 甘酒	79.7	0.1	0.3	0.4	-	-	-	-	-	
16051	2276	＜その他＞ 昆布茶	1.4	2.0	0.8	2.8	-	-	-	-	-	
16057	2277	＜その他＞ スポーツドリンク	94.7	Tr	0	Tr	-	-	-	-	-	

17 調味料及び香辛料類

食品番号	索引番号	食品名	水分	食物繊維 プロスキー変法			食物繊維 AOAC.2011.25法					備考
				水溶性	不溶性	総量	低分子量水溶性	高分子量水溶性	不溶性	難消化性でん粉	総量	
		成分識別子	WATER	FIBSOL	FIBINS	FIBTG	FIB-SDFS	FIB-SDFP	FIB-IDF	STARES	FIB-TDF	
		単位	(				g				)	
17001	2284	＜調味料類＞　（ウスターソース類）　ウスターソース	61.3	0.3	0.2	0.5	-	-	-	-	-	
17002	2285	＜調味料類＞　（ウスターソース類）　中濃ソース	60.9	0.5	0.5	1.0	-	-	-	-	-	
17003	2286	＜調味料類＞　（ウスターソース類）　濃厚ソース	60.7	0.5	0.5	1.0	-	-	-	-	-	
17085	2287	＜調味料類＞　（ウスターソース類）　お好み焼きソース	58.1	0.4	0.5	0.9	-	-	-	-	-	
17004	2288	＜調味料類＞　（辛味調味料類）　トウバンジャン	69.7	0.6	3.7	4.3	-	-	-	-	-	
17139	2294	＜調味料類＞　（しょうゆ類）　うすくちしょうゆ　低塩	70.9	-	-	-	-	-	Tr	Tr	Tr	
17017	2310	＜調味料類＞　（食酢類）　果実酢　ぶどう酢	93.7	0	0	0	-	-	-	-	-	
17130	2312	＜調味料類＞　（だし類）　あごだし	99.8	Tr	0	Tr	-	-	-	-	-	
17019	2313	＜調味料類＞　（だし類）　かつおだし　荒節	99.4	0	0	0	-	-	-	-	-	
17131	2314	＜調味料類＞　（だし類）　かつおだし　本枯れ節	99.4	0	0	0	-	-	-	-	-	
17132	2316	＜調味料類＞　（だし類）　昆布だし　煮出し	98.1	0.1	0	0.1	-	-	-	-	-	
17148	2318	＜調味料類＞　（だし類）　かつお・昆布だし　本枯れ節・昆布だし	99.2	Tr	-	Tr	-	-	-	-	-	
17027	2324	＜調味料類＞　（だし類）　固形ブイヨン	0.8	0.3	0	0.3	-	-	-	-	-	
17028	2327	＜調味料類＞　（だし類）　顆粒和風だし	1.6	0	0	0	-	-	-	-	-	
17143	2333	＜調味料類＞　（だし類）　ラーメンスープ　濃縮　みそ味　ストレートみそ味	48.4	(0.2)	(1.3)	(1.6)	-	-	-	-	-	原材料配合割合から推計
17095	2335	＜調味料類＞　（調味ソース類）　エビチリの素	85.8	(0.2)	(0.5)	(0.6)	-	-	-	-	-	原材料配合割合から推計
17031	2336	＜調味料類＞　（調味ソース類）　オイスターソース	61.6	0.2	0	0.2	-	-	-	-	-	
17133	2338	＜調味料類＞　（調味ソース類）　魚醤油　いかなごしょうゆ	63.0	Tr	0	Tr	-	-	-	-	-	
17134	2339	＜調味料類＞　（調味ソース類）　魚醤油　いしる（いしり）	61.2	0.3	Tr	0.3	-	-	-	-	-	
17135	2340	＜調味料類＞　（調味ソース類）　魚醤油　しょっつる	69.4	0.1	Tr	0.1	-	-	-	-	-	
17097	2342	＜調味料類＞　（調味ソース類）　ごま酢	53.2	(0.4)	(1.5)	(1.9)	-	-	-	-	-	原材料配合割合から推計
17098	2343	＜調味料類＞　（調味ソース類）　ごまだれ	40.7	(0.5)	(2.5)	(3.0)	-	-	-	-	-	原材料配合割合から推計
17104	2349	＜調味料類＞　（調味ソース類）　中華風合わせ酢	60.5	(0)	(Tr)	(Tr)	-	-	-	-	-	原材料配合割合から推計
17106	2351	＜調味料類＞　（調味ソース類）　テンメンジャン	37.5	1.2	1.9	3.1	-	-	-	-	-	
17109	2353	＜調味料類＞　（調味ソース類）　ホワイトソース	81.7	0.2	0.2	0.4	-	-	-	-	-	

17 調味料及び香辛料類

食品番号	索引番号	食品名	水分	プロスキー変法			AOAC.2011.25法					備考
				水溶性	不溶性	総量	低分子量水溶性	高分子量水溶性	不溶性	難消化性でん粉	総量	
成分識別子			WATER	FIBSOL	FIBINS	FIBTG	FIB-SDFS	FIB-SDFP	FIB-IDF	STARES	FIB-TDF	
単位			(.. g ....)									
17110	2354	＜調味料類＞ （調味ソース類） ぽん酢しょうゆ	82.1	(0.2)	(0.1)	(0.2)	-	-	-	-	-	原材料配合割合から推計
17137	2355	＜調味料類＞ （調味ソース類） ぽん酢しょうゆ 市販品	77.0	0.2	0.1	0.3	-	-	-	-	-	
17144	2359	＜調味料類＞ （調味ソース類） 焼きそば粉末 ソース	0.1	-	-	-	1.1	1.5	0.6	0.1	3.3	
17113	2361	＜調味料類＞ （調味ソース類） 焼き肉のたれ	52.4	(0.1)	(0.3)	(0.4)	-	-	-	-	-	原材料配合割合から推計
17115	2363	＜調味料類＞ （調味ソース類） ゆずこしょう	64.5	2.3	3.9	6.2	-	-	-	-	-	
17034	2364	＜調味料類＞ （トマト加工品類） トマトピューレー	86.9	1.0	0.8	1.8	-	-	-	-	-	
17035	2365	＜調味料類＞ （トマト加工品類） トマトペースト	71.3	2.4	2.3	4.7	-	-	-	-	-	
17036	2366	＜調味料類＞ （トマト加工品類） トマトケチャップ	66.0	0.6	1.2	1.7	-	-	-	-	-	
17037	2367	＜調味料類＞ （トマト加工品類） トマトソース	87.1	0.3	0.8	1.1	-	-	-	-	-	
17038	2368	＜調味料類＞ （トマト加工品類） チリソース	67.3	0.8	1.1	1.9	-	-	-	-	-	
17118	2371	＜調味料類＞ （ドレッシング類） 半固形状ドレッシング マヨネーズタイプ調味料 低カロリータイプ	60.9	0.7	Tr	0.8	-	-	-	-	-	
17116	2373	＜調味料類＞ （ドレッシング類） 分離液状ドレッシング 和風ドレッシング 分離液状	69.4	(Tr)	(0.2)	(0.2)	-	-	-	-	-	原材料配合割合から推計
17039	2374	＜調味料類＞ （ドレッシング類） 分離液状ドレッシング 和風ドレッシングタイプ調味料 ノンオイル	71.8	0.2	0	0.2	-	-	-	-	-	
17117	2375	＜調味料類＞ （ドレッシング類） 乳化液状ドレッシング ごまドレッシング	38.1	(0.2)	(0.7)	(0.8)	-	-	-	-	-	原材料配合割合から推計
17041	2376	＜調味料類＞ （ドレッシング類） 乳化液状ドレッシング サウザンアイランドドレッシング	44.1	(0.1)	(0.3)	(0.4)	-	-	-	-	-	原材料配合割合から推計
17044	2378	＜調味料類＞ （みそ類） 米みそ 甘みそ	42.6	0.3	5.3	5.6	-	-	-	-	-	
17045	2379	＜調味料類＞ （みそ類） 米みそ 淡色辛みそ	45.4	0.6	4.3	4.9	-	-	-	-	-	
17046	2380	＜調味料類＞ （みそ類） 米みそ 赤色辛みそ	45.7	0.6	3.5	4.1	-	-	-	-	-	
17120	2381	＜調味料類＞ （みそ類） 米みそ だし入りみそ	49.9	0.5	3.6	4.1	-	-	-	-	-	
17145	2382	＜調味料類＞ （みそ類） 米みそ だし入りみそ 減塩	52.5	-	-	-	1.0	0.9	3.0	0.1	4.9	
17047	2383	＜調味料類＞ （みそ類） 麦みそ	44.0	0.7	5.6	6.3	-	-	-	-	-	
17048	2384	＜調味料類＞ （みそ類） 豆みそ	44.9	2.2	4.3	6.5	-	-	-	-	-	
17119	2385	＜調味料類＞ （みそ類） 減塩みそ	46.0	0.9	3.5	4.3	-	-	-	-	-	
17049	2386	＜調味料類＞ （みそ類） 即席みそ 粉末タイプ	2.4	1.1	5.5	6.6	-	-	-	-	-	

17 調味料及び香辛料類

食品番号	索引番号	食品名	可食部100g当たり									備考
				食物繊維								
				プロスキー変法			AOAC.2011.25法					
			水分	水溶性	不溶性	総量	低分子量水溶性	高分子量水溶性	不溶性	難消化性でん粉	総量	
		成分識別子	WATER	FIBSOL	FIBINS	FIBTG	FIB-SDFS	FIB-SDFP	FIB-IDF	STARES	FIB-TDF	
		単位	(...................................... g ....)									
17050	2387	＜調味料類＞　（みそ類）　即席みそ　ペーストタイプ	61.5	0.5	2.2	2.8	-	-	-	-	-	
17121	2388	＜調味料類＞　（みそ類）　辛子酢みそ	43.6	(0.1)	(2.5)	(2.7)		-	-	-	-	原材料配合割合から推計
17122	2389	＜調味料類＞　（みそ類）　ごまみそ	42.7	(0.6)	(4.9)	(5.5)	-	-	-	-	-	原材料配合割合から推計
17123	2390	＜調味料類＞　（みそ類）　酢みそ	44.2	(0.2)	(2.7)	(2.8)	-	-	-	-	-	原材料配合割合から推計
17124	2391	＜調味料類＞　（みそ類）　練りみそ	29.9	(0.2)	(3.0)	(3.2)	-	-	-	-	-	原材料配合割合から推計
17051	2392	＜調味料類＞　（ルウ類）　カレールウ	3.0	1.2	2.5	3.7	1.2	1.7	3.4	-	6.4	
17052	2393	＜調味料類＞　（ルウ類）　ハヤシルウ	2.2	1.4	1.1	2.5						
17125	2394	＜調味料類＞　（その他）　お茶漬けの素　さけ	2.9	(0.3)	(1.0)	(3.5)	-	-	-	-	-	原材料配合割合から推計
17136	2395	＜調味料類＞　（その他）　キムチの素	58.2	1.0	2.7	3.6	-	-	-	-	-	
17053	2396	＜調味料類＞　（その他）　酒かす	51.1	0	5.2	5.2	-	-	-	-	-	
17126	2397	＜調味料類＞　（その他）　即席すまし汁	2.8	(0.2)	(0.9)	(3.3)	-	-	-	-	-	原材料配合割合から推計
17127	2398	＜調味料類＞　（その他）　ふりかけ　たまご	2.5	(0.7)	(2.5)	(5.1)	-	-	-	-	-	原材料配合割合から推計
17138	2400	＜調味料類＞　（その他）　料理酒	82.4	0	0	0	-	-	-	-	-	
17061	2407	＜香辛料類＞　カレー粉	5.7	6.5	30.4	36.9						
17082	2429	＜その他＞　酵母　パン酵母　圧搾	68.1	0.8	9.5	10.3						
17083	2430	＜その他＞　酵母　パン酵母　乾燥	8.7	2.5	30.1	32.6	-	-	-	-	-	

18 調理済み流通食品

食品番号	索引番号	食品名	水分 WATER	水溶性 FIBSOL	不溶性 FIBINS	総量 FIBTG	低分子量水溶性 FIB-SDFS	高分子量水溶性 FIB-SDFP	不溶性 FIB-IDF	難消化性でん粉 STARES	総量 FIB-TDF	備考
		可食部100 g 当たり		食物繊維								
				プロスキー変法			AOAC.2011.25法					
		単位		(						g	)	
18024	2432	和風料理　和え物類　青菜の白和え	79.7	(0.4)	(2.0)	(2.4)	-	-	-	-	-	原材料配合割合から推計
18025	2433	和風料理　和え物類　いんげんのごま和え	81.4	(0.6)	(2.2)	(2.8)	-	-	-	-	-	原材料配合割合から推計
18026	2434	和風料理　和え物類　わかめとねぎの酢みそ和え	76.3	(0.5)	(1.6)	(2.5)	-	-	-	-	-	原材料配合割合から推計
18028	2435	和風料理　汁物類　とん汁	94.4	(0.2)	(0.4)	(0.5)	-	-	-	-	-	原材料配合割合から推計
18027	2436	和風料理　酢の物類　紅白なます	90.3	(0.3)	(0.6)	(0.9)	-	-	-	-	-	原材料配合割合から推計
18029	2437	和風料理　煮物類　卯の花いり	79.1	(0.3)	(4.8)	(5.1)	-	-	-	-	-	原材料配合割合から推計
18030	2438	和風料理　煮物類　親子丼の具	79.4	(0.1)	(0.2)	(0.4)	-	-	-	-	-	原材料配合割合から推計
18031	2439	和風料理　煮物類　牛飯の具	78.8	(0.2)	(0.7)	(1.0)	-	-	-	-	-	原材料配合割合から推計
18032	2440	和風料理　煮物類　切り干し大根の煮物	88.2	(0.3)	(1.6)	(2.0)	-	-	-	-	-	原材料配合割合から推計
18033	2441	和風料理　煮物類　きんぴらごぼう	81.6	(1.3)	(1.9)	(3.2)	-	-	-	-	-	原材料配合割合から推計
18034	2442	和風料理　煮物類　ぜんまいのいため煮	82.3	(0.3)	(1.9)	(2.2)	-	-	-	-	-	原材料配合割合から推計
18035	2443	和風料理　煮物類　筑前煮	80.4	(0.5)	(1.3)	(1.8)	-	-	-	-	-	原材料配合割合から推計
18036	2444	和風料理　煮物類　肉じゃが	79.6	(0.4)	(0.9)	(1.3)	-	-	-	-	-	原材料配合割合から推計
18037	2445	和風料理　煮物類　ひじきのいため煮	80.8	(0.1)	(0.4)	(3.4)	-	-	-	-	-	原材料配合割合から推計
18038	2446	和風料理　その他　アジの南蛮漬け	78.0	(0.2)	(0.8)	(0.9)	-	-	-	-	-	原材料配合割合から推計
18023	2447	和風料理　その他　松前漬け　しょうゆ漬	51.2	-	-	1.6	-	-	-	-	-	
18040	2448	洋風料理　カレー類　チキンカレー	75.2	(0.4)	(0.8)	(1.2)	-	-	-	-	-	原材料配合割合から推計
18001	2449	洋風料理　カレー類　ビーフカレー	78.5	(0.3)	(0.6)	(0.9)	-	-	-	-	-	原材料配合割合から推計
18041	2450	洋風料理　カレー類　ポークカレー	79.2	(0.3)	(0.6)	(0.9)	-	-	-	-	-	原材料配合割合から推計
18043	2451	洋風料理　コロッケ類　カニクリームコロッケ	54.6	(0.4)	(0.6)	(1.0)	-	-	-	-	-	原材料配合割合から推計
18044	2452	洋風料理　コロッケ類　コーンクリームコロッケ	54.1	(0.4)	(1.0)	(1.4)	-	-	-	-	-	原材料配合割合から推計
18018	2453	洋風料理　コロッケ類　ポテトコロッケ	55.5	(0.7)	(1.3)	(2.0)	-	-	-	-	-	原材料配合割合から推計
18045	2454	洋風料理　シチュー類　チキンシチュー	76.7	(0.3)	(0.8)	(1.2)	-	-	-	-	-	原材料配合割合から推計
18011	2455	洋風料理　シチュー類　ビーフシチュー	74.9	(0.2)	(0.5)	(0.7)	-	-	-	-	-	原材料配合割合から推計
18015	2456	洋風料理　素揚げ類　ミートボール	62.1	(0.5)	(0.9)	(1.3)	-	-	-	-	-	原材料配合割合から推計
18042	2457	洋風料理　スープ類　かぼちゃのクリームスープ	83.3	(0.3)	(1.0)	(1.3)	-	-	-	-	-	原材料配合割合から推計
18005	2458	洋風料理　スープ類　コーンクリームスープ　コーンクリームスープ	86.0	(0.1)	(0.4)	(0.6)	-	-	-	-	-	原材料配合割合から推計
18050	2460	洋風料理　ハンバーグステーキ類　合いびきハンバーグ	62.8	(0.4)	(0.7)	(1.1)	-	-	-	-	-	原材料配合割合から推計
18051	2461	洋風料理　ハンバーグステーキ類　チキンハンバーグ	67.0	(0.4)	(0.6)	(1.0)	-	-	-	-	-	原材料配合割合から推計
18052	2462	洋風料理　ハンバーグステーキ類　豆腐ハンバーグ	71.2	(0.4)	(0.9)	(1.3)	-	-	-	-	-	原材料配合割合から推計
18019	2463	洋風料理　フライ類　いかフライ	54.9	(0.4)	(0.5)	(0.9)	-	-	-	-	-	原材料配合割合から推計

18 調理済み流通食品

食品番号	索引番号	食品名	水分	食物繊維 プロスキー変法 水溶性	食物繊維 プロスキー変法 不溶性	食物繊維 プロスキー変法 総量	食物繊維 AOAC.2011.25法 低分子量水溶性	食物繊維 AOAC.2011.25法 高分子量水溶性	食物繊維 AOAC.2011.25法 不溶性	食物繊維 AOAC.2011.25法 難消化性でん粉	食物繊維 AOAC.2011.25法 総量	備考
成分識別子			WATER	FIBSOL	FIBINS	FIBTG	FIB-SDFS	FIB-SDFP	FIB-IDF	STARES	FIB-TDF	
単位			(.. g ....)									
18020	2464	洋風料理　フライ類　えびフライ	50.5	(0.4)	(0.6)	(1.0)	-	-	-	-	-	原材料配合割合から推計
18022	2466	洋風料理　フライ類　メンチカツ	50.3	(0.6)	(1.1)	(1.7)	-	-	-	-	-	原材料配合割合から推計
18003	2473	洋風料理　その他　えびグラタン	74.1	(0.2)	(0.6)	(0.9)	-	-	-	-	-	原材料配合割合から推計
18014	2474	洋風料理　その他　えびピラフ	62.9	(0.1)	(0.5)	(0.6)	(0.7)	(Tr)	(0.4)	-	(1.2)	原材料配合割合から推計
18002	2475	中国料理　点心類　ぎょうざ	57.8	(0.5)	(0.9)	(1.5)	-	-	-	-	-	原材料配合割合から推計
18012	2476	中国料理　点心類　しゅうまい	60.2	(0.6)	(1.1)	(1.7)	-	-	-	-	-	原材料配合割合から推計
18046	2477	中国料理　点心類　中華ちまき	59.5	(Tr)	(0.5)	(0.5)					-	原材料配合割合から推計
18047	2478	中国料理　菜類　酢豚	83.4	(0.2)	(0.6)	(0.8)					-	原材料配合割合から推計
18048	2479	中国料理　菜類　八宝菜	86.0	(0.2)	(0.7)	(0.9)					-	原材料配合割合から推計
18049	2480	中国料理　菜類　麻婆豆腐	80.0	(0.1)	(0.4)	(0.5)	(0.3)	(0.2)	(0.3)	-	(0.7)	原材料配合割合から推計
18039	2481	韓国料理　和え物類　もやしのナムル	84.4	(0.5)	(2.1)	(2.7)	-	-	-	-	-	原材料配合割合から推計

可食部100ｇ当たり

別表 2　可食部 100 g 当たりの有機酸成分表

1 穀類

食品番号	索引番号	食品名	水分 WATER	ギ酸 FORAC	酢酸 ACEAC	グリコール酸 GLYCLAC	乳酸 LACAC	グルコン酸 GLUCAC	シュウ酸 OXALAC	マロン酸 MOLAC	コハク酸 SUCAC	フマル酸 FUMAC	リンゴ酸 MALAC
				可食部100 g 当たり 有機酸									
		単位		(...g...)									
01024	25	こむぎ ［小麦粉］ プレミックス粉 ホットケーキ用	11.1	-	-	-	-	-	-	-	-	-	-
01028	37	こむぎ ［パン類］ コッペパン	37.0	-	-	-	-	-	-	-	-	-	-
01030	38	こむぎ ［パン類］ 乾パン	5.5	-	-	-	-	-	-	-	-	-	-

可食部100 g 当たり													備　考
有　機　酸													
酒石酸	α-ケトグルタル酸	クエン酸	サリチル酸	p-クマル酸	コーヒー酸	フェルラ酸	クロロゲン酸	キナ酸	オロト酸	ピログルタミン酸	プロピオン酸	計	
TARAC	GLUAKAC	CITAC	SALAC	PCHOUAC	CAFFAC	FERAC	CHLRAC	QUINAC	OROTAC	PYROGAC	PROPAC	OA	
(..........g..........)				(..........mg..........)				(..........g..........)					
-	-	(Tr)	-	-	-	-	-	-	-	-	-	(Tr)	原材料配合割合から推計
-	-	(Tr)	-	-	-	-	-	-	-	-	-	(Tr)	原材料配合割合から推計
-	-	(Tr)	-	-	-	-	-	-	-	-	-	(Tr)	原材料配合割合から推計

2 いも及びでん粉類

食品番号	索引番号	食品名	水分	有機酸 可食部100g当たり ギ酸	酢酸	グリコール酸	乳酸	グルコン酸	シュウ酸	マロン酸	コハク酸	フマル酸	リンゴ酸
成分識別子			WATER	FORAC	ACEAC	GLYCLAC	LACAC	GLUCAC	OXALAC	MOLAC	SUCAC	FUMAC	MALAC
単位			(......g......)										
02068	206	<いも類> アメリカほどいも 塊根 生	56.5	-	-	0	-	-	0.1	-	0	-	0
02069	207	<いも類> アメリカほどいも 塊根 ゆで	57.1	-	-	-	-	-	0.1	-	-	-	-
02001	208	<いも類> きくいも 塊茎 生	81.7	-	-	-	-	-	-	-	-	-	(0.5)
02041	209	<いも類> きくいも 塊茎 水煮	85.4	-	-	-	-	-	-	-	-	-	(0.3)
02045	217	<いも類> （さつまいも類） さつまいも 塊根 皮つき 生	64.6	-	-	-	-	-	0.1	-	0	-	0.2
02046	218	<いも類> （さつまいも類） さつまいも 塊根 皮つき 蒸し	64.2	-	-	-	-	-	0.1	-	0	-	0.2
02047	219	<いも類> （さつまいも類） さつまいも 塊根 皮つき 天ぷら	52.4	-	-	-	-	-	0.1	-	0	-	0.2
02006	220	<いも類> （さつまいも類） さつまいも 塊根 皮なし 生	65.6	-	-	-	-	-	0.1	-	0	-	0.2
02008	222	<いも類> （さつまいも類） さつまいも 塊根 皮なし 焼き	58.1	-	-	-	-	-	0.1	-	0	-	0.3
02009	223	<いも類> （さつまいも類） さつまいも 蒸し切干	22.2	-	-	-	-	-	0.1	-	0	-	0.5
02048	224	<いも類> （さつまいも類） むらさきいも 塊根 皮なし 生	66.0	-	-	-	-	-	0.1	-	0	-	0.2
02049	225	<いも類> （さつまいも類） むらさきいも 塊根 皮なし 蒸し	66.2	-	-	-	-	-	0.1	-	0	-	0.2
02010	226	<いも類> （さといも類） さといも 球茎 生	84.1	-	-	-	-	-	0.1	-	-	-	0.5
02012	228	<いも類> （さといも類） さといも 球茎 冷凍	80.9	-	-	-	-	-	0.1	-	0	-	0.4
02050	229	<いも類> （さといも類） セレベス 球茎 生	76.4	-	-	-	-	-	0.1	-	-	-	0.3
02051	230	<いも類> （さといも類） セレベス 球茎 水煮	77.5	-	-	0	-	-	0.1	-	-	-	0.2
02052	231	<いも類> （さといも類） たけのこいも 球茎 生	73.4	-	-	0	-	-	0.1	-	-	-	0.3
02053	232	<いも類> （さといも類） たけのこいも 球茎 水煮	75.4	-	-	0	-	-	0.1	-	-	-	0.2

													計	備　考
							可食部100 g 当たり							
							有　機　酸							
酒石酸	α-ケトグルタル酸	クエン酸	サリチル酸	p-クマル酸	コーヒー酸	フェルラ酸	クロロゲン酸	キナ酸	オロト酸	ピログルタミン酸	プロピオン酸		計	備　考
TARAC	GLUAKAC	CITAC	SALAC	PCHOUAC	CAFFAC	FERAC	CHLRAC	QUINAC	OROTAC	PYROGAC	PROPAC		OA	
(............ g ....)				(............ mg ....)				(............ g ....)						
-	-	0.3	-	-	-	-	-	-	-	-	-		0.4	
-	-	0.3	-	-	-	-	-	-	-	-	-		0.4	
-	-	(0.1)	-	-	-	-	-	-	-	-	-		(0.5)	豪州成分表から推計
-	-	(0.1)	-	-	-	-	-	-	-	-	-		(0.4)	豪州成分表から推計
-	-	Tr	-	-	-	-	-	0.1	-	-	-		0.4	
-	-	Tr	-	-	-	-	-	0.1	-	-	-		0.5	
-	-	Tr	-	-	-	-	-	0.1	-	-	-		0.5	
-	-	Tr	-	-	-	-	-	0.1	-	-	-		0.4	
-	-	-	-	-	-	-	-	0.2	-	-	-		0.5	
-	-	0.1	-	-	-	-	-	0.3	-	-	-		1.0	
-	-	Tr	-	-	-	-	-	0.1	-	-	-		0.4	
-	-	0.1	-	-	-	-	-	0.2	-	-	-		0.5	
-	-	Tr	-	-	-	-	-	-	-	-	-		0.6	
-	-	0.2	-	-	-	-	-	-	-	-	-		0.6	
-	-	0.4	-	-	-	-	-	-	-	-	-		0.8	
-	-	0.3	-	-	-	-	-	-	-	-	-		0.6	
-	-	0.2	-	-	-	-	-	-	-	-	-		0.6	
-	-	0.2	-	-	-	-	-	-	-	-	-		0.5	

2 いも及びでん粉類

食品番号	索引番号	食品名	水分										
				有 機 酸									
				ギ酸	酢酸	グリコール酸	乳酸	グルコン酸	シュウ酸	マロン酸	コハク酸	フマル酸	リンゴ酸
		成分識別子	WATER	FORAC	ACEAC	GLYCLAC	LACAC	GLUCAC	OXALAC	MOLAC	SUCAC	FUMAC	MALAC
		単位	(						g				)
02013	233	<いも類> （さといも類） みずいも 球茎 生	70.5	-	-	-	-	-	0.1	-	0	-	0.2
02014	234	<いも類> （さといも類） みずいも 球茎 水煮	72.0	-	-	-	-	-	0.1	-	0	-	0.2
02063	237	<いも類> じゃがいも 塊茎 皮つき 生	81.1	-	-	-	-	-	Tr	-	0	-	0.1
02064	238	<いも類> じゃがいも 塊茎 皮つき 電子レンジ調理	77.6	-	-	-	-	-	Tr	-	0	-	0.1
02065	239	<いも類> じゃがいも 塊茎 皮つき フライドポテト （生を揚げたもの）	65.2	-	-	-	-	-	Tr	-	0	-	0.2
02017	240	<いも類> じゃがいも 塊茎 皮なし 生	79.8	-	-	-	-	0	Tr	-	0	0	0.1
02019	241	<いも類> じゃがいも 塊茎 皮なし 水煮	80.6	-	-	-	-	-	Tr	-	0	-	0.1
02018	242	<いも類> じゃがいも 塊茎 皮なし 蒸し	78.8	-	-	-	-	0	Tr	-	0	0	0.1
02066	243	<いも類> じゃがいも 塊茎 皮なし 電子レンジ調理	78.0	-	-	-	-	-	Tr	-	0	-	0.1
02067	244	<いも類> じゃがいも 塊茎 皮なし フライドポテト （生を揚げたもの）	64.2	-	-	-	-	-	Tr	-	0	-	0.2
02021	246	<いも類> じゃがいも 乾燥マッシュポテト	7.5	-	-	-	-	0	0.1	-	0	0	0.3
02022	249	<いも類> （やまのいも類） ながいも いちょういも 塊根 生	71.1	-	-	-	-	-	Tr	-	0	-	0.1
02026	253	<いも類> （やまのいも類） じねんじょ 塊根 生	68.8	-	-	-	-	-	Tr	-	0	-	0.1
02027	254	<いも類> （やまのいも類） だいじょ 塊根 生	71.2	-	-	-	-	-	0	-	0	-	0.2
02070	255	<でん粉・でん粉製品> （でん粉類） おおうばゆりでん粉	16.2	-	-	0	-	-	0	-	0	-	0

酒石酸	α-ケトグルタル酸	クエン酸	サリチル酸	p-クマル酸	コーヒー酸	フェルラ酸	クロロゲン酸	キナ酸	オロト酸	ピログルタミン酸	プロピオン酸	計	備考
TARAC	GLUAKAC	CITAC	SALAC	PCHOUAC	CAFFAC	FERAC	CHLRAC	QUINAC	OROTAC	PYROGAC	PROPAC	OA	
(................ g................)			(................mg................)				(..................g..................)						
-	-	0.1	-	-	-	-	-	-	-	-	-	0.5	
-	-	0.1	-	-	-	-	-	-	-	-	-	0.4	
-	-	0.3	-	-	-	-	-	0	-	-	-	0.5	
-	-	0.4	-	-	-	-	-	0	-	-	-	0.5	
-	-	0.4	-	-	-	-	-	Tr	-	-	-	0.7	
-	-	0.3	-	-	-	-	-	0	-	-	-	0.5	
-	-	0.3	-	-	-	-	-	0	-	-	-	0.4	
-	-	0.4	-	-	-	-	-	0	-	-	-	0.5	
-	-	0.4	-	-	-	-	-	0	-	-	-	0.5	
-	-	0.4	-	-	-	-	-	0	-	-	-	0.6	
-	-	1.1	-	-	-	-	-	Tr	-	-	-	1.5	
-	-	0.5	-	-	-	-	-	-	-	-	-	0.7	
-	-	0.3	-	-	-	-	-	-	-	-	-	0.4	
-	-	0.4	-	-	-	-	-	-	-	-	-	0.5	
-	-	0	-	-	-	-	-	-	-	-	-	0	

3 砂糖及び甘味類

食品番号	索引番号	食品名	水分	ギ酸	酢酸	グリコール酸	乳酸	グルコン酸	シュウ酸	マロン酸	コハク酸	フマル酸	リンゴ酸
		成分識別子	WATER	FORAC	ACEAC	GLYCLAC	LACAC	GLUCAC	OXALAC	MOLAC	SUCAC	FUMAC	MALAC
		単位	(... g ....)										
03031	291	（でん粉糖類）　還元麦芽糖	0	-	-	0	-	0	-	-	-	0
03032	292	（でん粉糖類）　還元水あめ	30.1	-	-	0	-	0	-	-	-	0
03022	304	（その他）　はちみつ	17.6	-	-	-	-	0.3	-	-	-	-	Tr

可食部100g当たり													備考
有機酸													
酒石酸	α-ケトグルタル酸	クエン酸	サリチル酸	p-クマル酸	コーヒー酸	フェルラ酸	クロロゲン酸	キナ酸	オロト酸	ピログルタミン酸	プロピオン酸	計	
TARAC	GLUAKAC	CITAC	SALAC	PCHOUAC	CAFFAC	FERAC	CHLRAC	QUINAC	OROTAC	PYROGAC	PROPAC	OA	
(.........g.........)				(.........mg.........)					(.........g.........)				
-	-	0	-	-	-	-	-	-	-	-	-	0	
-	-	0	-	-	-	-	-	-	-	-	-	0	
-	0	0	-	-	-	-	-	-	-	-	-	0.3	

4 豆類

食品番号	索引番号	食品名	水分	有機酸（可食部100 g 当たり）									
				ギ酸	酢酸	グリコール酸	乳酸	グルコン酸	シュウ酸	マロン酸	コハク酸	フマル酸	リンゴ酸
		成分識別子	WATER	FORAC	ACEAC	GLYCLAC	LACAC	GLUCAC	OXALAC	MOLAC	SUCAC	FUMAC	MALAC
		単位	(.... g ....)										
04001	306	あずき 全粒 乾	14.2	-	-	-	-	-	Tr	-	-	-	0.1
04002	307	あずき 全粒 ゆで	63.9	-	-	-	-	-	0	-	-	-	Tr
04104	334	だいず ［全粒・全粒製品］ 全粒 青大豆 国産 乾	12.5	-	-	0	-	-	Tr	-	-	-	0.1
04105	335	だいず ［全粒・全粒製品］ 全粒 青大豆 国産 ゆで	65.5	-	-	-	-	-	Tr	-	-	-	Tr
04023	336	だいず ［全粒・全粒製品］ 全粒 黄大豆 国産 乾	12.4	-	-	-	-	-	0.1	-	-	-	0.1
04024	337	だいず ［全粒・全粒製品］ 全粒 黄大豆 国産 ゆで	65.4	-	-	-	-	-	Tr	-	-	-	Tr
04077	341	だいず ［全粒・全粒製品］ 全粒 黒大豆 国産 乾	12.7	-	-	0	-	-	0.1	-	-	-	0.1
04106	342	だいず ［全粒・全粒製品］ 全粒 黒大豆 国産 ゆで	65.1	-	-	-	-	-	Tr	-	-	-	Tr
04080	343	だいず ［全粒・全粒製品］ いり大豆 青大豆	2.7	-	-	0	-	-	0.1	-	0	-	0.1
04078	344	だいず ［全粒・全粒製品］ いり大豆 黄大豆	2.5	-	-	0	-	-	0.1	-	0	-	0.1
04079	345	だいず ［全粒・全粒製品］ いり大豆 黒大豆	2.4	-	-	0	-	-	0.1	-	0	-	0.1
04082	348	だいず ［全粒・全粒製品］ きな粉 青大豆 全粒大豆	5.9	-	-	0	-	-	0.1	-	0	-	0.1
04096	349	だいず ［全粒・全粒製品］ きな粉 青大豆 脱皮大豆	5.2	-	-	-	-	-	0.1	-	-	-	0.2
04032	356	だいず ［豆腐・油揚げ類］ 木綿豆腐	85.9	-	-	-	-	0	0	-	-	-	0
04097	357	だいず ［豆腐・油揚げ類］ 木綿豆腐 （凝固剤：塩化マグネシウム）	85.9	-	-	-	-	(0)	(0)	-	-	-	(0)
04098	358	だいず ［豆腐・油揚げ類］ 木綿豆腐 （凝固剤：硫酸カルシウム）	85.9	-	-	-	-	(0)	(0)	-	-	-	(0)
04033	359	だいず ［豆腐・油揚げ類］ 絹ごし豆腐	88.5	-	-	-	-	Tr	0	-	-	-	0
04099	360	だいず ［豆腐・油揚げ類］ 絹ごし豆腐 （凝固剤：塩化マグネシウム）	88.5	-	-	-	-	(Tr)	(0)	-	-	-	(0)

酒石酸	α-ケトグルタル酸	クエン酸	サリチル酸	p-クマル酸	コーヒー酸	フェルラ酸	クロロゲン酸	キナ酸	オロト酸	ピログルタミン酸	プロピオン酸	計	備考
TARAC	GLUAKAC	CITAC	SALAC	PCHOUAC	CAFFAC	FERAC	CHLRAC	QUINAC	OROTAC	PYROGAC	PROPAC	OA	
(...........g...........)				(..........mg..........)				(.................g.................)					
-	-	1.1	-	-	-	-	-	-	-	-	-	1.2	
-	-	0.3	-	-	-	-	-	-	-	-	-	0.3	
-	-	1.5	-	-	-	-	-	-	-	-	-	1.6	
-	-	0.3	-	-	-	-	-	-	-	-	-	0.3	
-	-	1.5	-	-	-	-	-	-	-	-	-	1.7	
-	-	0.3	-	-	-	-	-	-	-	-	-	0.4	
-	-	1.5	-	-	-	-	-	-	-	-	-	1.6	
-	-	0.3	-	-	-	-	-	-	-	-	-	0.3	
-	-	1.7	-	-	-	-	-	-	-	-	-	1.8	
-	-	1.6	-	-	-	-	-	-	-	-	-	1.8	
-	-	1.5	-	-	-	-	-	-	-	-	-	1.6	
-	-	1.6	-	-	-	-	-	-	-	-	-	1.8	
-	-	1.6	-	-	-	-	-	-	-	-	-	1.9	
-	-	0.2	-	-	-	-	-	-	-	-	-	0.2	
-	-	(0.2)	-	-	-	-	-	-	-	-	-	(0.2)	04032木綿豆腐（凝固剤の種類を問わないもの）から推計
-	-	(0.2)	-	-	-	-	-	-	-	-	-	(0.2)	04032木綿豆腐（凝固剤の種類を問わないもの）から推計
-	-	0.2	-	-	-	-	-	-	-	-	-	0.2	
-	-	(0.2)	-	-	-	-	-	-	-	-	-	(0.2)	04033絹ごし豆腐（凝固剤の種類を問わないもの）から推計

4 豆類

食品番号	索引番号	食品名	水分	ギ酸	酢酸	グリコール酸	乳酸	グルコン酸	シュウ酸	マロン酸	コハク酸	フマル酸	リンゴ酸
		成分識別子	WATER	FORAC	ACEAC	GLYCLAC	LACAC	GLUCAC	OXALAC	MOLAC	SUCAC	FUMAC	MALAC
		単位	(.... g ....)										
04100	361	だいず　［豆腐・油揚げ類］　絹ごし豆腐（凝固剤：硫酸カルシウム）	88.5	-	-	-	-	(Tr)	(0)	-	-	-	(0)
04095	372	だいず　［豆腐・油揚げ類］　油揚げ　甘煮	54.9	-	-	0	-	-	0	-	0	-	0

可食部100g当たり / 有機酸

可食部100 g 当たり													備　考
有　機　酸													
酒石酸	α - ケトグルタル酸	クエン酸	サリチル酸	p - クマル酸	コーヒー酸	フェルラ酸	クロロゲン酸	キナ酸	オロト酸	ピログルタミン酸	プロピオン酸	計	
TARAC	GLUAKAC	CITAC	SALAC	PCHOUAC	CAFFAC	FERAC	CHLRAC	QUINAC	OROTAC	PYROGAC	PROPAC	OA	
(..................... g.....................)				(.....................mg.....................)						(.........................g.........................)			
-	-	(0.2)	-	-	-	-	-	-	-	-	-	(0.2)	04033絹ごし豆腐（凝固剤の種類を問わないもの）から推計
-	-	0.1	-	-	-	-	-	-	-	-	-	0.1	

5 種実類

食品番号	索引番号	食品名	水分	ギ酸	酢酸	グリコール酸	乳酸	グルコン酸	シュウ酸	マロン酸	コハク酸	フマル酸	リンゴ酸
		成分識別子	WATER	FORAC	ACEAC	GLYCLAC	LACAC	GLUCAC	OXALAC	MOLAC	SUCAC	FUMAC	MALAC
		単位	(.... g ....)										
05046	438	チアシード　乾	6.5	-	-	-		-	0.7	-	-	-	Tr
05047	444	（ひし類）　とうびし　生	64.3	-	-	0	-	0	0	-	-	-	0.2
05048	445	（ひし類）　とうびし　ゆで	65.5	-	-	-	-	-	0	-	-	-	0.2
05034	456	らっかせい　大粒種　乾	6.0	-	-	-	-	-	0.1	-	-	-	0.1
05035	457	らっかせい　大粒種　いり	1.7	-	-	-	-	-	0.1	-	-	-	0.1
05036	460	らっかせい　バターピーナッツ	2.4	-	-	-	-	-	0.1	-	-	-	0.1
05037	461	らっかせい　ピーナッツバター	1.2	-	-	-	-	-	0.1	-	-	-	Tr

可食部100 g 当たり													備　考
有　機　酸													
酒石酸	α-ケトグルタル酸	クエン酸	サリチル酸	p-クマル酸	コーヒー酸	フェルラ酸	クロロゲン酸	キナ酸	オロト酸	ピログルタミン酸	プロピオン酸	計	
TARAC	GLUAKAC	CITAC	SALAC	PCHOUAC	CAFFAC	FERAC	CHLRAC	QUINAC	OROTAC	PYROGAC	PROPAC	OA	
(.................. g..................)				(...................mg....................)				(.......................g..........................)					
-	-	0.1	-	-	-	-	-	-	-	-	-	0.8	
-	-	0.2	-	-	-	-	-	-	-	-	-	0.4	
-	-	0.2	-	-	-	-	-	-	-	-	-	0.4	
-	-	0.2	-	-	-	-	-	-	-	-	-	0.3	
-	-	0.2	-	-	-	-	-	-	-	-	-	0.4	
-	-	0.2	-	-	-	-	-	-	-	-	-	0.3	
-	-	0.1	-	-	-	-	-	-	-	-	-	0.3	

6 野菜類

食品番号	索引番号	食品名	水分	有機酸 可食部100g当たり ギ酸	酢酸	グリコール酸	乳酸	グルコン酸	シュウ酸	マロン酸	コハク酸	フマル酸	リンゴ酸
成分識別子			WATER	FORAC	ACEAC	GLYCLAC	LACAC	GLUCAC	OXALAC	MOLAC	SUCAC	FUMAC	MALAC
単位			(.. g ....)										
06007	468	アスパラガス　若茎　生	92.6	-	-	-	-	-	0	-	0	-	0.2
06010	473	いんげんまめ　さやいんげん　若ざや　生	92.2	-	-	-	-	-	Tr	-	0	0	0.2
06011	474	いんげんまめ　さやいんげん　若ざや　ゆで	91.7	-	-	-	-	-	(Tr)	-	(0)	(0)	(0.2)
06023	490	（えんどう類）　グリンピース　生	76.5	-	-	0	-	-	0	-	Tr	0	0.1
06024	491	（えんどう類）　グリンピース　ゆで	72.2	-	-	-	-	-	-	-	(Tr)	(0)	(0.1)
06025	492	（えんどう類）　グリンピース　冷凍	75.7	-	-	-	-	-	-	-	Tr	-	0.1
06374	493	（えんどう類）　グリンピース　冷凍　ゆで	74.6	-	-	-	-	-	-	-	0	-	Tr
06375	494	（えんどう類）　グリンピース　冷凍　油いため	70.1	-	-	-	-	-	-	-	Tr	-	0.1
06026	495	（えんどう類）　グリンピース　水煮缶詰	74.9	-	-	-	-	-	-	-	(Tr)	-	(0.1)
06032	501	オクラ　果実　生	90.2	-	-	-	-	-	0.1	-	-	-	-
06033	502	オクラ　果実　ゆで	89.4	-	-	-	-	-	(0.1)	-	-	-	-
06036	505	かぶ　根　皮つき　生	93.9	-	-	-	-	-	-	-	-	-	0.1
06037	506	かぶ　根　皮つき　ゆで	93.8	-	-	-	-	-	-	-	-	-	(0.1)
06038	507	かぶ　根　皮なし　生	93.9	-	-	-	-	-	0	-	-	-	-
06048	517	（かぼちゃ類）　西洋かぼちゃ　果実　生	76.2	-	-	-	-	-	-	-	-	-	0.2
06049	518	（かぼちゃ類）　西洋かぼちゃ　果実　ゆで	75.7	-	-	-	-	-	-	-	-	-	(0.2)
06332	519	（かぼちゃ類）　西洋かぼちゃ　果実　焼き	68.2	-	-	-	-	-	-	-	-	-	(0.3)
06050	520	（かぼちゃ類）　西洋かぼちゃ　果実　冷凍	78.1	-	-	-	-	-	-	-	-	-	(0.2)
06054	524	カリフラワー　花序　生	90.8	-	-	-	-	-	0	-	-	-	0.2
06055	525	カリフラワー　花序　ゆで	91.5	-	-	-	-	-	-	-	-	-	0.2
06061	532	（キャベツ類）　キャベツ　結球葉　生	92.7	-	-	-	-	-	0	-	0	-	0.1

酒石酸	α-ケトグルタル酸	クエン酸	サリチル酸	p-クマル酸	コーヒー酸	フェルラ酸	クロロゲン酸	キナ酸	オロト酸	ピログルタミン酸	プロピオン酸	計	備考
TARAC	GLUAKAC	CITAC	SALAC	PCHOUAC	CAFFAC	FERAC	CHLRAC	QUINAC	OROTAC	PYROGAC	PROPAC	OA	
(.....g.....)				(.....mg.....)				(.....g.....)					
-	-	0.1	-	-	-	-	-	0	-	-	-	0.2	
-	0	0	-	-	-	-	-	0	-	-	-	0.3	
-	-	-	-	-	-	-	-	-	-	-	-	(0.3)	06010さやいんげん生から推計
-	Tr	0.1	-	-	-	-	-	-	-	-	-	0.2	
-	(Tr)	(0.1)	-	-	-	-	-	-	-	-	-	(0.2)	06023グリンピース生から推計
-	0	0.1	-	-	-	-	-	-	-	-	-	0.2	
-	0	0.1	-	-	-	-	-	-	-	-	-	0.2	
-	0	0.1	-	-	-	-	-	-	-	-	-	0.2	
-	-	(0.1)	-	-	-	-	-	-	-	-	-	(0.2)	06025グリンピース冷凍から推計
-	-	-	-	-	-	-	-	-	-	-	-	0.1	
-	-	-	-	-	-	-	-	-	-	-	-	(0.1)	06032オクラ生から推計
-	-	0	-	-	-	-	-	-	-	-	-	0.1	
-	-	(0)	-	-	-	-	-	-	-	-	-	(0.2)	06036かぶ根皮つき生から推計
-	-	-	-	-	-	-	-	-	-	-	-	0	
-	-	0.2	-	-	-	-	-	-	-	-	-	0.4	
-	-	(0.2)	-	-	-	-	-	-	-	-	-	(0.4)	06048西洋かぼちゃ生から推計
-	-	(0.3)	-	-	-	-	-	-	-	-	-	(0.5)	06048西洋かぼちゃ生から推計
-	-	(0.2)	-	-	-	-	-	-	-	-	-	(0.4)	06048西洋かぼちゃ生から推計
-	-	0.1	-	Tr	0	0.1	-	-	-	-	-	0.3	
-	-	0.1	-	Tr	-	0.1	-	-	-	-	-	0.3	
-	-	0.1	-	-	-	-	-	0	-	-	-	0.1	

6 野菜類

食品番号	索引番号	食品名	水分	有機酸 可食部100 g 当たり									
				ギ酸	酢酸	グリコール酸	乳酸	グルコン酸	シュウ酸	マロン酸	コハク酸	フマル酸	リンゴ酸
		成分識別子	WATER	FORAC	ACEAC	GLYCLAC	LACAC	GLUCAC	OXALAC	MOLAC	SUCAC	FUMAC	MALAC
		単位	(					g					)
06062	533	（キャベツ類）　キャベツ　結球葉　ゆで	93.9	-	-	-	-	-	-	-	-	-	(0.1)
06333	534	（キャベツ類）　キャベツ　結球葉　油いため	85.7	-	-	-	-	-	-	-	-	-	(0.1)
06063	535	（キャベツ類）　グリーンボール　結球葉　生	93.4	-	-	-	-	-	-	-	-	-	(0.1)
06065	537	きゅうり　果実　生	95.4	-		-	-	-	0	-	-	-	0.3
06093	563	ししとう　果実　生	91.4	-									0.2
06094	564	ししとう　果実　油いため	88.3	-									0.2
06103	573	（しょうが類）　しょうが　根茎　皮なし　生	91.4	-									0.1
06104	576	（しょうが類）　しょうが　漬物　酢漬	89.2	-	0.6	-	-	-	Tr	-	-	-	0.3
06105	577	（しょうが類）　しょうが　漬物　甘酢漬	86.0	-	0.8	-	Tr	-	0.1	-	-	-	0.1
06108	581	しろうり　漬物　奈良漬	44.0	0	Tr	-	Tr	-	-	-	-	-	-
06119	593	セロリ　葉柄　生	94.7	-	-	-	-	-	Tr	-	-	-	-
06138	618	（だいこん類）　漬物　たくあん漬　塩押しだいこん漬	85.0	0	0.1	-	Tr	-	-	-	-	-	Tr
06141	621	（だいこん類）　漬物　べったら漬	83.1	-	0.1	-	0.1	-	-	-	-	-	Tr
06142	622	（だいこん類）　漬物　みそ漬	79.0	Tr	Tr	-	Tr	-	-	-	-	-	-
06148	628	たかな、たかな漬	87.2	Tr	0.1	-	0.2	-	-	-	-	-	0
06149	629	たけのこ　若茎　生	90.8	-	-	-	-	-	-	-	-	-	0.1
06150	630	たけのこ　若茎　ゆで	89.9	-	-	-	-	-	-	-	-	-	(0.1)
06153	633	（たまねぎ類）　たまねぎ　りん茎　生	90.1	-	-	-	-	-	0	-	-	-	0.1
06156	638	（たまねぎ類）　赤たまねぎ　りん茎　生	89.6	-	-	-	-	-	0	-	-	-	0.2
06376	643	ちぢみゆきな　葉　生	88.1	-	-	-	-	-	(0)	-	-	-	-
06377	644	ちぢみゆきな　葉　ゆで	89.1	-	-	-	-	-	(0)	-	-	-	-

酒石酸	α-ケトグルタル酸	クエン酸	サリチル酸	p-クマル酸	コーヒー酸	フェルラ酸	クロロゲン酸	キナ酸	オロト酸	ピログルタミン酸	プロピオン酸	計	備考
TARAC	GLUAKAC	CITAC	SALAC	PCHOUAC	CAFFAC	FERAC	CHLRAC	QUINAC	OROTAC	PYROGAC	PROPAC	OA	
(..........g..........)				(..........mg..........)				(..........g..........)					
-	-	(Tr)	-	-	-	-	-	-	-	-	-	(0.1)	06061キャベツ生から推計
-	-	(0.1)	-	-	-	-	-	-	-	-	-	(0.2)	可食部(100g)から脂質量(g)を差し引いた部分について06062キャベツゆでから再推計
-	-	(Tr)	-	-	-	-	-	-	-	-	-	(0.1)	06061キャベツ生から推計
-	-	Tr	-	-	-	-	-	-	-	-	-	0.3	
-	-	0.1	-	-	-	-	-	-	-	-	-	0.3	
-	-	0.1	-	-	-	-	-	-	-	-	-	0.3	
-	-	0.1	-	-	-	-	-	-	-	-	-	0.1	
-	-	0.3	-	-	-	-	-	-	-	-	-	1.2	
-	-	Tr	-	-	-	-	-	-	-	-	-	1.0	
-	-	Tr	-	-	-	-	-	-	-	0.1	-	0.2	
-	-	-	-	-	-	-	-	-	-	-	-	Tr	
-	-	Tr	-	-	-	-	-	-	-	Tr	-	0.2	
-	-	Tr	-	-	-	-	-	-	-	Tr	-	0.2	
-	-	0.1	-	-	-	-	-	-	-	Tr	-	0.3	
-	-	0.1	-	-	-	-	-	-	-	0.1	-	0.5	
-	-	Tr	-	-	-	-	-	-	-	-	-	0.1	
-	-	(Tr)	-	-	-	-	-	-	-	-	-	(0.1)	06149たけのこ生から推計
-	-	0.1	-	-	-	-	-	-	-	-	-	0.2	
-	-	0.1	-	-	-	-	-	-	-	-	-	0.3	
-	-	-	-	-	-	-	-	-	-	-	-	(0)	文献値から推計
-	-	-	-	-	-	-	-	-	-	-	-	(0)	文献値から推計推計

6 野菜類

食品番号	索引番号	食品名	水分	有機酸 可食部100g当たり									
				ギ酸	酢酸	グリコール酸	乳酸	グルコン酸	シュウ酸	マロン酸	コハク酸	フマル酸	リンゴ酸
		成分識別子	WATER	FORAC	ACEAC	GLYCLAC	LACAC	GLUCAC	OXALAC	MOLAC	SUCAC	FUMAC	MALAC
		単位	(··· g ···)										
06160	645	チンゲンサイ 葉 生	96.0	-	-	-	-	-	-	-	-	-	0.1
06161	646	チンゲンサイ 葉 ゆで	95.3	-	-	-	-	-	-	-	-	-	(0.1)
06338	647	チンゲンサイ 葉 油いため	92.6	-	-	-	-	-	-	-	-	-	(0.1)
06175	662	（とうもろこし類） スイートコーン 未熟種子 生	77.1	-	-	-	-	0	-	-	Tr	-	0.1
06176	663	（とうもろこし類） スイートコーン 未熟種子 ゆで	75.4	-	-	-	-	(0)	-	-	(Tr)	-	(0.1)
06339	664	（とうもろこし類） スイートコーン 未熟種子 電子レンジ調理	73.5	-	-	-	-	(0)	-	-	(Tr)	-	(0.1)
06177	665	（とうもろこし類） スイートコーン 未熟種子 穂軸つき 冷凍	75.6	-	-	-	-	(0)	-	-	(Tr)	-	(0.1)
06178	666	（とうもろこし類） スイートコーン 未熟種子 カーネル 冷凍	75.5	-	-	-	-	-	-	-	Tr	-	0.1
06378	667	（とうもろこし類） スイートコーン 未熟種子 カーネル 冷凍 ゆで	76.5	-	-	-	-	-	-	-	Tr	-	0.1
06379	668	（とうもろこし類） スイートコーン 未熟種子 カーネル 冷凍 油いため	71.8	-	-	-	-	-	-	-	Tr	-	0.1
06182	672	（トマト類） 赤色トマト 果実 生	94.0	-	0	-	0	-	-	-	-	-	Tr
06183	673	（トマト類） 赤色ミニトマト 果実 生	91.0	-	0	-	0	-	-	-	-	-	Tr
06370	675	（トマト類） ドライトマト	9.5	-	-	-	-	-	-	-	Tr	-	0.5
06191	685	（なす類） なす 果実 生	93.2	-	-	-	-	-	Tr	-	-	-	0.2
06192	686	（なす類） なす 果実 ゆで	94.0	-	-	-	-	-	(Tr)	-	-	-	(0.2)
06342	687	（なす類） なす 果実 油いため	85.8	-	-	-	-	-	(Tr)	-	-	-	(0.3)
06193	689	（なす類） べいなす 果実 生	93.0	-	-	-	-	-	(Tr)	-	-	-	(0.2)
06194	690	（なす類） べいなす 果実 素揚げ	74.8	-	-	-	-	-	(Tr)	-	-	-	(0.2)
06205	701	にがうり 果実 生	94.4	-	-	-	-	-	-	-	-	-	Tr

					有　機　酸								備　考
酒石酸	α-ケトグルタル酸	クエン酸	サリチル酸	p-クマル酸	コーヒー酸	フェルラ酸	クロロゲン酸	キナ酸	オロト酸	ピログルタミン酸	プロピオン酸	計	
TARAC	GLUAKAC	CITAC	SALAC	PCHOUAC	CAFFAC	FERAC	CHLRAC	QUINAC	OROTAC	PYROGAC	PROPAC	OA	
(................ g................)				(.................mg.................)			(................g................)						
-	-	Tr	-	-	-	-	-	-	-	-	-	0.1	
-	-	(Tr)	-	-	-	-	-	-	-	-	-	(0.1)	06160チンゲンサイ生から推計
-	-	(Tr)	-	-	-	-	-	-	-	-	-	(0.1)	可食部(100g)から脂質量(g)を差し引いた部分について06160チンゲンサイ生から推計
-	-	0	-	-	-	-	-	0	-	-	-	0.2	
-	-	(0)	-	-	-	-	-	-	-	-	-	(0.2)	06175スイートコーン生から推計
-	-	(0)	-	-	-	-	-	-	-	-	-	(0.2)	06175スイートコーン生から推計
-	-	(0)	-	-	-	-	-	-	-	-	-	(0.2)	06175スイートコーン生から推計
-	-	-	-	-	-	-	-	-	-	-	-	0.1	
-	-	-	-	-	-	-	-	-	-	-	-	0.1	
-	-	-	-	-	-	-	-	-	-	-	-	0.1	
-	-	0.4	-	-	-	-	-	-	-	-	-	0.4	
-	-	0.6	-	-	-	-	-	-	-	-	-	0.6	
-	-	3.2	-	-	-	-	-	-	-	-	-	3.6	
-	-	Tr	-	-	0	-	-	0.1	-	-	-	0.4	
-	-	(0)	-	-	-	-	-	(0.1)	-	-	-	(0.3)	06191なす生から推計
-	-	(Tr)	-	-	-	-	-	(0.2)	-	-	-	(0.5)	可食部(100g)から脂質量(g)を差し引いた部分について06191なす生から推計
-	-	(Tr)	-	-	-	-	-	(0.1)	-	-	-	(0.4)	06191なす生から推計
-	-	(Tr)	-	-	-	-	-	(0.2)	-	-	-	(0.5)	可食部(100g)から脂質量(g)を差し引いた部分について06191なす生から推計
-	-	0	-	-	-	-	-	-	-	-	-	Tr	

170

6 野菜類

食品番号	索引番号	食品名	水分	可食部100g当たり 有機酸 ギ酸	酢酸	グリコール酸	乳酸	グルコン酸	シュウ酸	マロン酸	コハク酸	フマル酸	リンゴ酸
成分識別子			WATER	FORAC	ACEAC	GLYCLAC	LACAC	GLUCAC	OXALAC	MOLAC	SUCAC	FUMAC	MALAC
単位			(..g..)										
06206	702	にがうり　果実　油いため	90.3	-	-	-	-	-	-	-	-	-	(Tr)
06214	711	（にんじん類）　にんじん　根　皮なし　生	89.7	-	-	-	-	-	0	-	0	Tr	0.2
06215	712	（にんじん類）　にんじん　根　皮なし　ゆで	90.0	-	-	-	-	-	0	-	0	Tr	0.2
06345	713	（にんじん類）　にんじん　根　皮なし　油いため	79.1	-		-	-	-	(Tr)	-	(Tr)	(Tr)	(0.3)
06346	714	（にんじん類）　にんじん　根　皮なし　素揚げ	80.6	-		-	-	-	(Tr)	-	(Tr)	(Tr)	(0.4)
06216	716	（にんじん類）　にんじん　根　冷凍	90.2	-	-	-	-	-	-	-	-	0	0.2
06380	717	（にんじん類）　にんじん　根　冷凍　ゆで	91.7	-	-	-	-	-	-	-	-	0	0.1
06381	718	（にんじん類）　にんじん　根　冷凍　油いため	85.2	-	-	-	-	-	-	-	-	0	0.2
06348	719	（にんじん類）　にんじん　グラッセ	83.8										0.2
06223	726	（にんにく類）　にんにく　りん茎　生	63.9	-	-	-	-	-	0	-	-	-	-
06235	742	はくさい　漬物　塩漬	92.1	-	0.2	-	Tr	-	-	-	-	-	0.1
06236	743	はくさい　漬物　キムチ	88.4	0	0.1	-	Tr	-	0	-	-	-	Tr
06245	754	（ピーマン類）　青ピーマン　果実　生	93.4	-		-	-	-	Tr	-	-	-	0.1
06246	755	（ピーマン類）　青ピーマン　果実　油いため	89.0	-		-	-	-	(Tr)	-	-	-	(0.1)
06263	774	ブロッコリー　花序　生	86.2	-	-	-	-	-	Tr	-	-	-	0.1
06395	776	ブロッコリー　花序　電子レンジ調理	85.3	-	-	-	-	-	0	-	-	-	0.1
06354	779	ブロッコリー　芽ばえ　生	94.3	-	-	-	-	-	(0)	-	-	-	(Tr)
06267	782	ほうれんそう　葉　通年平均　生	92.4	0	0	-	0	-	0.7	-	0	0	0.1
06355	785	ほうれんそう　葉　夏採り　生	92.4	(0)	(0)	-	(0)	-	(0.7)	-	(0)	(0)	(0.1)

	可食部100 g 当たり													備考
	有 機 酸													
酒石酸	α-ケトグルタル酸	クエン酸	サリチル酸	p-クマル酸	コーヒー酸	フェルラ酸	クロロゲン酸	キナ酸	オロト酸	ピログルタミン酸	プロピオン酸	計		備 考
TARAC	GLUAKAC	CITAC	SALAC	PCHOUAC	CAFFAC	FERAC	CHLRAC	QUINAC	OROTAC	PYROGAC	PROPAC	OA		
(..........g..........)				(..........mg..........)				(..........g..........)						
-	-	-	-	-	-	-	-	-	-	-	-	(Tr)		可食部(100g)から脂質量(g)を差し引いた部分について06205にがうり生から推計
-	-	Tr	-	0	0	0	-	Tr	-	-	-	0.3		
-	-	Tr	-	-	-	-	-	Tr	-	-	-	0.3		
-	-	(Tr)	-	-	-	-	-	(0.1)	-	-	-	(0.5)		可食部(100g)から脂質量(g)を差し引いた部分について06214皮なし生から推計
-	-	(Tr)	-	-	-	-	-	(0.1)	-	-	-	(0.5)		可食部(100g)から脂質量(g)を差し引いた部分について06214皮なし生から推計
-	-	Tr	-	-	-	-	-	Tr	-	-	-	0.3		
-	-	Tr	-	-	-	-	-	Tr	-	-	-	0.2		
-	-	Tr	-	-	-	-	-	Tr	-	-	-	0.3		
-	-	Tr	-	-	-	-	-	-	-	-	-	0.2		
-	-	-	-	-	-	-	-	-	-	-	-	0		
-	-	0	-	-	-	-	-	-	-	0	-	0.3		
-	-	0.1	-	-	-	-	-	-	-	Tr	-	0.3		
-	-	Tr	-	-	-	-	-	-	-	-	-	0.2		
-	-	(0.1)	-	-	-	-	-	-	-	-	-	(0.2)		可食部(100g)から脂質量(g)を差し引いた部分について06245青ピーマン生から推計
-	-	0.1	-	-	0	3.3	-	-	-	-	-	0.3		
-	-	0.2	-	-	-	-	-	-	-	-	-	0.4		
-	-	(0.1)	-	-	-	(1.4)	-	-	-	-	-	(0.1)		06263ブロッコリー花序生から推計
-	0	Tr	-	0	-	8.5	-	-	-	-	-	0.9		
-	(0)	(Tr)	-	(0)	-	(8.5)	-	-	-	-	-	(0.9)		06267ほうれんそう通年平均生から推計

6 野菜類

食品番号	索引番号	食品名	水分 WATER	ギ酸 FORAC	酢酸 ACEAC	グリコール酸 GLYCLAC	乳酸 LACAC	グルコン酸 GLUCAC	シュウ酸 OXALAC	マロン酸 MOLAC	コハク酸 SUCAC	フマル酸 FUMAC	リンゴ酸 MALAC
								可食部100g当たり 有機酸 単位 (........g........)					
06356	787	ほうれんそう 葉 冬採り 生	92.4	(0)	(0)	-	(0)	-	(0.7)	-	(0)	(0)	(0.1)
06269	789	ほうれんそう 葉 冷凍	92.2	-	-	-	-	-	0.5	-	-	-	0.1
06372	790	ほうれんそう 葉 冷凍 ゆで	90.6	-	-	-	-	-	0.5	-	-	-	Tr
06373	791	ほうれんそう 葉 冷凍 油いため	84.6	-	-	-	-	-	0.6	-	-	-	0.1
06289	815	（もやし類） ブラックマッペもやし 生	94.7	-	-	-	-	-	-	-	-	-	Tr
06290	816	（もやし類） ブラックマッペもやし ゆで	95.8	-	-	-	-	-	-	-	-	-	(Tr)
06291	818	（もやし類） りょくとうもやし 生	95.4	-	-	-	-	-	-	-	-	-	Tr
06292	819	（もやし類） りょくとうもやし ゆで	95.9	-	-	-	-	-	-	-	-	-	(Tr)
06306	834	（らっきょう類） らっきょう 甘酢漬	67.5	-	0.4	-	0.1	-	-	-	-	-	-
06371	850	れんこん 甘酢れんこん	80.8	-	0.5	-	-	-	-	-	-	-	-

酒石酸	α-ケトグルタル酸	クエン酸	サリチル酸	p-クマル酸	コーヒー酸	フェルラ酸	クロロゲン酸	キナ酸	オロト酸	ピログルタミン酸	プロピオン酸	計	備考
TARAC	GLUAKAC	CITAC	SALAC	PCHOUAC	CAFFAC	FERAC	CHLRAC	QUINAC	OROTAC	PYROGAC	PROPAC	OA	
(.....g.....)				(.....mg.....)						(.....g.....)			
-	(0)	(Tr)	-	(0)	-	(8.5)	-	-	-	-		(0.9)	06267ほうれんそう通年平均生から推計
-	-	Tr	-	-	-	-	-	-	-	-	-	0.5	
-	-	0	-	-	-	-	-	-	-	-	-	0.6	
-	-	Tr	-	-	-	-	-	-	-	-	-	0.7	
-	-	0	-	-	-	-	-	-	-	-	-	Tr	
-	-	-	-	-	-	-	-	-	-	-	-	(Tr)	06289ブラックマッペもやし生から推計
-	-	0	-	-	-	-	-	-	-	-	-	Tr	
-	-	-	-	-	-	-	-	-	-	-	-	(Tr)	06291りょくとうもやし生から推計
-	-	0.2	-	-	-	-	-	-	-	Tr	-	0.6	
-	-	-	-	-	-	-	-	-	-	-	-	0.5	

7 果実類

食品番号	索引番号	食品名	水分	有機酸 可食部100g当たり ギ酸	酢酸	グリコール酸	乳酸	グルコン酸	シュウ酸	マロン酸	コハク酸	フマル酸	リンゴ酸
成分識別子			WATER	FORAC	ACEAC	GLYCLAC	LACAC	GLUCAC	OXALAC	MOLAC	SUCAC	FUMAC	MALAC
単位			(					g					)
07181	865	アサイー 冷凍 無糖	87.7	-	-	-	-	-	-	-	-	-	Tr
07012	876	いちご 生	90.0	-	-	-	-	-	0	-	-	-	0.1
07015	880	いちじく 生	84.6	-	-	-	-	-	-	-	-	-	0.1
07022	886	うめ 梅干し 塩漬	72.2	-	-	-	-	-	-	-	-	-	0.9
07040	909	（かんきつ類） オレンジ ネーブル 砂じょう 生	86.8	-	-	-	-	-	-	-	-	-	0.1
07042	911	（かんきつ類） オレンジ バレンシア 果実飲料 ストレートジュース	87.8	-	-	-	-	-	0	-	0	-	0.1
07062	923	（かんきつ類） グレープフルーツ 白肉種 砂じょう 生	89.0	-	-	-	-	-	-	-	-	-	Tr
07164	924	（かんきつ類） グレープフルーツ 紅肉種 砂じょう 生	89.0	-	-	-	-	-	-	-	-	-	(Tr)
07155	951	（かんきつ類） レモン 全果 生	85.3	-	-	-	-	-	-	-	-	-	0.1
07156	952	（かんきつ類） レモン 果汁 生	90.5	-	-	-	-	-	0	-	0	-	0.2
07054	953	キウイフルーツ、緑肉種、生	84.7	-	-	-	-	-	-	-	-	-	0.2
07182	972	（すぐり類） カシス 冷凍	79.4	-	-	-	-	-	-	-	-	-	0.2
07097	988	パインアップル 生	85.2	-	-	-	-	-	0	-	0	-	0.2
07177	989	パインアップル 焼き	78.2	-	-	-	-	-	0	-	0	-	0.3
07106	997	パッションフルーツ 果汁 生	82.0	-	-	-	-	-	-	-	-	-	0.4
07107	998	バナナ 生	75.4	-	0	-	-	-	-	-	-	-	0.4
07108	999	バナナ 乾	14.3	-	-	-	-	-	-	-	-	-	(1.5)
07116	1004	ぶどう 皮なし 生	83.5	-	-	-	0	-	0	-	-	-	0.2
07178	1005	ぶどう 皮つき 生	81.7	-	-	-	-	-	0	-	0	-	0.2
07117	1006	ぶどう 干しぶどう	14.5	-	-	-	-	-	-	-	-	-	(0.4)
07179	1021	マンゴー ドライマンゴー	9.3	-	-	-	-	-	0	-	0.1	-	0.2
07136	1026	（もも類） もも 白肉種 生	88.7	-	-	-	-	-	-	-	-	-	0.3
07184	1027	（もも類） もも 黄肉種 生	85.4	-	-	-	-	-	-	-	-	-	0.3
07148	1037	りんご 皮なし 生	84.1	-	-	-	-	-	-	-	0	-	0.5

酒石酸	α-ケトグルタル酸	クエン酸	サリチル酸	p-クマル酸	コーヒー酸	フェルラ酸	クロロゲン酸	キナ酸	オロト酸	ピログルタミン酸	プロピオン酸	計	備考
TARAC	GLUAKAC	CITAC	SALAC	PCHOUAC	CAFFAC	FERAC	CHLRAC	QUINAC	OROTAC	PYROGAC	PROPAC	OA	
(.........g.........)				(.........mg.........)				(.........g.........)					
-	-	0.2	-	0	0	8.0	0	-	-	-	-	0.3	添加物としてクエン酸を含む
0	-	0.7	-	0	-	-	0	0	-	-	-	0.8	
-	-	-	-	-	-	-	-	-	-	-	-	0.1	
-	-	3.4	-	0	0	1.6	-	-	-	-	-	4.3	
-	-	0.8	-	Tr	0	8.9	-	-	-	-	-	0.9	
0	-	0.9	-	-	-	-	-	0	-	-	-	1.1	
-	-	1.1	-	-	0	5.6	-	-	-	-	-	1.1	
-	-	(1.1)	-	-	(0)	(5.6)	-	-	-	-	-	(1.1)	07062白肉種砂じょう生から推計
-	-	3.0	-	0	0	6.6	-	-	-	-	-	3.2	
-	-	6.5	-	-	-	-	-	-	-	-	-	6.7	
-	-	1.0	-	-	-	-	-	0.8	-	-	-	2.0	
-	-	3.3	-	-	-	-	0	-	-	-	-	3.5	
0	-	0.6	-	-	-	-	-	0	-	-	-	0.9	
0	-	0.7	-	-	-	-	-	0	-	-	-	1.0	
-	-	2.5	-	-	-	-	-	-	-	-	-	2.8	
-	-	0.3	-	-	-	-	-	-	-	-	-	0.7	
-	-	(1.0)	-	-	-	-	-	-	-	-	-	(2.5)	07107バナナ生から推計
0.4	-	Tr	-	-	-	-	0	-	-	-	-	0.6	
0.4	-	Tr	-	-	-	-	0	-	-	-	-	0.7	
-	-	-	-	-	-	-	-	(0.8)	-	-	-	(1.2)	豪州成分表から推計
0	-	2.3	-	-	-	-	-	0.3	-	-	-	3.0	
-	-	0.1	-	-	-	2.2	-	-	-	-	-	0.4	
-	-	0.1	-	-	-	0.6	-	-	-	-	-	0.4	
0	-	0	-	-	-	-	-	-	-	-	-	0.5	

7 果実類

食品番号	索引番号	食品名	水分 WATER	有機酸 ギ酸 FORAC	酢酸 ACEAC	グリコール酸 GLYCLAC	乳酸 LACAC	グルコン酸 GLUCAC	シュウ酸 OXALAC	マロン酸 MOLAC	コハク酸 SUCAC	フマル酸 FUMAC	リンゴ酸 MALAC
		成分識別子											
		単位	(..g..)										
07176	1038	りんご 皮つき 生	83.1	-	-	-	-	-	0	-	0	-	0.4
07180	1039	りんご 皮つき 焼き	77.2	-	-	-	-	-	0	-	0	-	0.6

可食部100 g 当たり													備　考
有　機　酸													
酒石酸	α - ケトグルタル酸	クエン酸	サリチル酸	p - クマル酸	コーヒー酸	フェルラ酸	クロロゲン酸	キナ酸	オロト酸	ピログルタミン酸	プロピオン酸	計	
TARAC	GLUAKAC	CITAC	SALAC	PCHOUAC	CAFFAC	FERAC	CHLRAC	QUINAC	OROTAC	PYROGAC	PROPAC	OA	
(..................... g.....................)				(.....................mg.....................)				(.........................g.........................)					
0	-	0	-	-	-	-	-	Tr	-	-	-	0.4	
0	-	Tr	-	-	-	-	-	Tr	-	-	-	0.6	

8 きのこ類

食品番号	索引番号	食品名	水分 WATER	有機酸 ギ酸 FORAC	酢酸 ACEAC	グリコール酸 GLYCLAC	乳酸 LACAC	グルコン酸 GLUCAC	シュウ酸 OXALAC	マロン酸 MOLAC	コハク酸 SUCAC	フマル酸 FUMAC	リンゴ酸 MALAC
		成分識別子 単位		(.. g ....)									
08039	1059	しいたけ 生しいたけ 菌床栽培 生	89.6	-	-	-	-	-	-	-	Tr	Tr	0.2
08040	1060	しいたけ 生しいたけ 菌床栽培 ゆで	91.5	-	-	-	-	-	-	-	(Tr)	(Tr)	(0.1)
08041	1061	しいたけ 生しいたけ 菌床栽培 油いため	84.7	-	-	-	-	-	-	-	(Tr)	(Tr)	(0.2)
08057	1062	しいたけ 生しいたけ 菌床栽培 天ぷら	64.1	-	-	-	-	-	-	-	0	0.1	0.1
08042	1063	しいたけ 生しいたけ 原木栽培 生	88.3	-	-	-	-	-	-	-	Tr	Tr	0.2
08043	1064	しいたけ 生しいたけ 原木栽培 ゆで	90.8	-	-	-	-	-	-	-	(Tr)	(Tr)	(0.2)
08044	1065	しいたけ 生しいたけ 原木栽培 油いため	81.3	-	-	-	-	-	-	-	(Tr)	(Tr)	(0.2)
08013	1066	しいたけ 乾しいたけ 乾	9.1	-	-	-	-	-	-	-	Tr	0.5	1.0
08014	1067	しいたけ 乾しいたけ ゆで	86.2	-	-	-	-	-	-	-	(0)	(0.1)	(0.2)
08053	1068	しいたけ 乾しいたけ 甘煮	64.7	-	-	-	-	-	-	-	0	0	0
08016	1071	（しめじ類） ぶなしめじ 生	91.1	-	-	-	-	-	-	-	Tr	Tr	0.2
08017	1072	（しめじ類） ぶなしめじ ゆで	91.1	-	-	-	-	-	-	-	(Tr)	(Tr)	(0.2)
08046	1073	（しめじ類） ぶなしめじ 油いため	85.9	-	-	-	-	-	-	-	(Tr)	(Tr)	(0.2)
08055	1074	（しめじ類） ぶなしめじ 素揚げ	70.5	-	-	-	-	-	-	-	Tr	0.1	0.3
08056	1075	（しめじ類） ぶなしめじ 天ぷら	55.5	-	-	-	-	-	-	-	0	0.1	0.1

												可食部100 g 当たり	
						有 機 酸							
酒石酸	α-ケトグルタル酸	クエン酸	サリチル酸	p-クマル酸	コーヒー酸	フェルラ酸	クロロゲン酸	キナ酸	オロト酸	ピログルタミン酸	プロピオン酸	計	備 考
TARAC	GLUAKAC	CITAC	SALAC	PCHOUAC	CAFFAC	FERAC	CHLRAC	QUINAC	OROTAC	PYROGAC	PROPAC	OA	
(............ g............)				(............ mg............)					(............ g............)				
-	-	0	0	-	-	-	-	-	-	-	-	0.2	
-	-	(0)	-	-	-	-	-	-	-	-	-	(0.2)	08039生しいたけ菌床栽培生から推計
-	-	(0)	-	-	-	-	-	-	-	-	-	(0.3)	可食部(100g)から脂質量(g)を差し引いた部分について08039生しいたけ菌床栽培生から推計
-	-	Tr	0	-	-	-	-	-	-	-	-	0.2	
-	-	0	0	-	-	-	-	-	-	-	-	0.2	
-	-	-	-	-	-	-	-	-	-	-	-	(0.2)	08042生しいたけ原木栽培生から推計
-	-	-	-	-	-	-	-	-	-	-	-	(0.3)	可食部(100g)から脂質量(g)を差し引いた部分について08042生しいたけ原木栽培生から推計
-	-	0.4	0	-	-	-	-	-	-	-	-	1.9	
-	-	(0.1)	-	-	-	-	-	-	-	-	-	(0.3)	08013 乾しいたけ、乾 から推計
-	-	0	0	-	-	-	-	-	-	-	-	Tr	
-	-	-	-	-	-	-	-	-	-	-	-	0.3	
-	-	-	-	-	-	-	-	-	-	-	-	(0.3)	08016ぶなしめじ生から推計
-	-	-	-	-	-	-	-	-	-	-	-	(0.3)	油の吸着量を引いて08016ぶなしめじ、生から推計
-	-	-	-	-	-	-	-	-	-	-	-	0.4	
-	-	-	-	-	-	-	-	-	-	-	-	0.2	

9 藻類

食品番号	索引番号	食品名	水分 WATER	ギ酸 FORAC	酢酸 ACEAC	グリコール酸 GLYCLAC	乳酸 LACAC	グルコン酸 GLUCAC	シュウ酸 OXALAC	マロン酸 MOLAC	コハク酸 SUCAC	フマル酸 FUMAC	リンゴ酸 MALAC
		単位	(.. g ....)										
09005	1105	あまのり　味付けのり	3.4	-	0	-	0.1	-	0	-	0	0	0
09017	1117	（こんぶ類）　まこんぶ　素干し　乾	9.5	-	0	-	0	-	Tr	-	-	-	-
09056	1118	（こんぶ類）　まこんぶ　素干し　水煮	83.9	-	0	-	0	-	0	-	-	-	-
09023	1124	（こんぶ類）　つくだ煮	49.6	-	0.6	-	0.3	-	0.1	-	Tr	0	0
09033	1140	ひとえぐさ　つくだ煮	56.5	-	Tr	-	0.2	-	0	-	0	0	0
09045	1154	わかめ　湯通し塩蔵わかめ　塩抜き　生	93.3	-	0	-	0	-	0	-	0	-	-
09057	1155	わかめ　湯通し塩蔵わかめ　塩抜き　ゆで	97.5	-	0	-	0	-	0	-	0	-	-

						可食部100 g 当たり								
						有　機　酸								
酒石酸	α-ケトグルタル酸	クエン酸	サリチル酸	*p*-クマル酸	コーヒー酸	フェルラ酸	クロロゲン酸	キナ酸	オロト酸	ピログルタミン酸	プロピオン酸	計	備　考	
TARAC	GLUAKAC	CITAC	SALAC	PCHOUAC	CAFFAC	FERAC	CHLRAC	QUINAC	OROTAC	PYROGAC	PROPAC	OA		
(..........g..........)				(..........mg..........)				(..........g..........)						
-	0	0.3	-	-	-	-	-	-	-	-	-	0.4		
-	-	0.1	-	-	-	-	-	-	-	-	-	0.1		
-	-	0	-	-	-	-	-	-	-	-	-	0		
-	0	0.1	-	-	-	-	-	-	-	-	-	1.0		
-	0	Tr	-	-	-	-	-	-	-	-	-	0.3		
-	-	0	-	-	-	-	-	-	-	-	-	0		
-	-	0	-	-	-	-	-	-	-	-	-	0		

食品番号	索引番号	食品名	水分 WATER	ギ酸 FORAC	酢酸 ACEAC	グリコール酸 GLYCLAC	乳酸 LACAC	グルコン酸 GLUCAC	シュウ酸 OXALAC	マロン酸 MOLAC	コハク酸 SUCAC	フマル酸 FUMAC	リンゴ酸 MALAC
						可食部100g当たり／有機酸							
		成分識別子 単位		(..g..)									
10427	1495	<貝類> あわび くろあわび 生	79.5	-	-	-	0.1	-	-	-	Tr	-	-
10289	1501	<貝類> いがい 生	82.9	-	-	-	0	-	-	-	Tr	-	-
10292	1504	<貝類> かき 養殖 生	85.0	-	-	-	Tr	-	-	-	Tr	-	-
10293	1505	<貝類> かき 養殖 水煮	78.7	-	-	-	Tr	-	-	-	Tr	-	-
10430	1506	<貝類> かき 養殖 フライ	46.6	-	-	-	Tr	-	-	-	Tr	-	-
10310	1524	<貝類> （はまぐり類） ちょうせんはまぐり 生	88.1	-	-	-	Tr	-	-	-	0.1	-	-

可食部100 g 当たり													備　考
有　機　酸													
酒石酸	α-ケトグルタル酸	クエン酸	サリチル酸	p-クマル酸	コーヒー酸	フェルラ酸	クロロゲン酸	キナ酸	オロト酸	ピログルタミン酸	プロピオン酸	計	
TARAC	GLUAKAC	CITAC	SALAC	PCHOUAC	CAFFAC	FERAC	CHLRAC	QUINAC	OROTAC	PYROGAC	PROPAC	OA	
(...................g...................)				(....................mg.....................)				(.........................g..........................)					
-	-	-	-	-	-	-	-	-	-	-	-	0.1	
-	-	-	-	-	-	-	-	-	-	-	-	Tr	
-	-	-	-	-	-	-	-	-	-	-	-	0.1	
-	-	-	-	-	-	-	-	-	-	-	-	0.1	
-	-	-	-	-	-	-	-	-	-	-	-	0.1	
-	-	-	-	-	-	-	-	-	-	-	-	0.1	

11 肉類

食品番号	索引番号	食品名	水分 WATER	有機酸 ギ酸 FORAC	酢酸 ACEAC	グリコール酸 GLYCLAC	乳酸 LACAC	グルコン酸 GLUCAC	シュウ酸 OXALAC	マロン酸 MOLAC	コハク酸 SUCAC	フマル酸 FUMAC	リンゴ酸 MALAC
		単位	(..g..)										
11032	1649	＜畜肉類＞ うし ［乳用肥育牛肉］ かた 赤肉 生	71.7	-	-	-	0.6	-	-	-	-	-	-
11274	1745	＜畜肉類＞ うし ［副生物］ 横隔膜 生	57.0	-	-	-	0.4	-	-	-	-	-	-
11296	1746	＜畜肉類＞ うし ［副生物］ 横隔膜 ゆで	39.6	-	-	-	0.2	-	-	-	-	-	-
11297	1747	＜畜肉類＞ うし ［副生物］ 横隔膜 焼き	39.4	-	-	-	0.4	-	-	-	-	-	-
11104	1748	＜畜肉類＞ うし ［加工品］ ローストビーフ	64.0	-	-	-	0.7	-	-	-	-	-	-
11105	1749	＜畜肉類＞ うし ［加工品］ コンビーフ缶詰	63.4	-	-	-	0.3	-	-	-	-	-	-
11106	1750	＜畜肉類＞ うし ［加工品］ 味付け缶詰	64.3	-	-	-	0.3	-	-	-	-	-	-
11107	1751	＜畜肉類＞ うし ［加工品］ ビーフジャーキー	24.4	-	-	-	1.6	-	-	-	-	-	-
11108	1752	＜畜肉類＞ うし ［加工品］ スモークタン	55.9	-	-	-	0.5	-	-	-	-	-	-
11275	1759	＜畜肉類＞ しか にほんじか 赤肉 生	71.4	-	-	-	0.5	-	-	-	-	-	-
11295	1761	＜畜肉類＞ しか にほんじか ほんしゅうじか・きゅうしゅうじか 赤肉 生	74.4	-	-	-	0.5	-	-	-	-	-	-
11174	1826	＜畜肉類＞ ぶた ［ハム類］ 骨付きハム	62.9	-	-	-	0.4	-	-	-	-	-	-
11175	1827	＜畜肉類＞ ぶた ［ハム類］ ボンレスハム	72.0	-	-	-	0.5	-	-	-	-	-	-
11176	1828	＜畜肉類＞ ぶた ［ハム類］ ロースハム ロースハム	61.1	-	-	-	0.5	-	-	-	-	-	-
11305	1831	＜畜肉類＞ ぶた ［ハム類］ ロースハム フライ	27.8	-	-	-	0.4	-	-	-	-	-	-
11177	1832	＜畜肉類＞ ぶた ［ハム類］ ショルダーハム	62.7	-	-	-	0.3	-	-	-	-	-	-
11181	1833	＜畜肉類＞ ぶた ［ハム類］ 生ハム 促成	55.0	-	-	-	1.1	-	-	-	-	-	-

可食部100 g 当たり													備 考
有 機 酸													
酒石酸	α-ケトグルタル酸	クエン酸	サリチル酸	p-クマル酸	コーヒー酸	フェルラ酸	クロロゲン酸	キナ酸	オロト酸	ピログルタミン酸	プロピオン酸	計	
TARAC	GLUAKAC	CITAC	SALAC	PCHOUAC	CAFFAC	FERAC	CHLRAC	QUINAC	OROTAC	PYROGAC	PROPAC	OA	
(................. g.................)				(...............mg...............)				(..................g.................)					
-	-	-	-	-	-	-	-	-	-	-	-	0.6	
-	-	-	-	-	-	-	-	-	-	-	-	0.4	
-	-	-	-	-	-	-	-	-	-	-	-	0.2	
-	-	-	-	-	-	-	-	-	-	-	-	0.4	
-	-	-	-	-	-	-	-	-	-	-	-	0.7	
-	-	-	-	-	-	-	-	-	-	-	-	0.3	
-	-	-	-	-	-	-	-	-	-	-	-	0.3	
-	-	-	-	-	-	-	-	-	-	-	-	1.6	
-	-	-	-	-	-	-	-	-	-	-	-	0.5	
-	-	-	-	-	-	-	-	-	-	-	-	0.5	
-	-	-	-	-	-	-	-	-	-	-	-	0.5	
-	-	-	-	-	-	-	-	-	-	-	-	0.4	
-	-	-	-	-	-	-	-	-	-	-	-	0.5	
-	-	-	-	-	-	-	-	-	-	-	-	0.5	
-	-	-	-	-	-	-	-	-	-	-	-	0.4	
-	-	-	-		-	-	-	-	-	-	-	0.3	
-	-	-	-	-	-	-	-	-	-	-	-	1.1	

11 肉類

食品番号	索引番号	食品名	水分	有機酸 可食部100 g 当たり									
				ギ酸	酢酸	グリコール酸	乳酸	グルコン酸	シュウ酸	マロン酸	コハク酸	フマル酸	リンゴ酸
		成分識別子	WATER	FORAC	ACEAC	GLYCLAC	LACAC	GLUCAC	OXALAC	MOLAC	SUCAC	FUMAC	MALAC
		単位	(					g					)
11182	1834	＜畜肉類＞　ぶた　［ハム類］　生ハム　長期熟成	49.5	-	-	-	0.7	-	-	-	-	-	-
11178	1835	＜畜肉類＞　ぶた　［プレスハム類］　プレスハム	73.3	-	-	-	0.5	-	-	-	-	-	-
11180	1836	＜畜肉類＞　ぶた　［プレスハム類］　チョップドハム	68.0	-	-	-	0.3	-	-	-	-	-	-
11183	1837	＜畜肉類＞　ぶた　［ベーコン類］　ばらベーコン	45.0	-	-	-	0.6	-	-	-	-	-	-
11184	1838	＜畜肉類＞　ぶた　［ベーコン類］　ロースベーコン	62.5	-	-	-	0.6	-	-	-	-	-	-
11185	1839	＜畜肉類＞　ぶた　［ベーコン類］　ショルダーベーコン	65.4	-	-	-	0.7	-	-	-	-	-	-
11186	1840	＜畜肉類＞　ぶた　［ソーセージ類］　ウインナーソーセージ　ウインナーソーセージ	52.3	-	-	-	0.2	-	-	-	-	-	-
11306	1841	＜畜肉類＞　ぶた　［ソーセージ類］　ウインナーソーセージ　ゆで	52.3	-	-	-	0.3	-	-	-	-	-	-
11307	1842	＜畜肉類＞　ぶた　［ソーセージ類］　ウインナーソーセージ　焼き	50.2	-	-	-	0.3	-	-	-	-	-	-
11308	1843	＜畜肉類＞　ぶた　［ソーセージ類］　ウインナーソーセージ　フライ	45.8	-	-	-	0.3	-	-	-	-	-	-
11187	1844	＜畜肉類＞　ぶた　［ソーセージ類］　セミドライソーセージ	46.8	-	-	-	0.4	-	-	-	-	-	-
11188	1845	＜畜肉類＞　ぶた　［ソーセージ類］　ドライソーセージ	23.5	-	-	-	0.8	-	-	-	-	-	-
11189	1846	＜畜肉類＞　ぶた　［ソーセージ類］　フランクフルトソーセージ	54.0	-	-	-	0.4	-	-	-	-	-	-
11190	1847	＜畜肉類＞　ぶた　［ソーセージ類］　ボロニアソーセージ	60.9	-	-	-	0.3	-	-	-	-	-	-
11191	1848	＜畜肉類＞　ぶた　［ソーセージ類］　リオナソーセージ	65.2	-	-	-	0.2	-	-	-	-	-	-
11192	1849	＜畜肉類＞　ぶた　［ソーセージ類］　レバーソーセージ	47.7	-	-	-	0.2	-	-	-	-	-	-
11193	1850	＜畜肉類＞　ぶた　［ソーセージ類］　混合ソーセージ	58.2	-	-	-	0.3	-	-	-	-	-	-

	可食部100 g 当たり													備　考
	有　機　酸												計	
酒石酸	α-ケトグルタル酸	クエン酸	サリチル酸	p-クマル酸	コーヒー酸	フェルラ酸	クロロゲン酸	キナ酸	オロト酸	ピログルタミン酸	プロピオン酸			
TARAC	GLUAKAC	CITAC	SALAC	PCHOUAC	CAFFAC	FERAC	CHLRAC	QUINAC	OROTAC	PYROGAC	PROPAC		OA	
(.................. g..................)				(...................mg.....................)				(.......................g...........................)						
-	-	-	-	-	-	-	-	-	-	-	-		0.7	
-	-	-	-	-	-	-	-	-	-	-	-		0.5	
-	-	-	-	-	-	-	-	-	-	-	-		0.3	
-	-	-	-	-	-	-	-	-	-	-	-		0.6	
-	-	-	-	-	-	-	-	-	-	-	-		0.6	
-	-	-	-	-	-	-	-	-	-	-	-		0.7	
-	-	-	-			-		-	-	-	-		0.2	
-	-	-	-	-	-	-	-	-	-	-	-		0.3	
-	-	-	-	-	-	-	-	-	-	-	-		0.3	
-	-	-					-	-	-	-	-		0.3	
-	-	-	-		-		-	-	-	-	-		0.4	
-	-	-	-	-	-	-	-	-	-	-	-		0.8	
-	-	-	-				-	-	-	-	-		0.4	
-	-	-	-					-	-	-	-		0.3	
-	-	-	-				-	-	-	-	-		0.2	
-	-	-	-	-		-		-	-	-	-		0.2	
-	-	-	-	-		-		-	-	-	-		0.3	

188

11 肉類

食品番号	索引番号	食品名	水分 WATER	ギ酸 FORAC	酢酸 ACEAC	グリコール酸 GLYCLAC	乳酸 LACAC	グルコン酸 GLUCAC	シュウ酸 OXALAC	マロン酸 MOLAC	コハク酸 SUCAC	フマル酸 FUMAC	リンゴ酸 MALAC
		可食部100g当たり 有機酸											
		単位	(......g......)										
11194	1851	<畜肉類> ぶた ［ソーセージ類］ 生ソーセージ	58.6	-	-	-	0.3	-	-	-	-	-	-
11195	1852	<畜肉類> ぶた ［その他］ 焼き豚	64.3	-	-	-	0.7	-	-	-	-	-	-
11196	1853	<畜肉類> ぶた ［その他］ レバーペースト	45.8	-	-	-	0.1	-	-	-	-	-	-
11197	1854	<畜肉類> ぶた ［その他］ スモークレバー	57.6	-	-	-	0.1	-	-	-	-	-	-
11245	1858	<畜肉類> めんよう ［マトン］ ロース 皮下脂肪なし 生	72.3	-	-	-	0.6	-	-	-	-	-	-
11246	1863	<畜肉類> めんよう ［ラム］ ロース 皮下脂肪なし 生	72.3	-	-	-	0.7	-	-	-	-	-	-
11227	1899	<鳥肉類> にわとり ［若どり・副品目］ ささみ 生	75.0	-	-	-	0.7	-	-	-	-	-	-
11229	1900	<鳥肉類> にわとり ［若どり・副品目］ ささみ ゆで	69.2	-	-	-	0.6	-	-	-	-	-	-
11228	1901	<鳥肉類> にわとり ［若どり・副品目］ ささみ 焼き	66.4	-	-	-	0.8	-	-	-	-	-	-
11298	1902	<鳥肉類> にわとり ［若どり・副品目］ ささみ ソテー	57.3	-	-	-	1.0	-	-	-	-	-	-
11300	1903	<鳥肉類> にわとり ［若どり・副品目］ ささみ フライ	52.4	-	-	-	0.7	-	-	-	-	-	-
11299	1904	<鳥肉類> にわとり ［若どり・副品目］ ささみ 天ぷら	59.3	-	-	-	0.7	-	-	-	-	-	-
11237	1913	<鳥肉類> にわとり ［その他］ 焼き鳥缶詰	62.8	-	-	-	0.3	-	-	-	-	-	-
11292	1914	<鳥肉類> にわとり ［その他］ チキンナゲット	53.7	-	-	-	0.4	-	-	-	-	-	-

酒石酸	α-ケトグルタル酸	クエン酸	サリチル酸	p-クマル酸	コーヒー酸	フェルラ酸	クロロゲン酸	キナ酸	オロト酸	ピログルタミン酸	プロピオン酸	計	備考
TARAC	GLUAKAC	CITAC	SALAC	PCHOUAC	CAFFAC	FERAC	CHLRAC	QUINAC	OROTAC	PYROGAC	PROPAC	OA	
(......g......)				(......mg......)				(......g......)					
-	-	-	-	-	-	-	-	-	-	-	-	0.3	
-	-	-	-	-	-	-	-	-	-	-	-	0.7	
-	-	-	-	-	-	-	-	-	-	-	-	0.1	
-	-	-	-	-	-	-	-	-	-	-	-	0.1	
-	-	-	-	-	-	-	-	-	-	-	-	0.6	
-	-	-	-	-	-	-	-	-	-	-	-	0.7	
-	-	-	-	-	-	-	-	-	-	-	-	0.7	
-	-	-	-	-	-	-	-	-	-	-	-	0.6	
-	-	-	-	-	-	-	-	-	-	-	-	0.8	
-	-	-	-	-	-	-	-	-	-	-	-	1.0	
-	-	-	-	-	-	-	-	-	-	-	-	0.7	
-	-	-	-	-	-	-	-	-	-	-	-	0.7	
-	-	-	-	-	-	-	-	-	-	-	-	0.3	
-	-	-	-	-	-	-	-	-	-	-	-	0.4	

12 卵類

食品番号	索引番号	食品名	水分	ギ酸	酢酸	グリコール酸	乳酸	グルコン酸	シュウ酸	マロン酸	コハク酸	フマル酸	リンゴ酸
		成分識別子	WATER	FORAC	ACEAC	GLYCLAC	LACAC	GLUCAC	OXALAC	MOLAC	SUCAC	FUMAC	MALAC
		単位	(...g...)										
12017	1942	鶏卵 たまご豆腐	85.2	-	(0)	-	(0)	-	-	-	(0)	-	-
12018	1943	鶏卵 たまご焼 厚焼きたまご	71.9	-	(0)	-	(0)	-	-	-	(0)	-	-
12019	1944	鶏卵 たまご焼 だし巻きたまご	77.5	-	(0)	-	(0)	-	-	-	(0)	-	-

可食部100 g 当たり													備　考
有　機　酸													
酒石酸	α - ケトグルタル酸	クエン酸	サリチル酸	p - クマル酸	コーヒー酸	フェルラ酸	クロロゲン酸	キナ酸	オロト酸	ピログルタミン酸	プロピオン酸	計	
TARAC	GLUAKAC	CITAC	SALAC	PCHOUAC	CAFFAC	FERAC	CHLRAC	QUINAC	OROTAC	PYROGAC	PROPAC	OA	
(.................. g..................)				(.....................mg.....................)				(.....................g.........................)					
-	-	(0)	-	-	-	-	-	-	-	-	-	(0)	原材料配合割合から推計
-	-	(0)	-	-	-	-	-	-	-	-	-	(0)	原材料配合割合から推計
-	-	(0)	-	-	-	-	-	-	-	-	-	(0)	原材料配合割合から推計

13 乳類

食品番号	索引番号	食品名	水分 WATER	ギ酸 FORAC	酢酸 ACEAC	グリコール酸 GLYCLAC	乳酸 LACAC	グルコン酸 GLUCAC	シュウ酸 OXALAC	マロン酸 MOLAC	コハク酸 SUCAC	フマル酸 FUMAC	リンゴ酸 MALAC
								可食部100g当たり 有機酸					
		単位		(..g..)									
13001	1945	＜牛乳及び乳製品＞　（液状乳類）　生乳　ジャージー種	85.5	-	-	-	0	-	-	-	-	-	-
13002	1946	＜牛乳及び乳製品＞　（液状乳類）　生乳　ホルスタイン種	87.7	-	-	-	0	-	-	-	-	-	-
13003	1947	＜牛乳及び乳製品＞　（液状乳類）　普通牛乳	87.4	-	-	-	0	-	-	-	-	-	-
13006	1948	＜牛乳及び乳製品＞　（液状乳類）　脱脂乳	91.0	-	-	-	0	-	-	-	-	-	-
13004	1949	＜牛乳及び乳製品＞　（液状乳類）　加工乳　濃厚	86.3	-	-	-	Tr	-	-	-	-	-	-
13005	1950	＜牛乳及び乳製品＞　（液状乳類）　加工乳　低脂肪	88.8	-	-	-	0	-	-	-	-	-	-
13007	1952	＜牛乳及び乳製品＞　（液状乳類）　乳飲料　コーヒー	88.1	0	0	0	0	0	0	0	0	0	0
13009	1954	＜牛乳及び乳製品＞　（粉乳類）　全粉乳	3.0	-	-	-	-	-	-	-	-	-	-
13010	1955	＜牛乳及び乳製品＞　（粉乳類）　脱脂粉乳	3.8	-	-	-	-	-	-	-	-	-	-
13011	1956	＜牛乳及び乳製品＞　（粉乳類）　乳児用調製粉乳	2.6	-	-	-	0.1	-	-	-	-	-	-
13013	1958	＜牛乳及び乳製品＞　（練乳類）　加糖練乳	26.1	-	-	-	0	-	-	-	-	-	-
13014	1959	＜牛乳及び乳製品＞　（クリーム類）　クリーム　乳脂肪	48.2	-	-	-	0	-	-	-	-	-	-
13015	1960	＜牛乳及び乳製品＞　（クリーム類）　クリーム　乳脂肪・植物性脂肪	49.8	-	-	-	0	-	-	-	-	-	-
13016	1961	＜牛乳及び乳製品＞　（クリーム類）　クリーム　植物性脂肪	55.5	-	-	-	Tr	-	-	-	-	-	-
13017	1962	＜牛乳及び乳製品＞　（クリーム類）　ホイップクリーム　乳脂肪	44.3	-	-	-	-	-	-	-	-	-	-
13018	1963	＜牛乳及び乳製品＞　（クリーム類）　ホイップクリーム　乳脂肪・植物性脂肪	44.0	-	-	-	0	-	-	-	-	-	-
13019	1964	＜牛乳及び乳製品＞　（クリーム類）　ホイップクリーム　植物性脂肪	43.7	-	-	-	Tr	-	-	-	-	-	-

可食部100 g 当たり													備　考
有　機　酸													
酒石酸	α‐ケトグルタル酸	クエン酸	サリチル酸	p‐クマル酸	コーヒー酸	フェルラ酸	クロロゲン酸	キナ酸	オロト酸	ピログルタミン酸	プロピオン酸	計	
TARAC	GLUAKAC	CITAC	SALAC	PCHOUAC	CAFFAC	FERAC	CHLRAC	QUINAC	OROTAC	PYROGAC	PROPAC	OA	
(..................... g ....)				(.....................mg.....................)				(.........................g.........................)					
-	-	0.2	-	-	-	-	-	-	-	-	-	0.2	
-	-	0.1	-	-	-	-	-	-	-	-	-	0.1	
-	-	0.2	-	-	-	-	-	-	-	-	-	0.2	
-	-	0.2	-	-	-	-	-	-	-	-	-	0.2	
-	-	0.2	-	-	-	-	-	-	-	-	-	0.2	
-	-	0.2	-	-	-	-	-	-	-	-	-	0.2	
0	0	0.1	0	0	0	2.3	3.0	Tr	0	-	-	0.1	
-	-	(1.2)	-	-	-	-	-	-	-	-	-	(1.2)	13003普通牛乳から推計
-	-	1.8	-	-	-	-	-	-	-	-	-	1.8	
-	-	0.3	-	-	-	-	-	-	-	-	-	0.4	
-	-	0.4	-	-	-	-	-	-	-	-	-	0.4	
-	-	0.1	-	-	-	-	-	-	-	-	-	0.1	
-	-	0.1	-	-	-	-	-	-	-	-	-	0.1	
-	-	0.1	-	-	-	-	-	-	-	-	-	0.1	
-	-	0.1	-	-	-	-	-	-	-	-	-	0.1	
-	-	0.1	-	-	-	-	-	-	-	-	-	0.1	
-	-	0.1	-	-	-	-	-	-	-	-	-	0.1	

13 乳類

食品番号	索引番号	食品名	水分	可食部100 g 当たり 有機酸									
				ギ酸	酢酸	グリコール酸	乳酸	グルコン酸	シュウ酸	マロン酸	コハク酸	フマル酸	リンゴ酸
成分識別子			WATER	FORAC	ACEAC	GLYCLAC	LACAC	GLUCAC	OXALAC	MOLAC	SUCAC	FUMAC	MALAC
単位			(					g					)
13020	1965	＜牛乳及び乳製品＞ （クリーム類） コーヒーホワイトナー 液状 乳脂肪	70.3	-	-	-	-	-	-	-	-	-	-
13021	1966	＜牛乳及び乳製品＞ （クリーム類） コーヒーホワイトナー 液状 乳脂肪・植物性脂肪	69.2	-	-	-	(0)	-	-	-	-	-	-
13022	1967	＜牛乳及び乳製品＞ （クリーム類） コーヒーホワイトナー 液状 植物性脂肪	68.4	-	-	-	0	-	-	-	-	-	-
13024	1969	＜牛乳及び乳製品＞ （クリーム類） コーヒーホワイトナー 粉末状 植物性脂肪	2.7	-	-	-	0	-	-	-	-	-	-
13025	1970	＜牛乳及び乳製品＞ （発酵乳・乳酸菌飲料） ヨーグルト 全脂無糖	87.7	-	-	-	0.7	-	-	-	-	-	-
13053	1971	＜牛乳及び乳製品＞ （発酵乳・乳酸菌飲料） ヨーグルト 低脂肪無糖	89.2	-	-	-	0.8	-	-	-	-	-	-
13054	1972	＜牛乳及び乳製品＞ （発酵乳・乳酸菌飲料） ヨーグルト 無脂肪無糖	89.1	-	-	-	0.9	-	-	-	-	-	-
13026	1973	＜牛乳及び乳製品＞ （発酵乳・乳酸菌飲料） ヨーグルト 脱脂加糖	82.6	-	-	-	0.7	-	-	-	-	-	-
13027	1974	＜牛乳及び乳製品＞ （発酵乳・乳酸菌飲料） ヨーグルト ドリンクタイプ 加糖	83.8	-	-	-	0.8	-	-	-	-	-	-
13028	1975	＜牛乳及び乳製品＞ （発酵乳・乳酸菌飲料） 乳酸菌飲料 乳製品	82.1	-	-	-	0.6	-	-	-	-	-	-
13029	1976	＜牛乳及び乳製品＞ （発酵乳・乳酸菌飲料） 乳酸菌飲料 殺菌乳製品	45.5	-	-	-	1.2	-	-	-	-	-	-
13030	1977	＜牛乳及び乳製品＞ （発酵乳・乳酸菌飲料） 乳酸菌飲料 非乳製品	89.3	-	-	-	0.1	0	0	-	0	-	0
13033	1980	＜牛乳及び乳製品＞ （チーズ類） ナチュラルチーズ カテージ	79.0	-	Tr	-	0.2	-	-	-	-	-	-
13034	1981	＜牛乳及び乳製品＞ （チーズ類） ナチュラルチーズ カマンベール	51.8	-	-	-	0.3	-	-	-	-	-	-
13035	1982	＜牛乳及び乳製品＞ （チーズ類） ナチュラルチーズ クリーム	55.5	-	-	-	0.4	-	-	-	-	-	-
13037	1984	＜牛乳及び乳製品＞ （チーズ類） ナチュラルチーズ チェダー	35.3	-	-	0	1.1	-	-	-	-	-	-

					可食部100 g当たり								
				有　機　酸									
酒石酸	α-ケトグルタル酸	クエン酸	サリチル酸	p-クマル酸	コーヒー酸	フェルラ酸	クロロゲン酸	キナ酸	オロト酸	ピログルタミン酸	プロピオン酸	計	備　考
TARAC	GLUAKAC	CITAC	SALAC	PCHOUAC	CAFFAC	FERAC	CHLRAC	QUINAC	OROTAC	PYROGAC	PROPAC	OA	
(.......g.......)				(.......mg.......)				(.......g.......)					
-	-	(Tr)	-	-	-	-	-	-	-	-	-	(Tr)	13014クリーム乳脂肪から推計
-	-	(0.1)	-	-	-	-	-	-	-	-	-	(0.1)	13015クリーム乳脂肪/植物性脂肪から推計
-	-	Tr	-	-	-	-	-	-	-	-	-	Tr	
-	-	0.7	-	-	-	-	-	-	-	-	-	0.7	
-	-	0.2	-	-	-	-	-	-	-	-	-	0.9	
-	-	-	-	-	-	-	-	-	Tr	-	-	0.8	
-	-	0.2	-	-	-	-	-	-	-	-	-	1.1	
-	-	0.2	-	-	-	-	-	-	-	-	-	0.9	
-	-	0.2	-	-	-	-	-	-	-	-	-	1.0	
-	-	0.1	-	-	-	-	-	-	-	-	-	0.6	
-	-	Tr	-	-	-	-	-	-	-	-	-	1.2	
0	-	0.2	-	-	-	-	-	-	-	-	-	0.3	
-	-	0	-	-	-	-	-	-	-	-	-	0.2	
-	-	Tr	-	-	-	-	-	-	-	-	-	0.3	
-	-	Tr	-	-	-	-	-	-	-	-	-	0.4	
-	-	0.2	-	-	-	-	-	-	-	-	-	1.3	

13 乳類

食品番号	索引番号	食品名	水分 WATER	ギ酸 FORAC	酢酸 ACEAC	グリコール酸 GLYCLAC	乳酸 LACAC	グルコン酸 GLUCAC	シュウ酸 OXALAC	マロン酸 MOLAC	コハク酸 SUCAC	フマル酸 FUMAC	リンゴ酸 MALAC
							可食部100g当たり 有機酸						
							単位 (..g..)						
13055	1987	<牛乳及び乳製品> （チーズ類） ナチュラルチーズ マスカルポーネ	62.4	-	-	-	Tr	-	-	-	-	-	-
13057	1989	<牛乳及び乳製品> （チーズ類） ナチュラルチーズ やぎ	52.9	-	-	-	0.4	-	-	-	-	-	-
13040	1991	<牛乳及び乳製品> （チーズ類） プロセスチーズ	45.0	-	-	-	1.1	-	-	-	-	-	-
13042	1993	<牛乳及び乳製品> （アイスクリーム類） アイスクリーム 高脂肪	61.3	-	-	-	0	-	-	-	-	-	-
13043	1994	<牛乳及び乳製品> （アイスクリーム類） アイスクリーム 普通脂肪	63.9	-	-	-	0	-	-	-	-	-	-
13045	1996	<牛乳及び乳製品> （アイスクリーム類） ラクトアイス 普通脂肪	60.4	-	-	-	0	-	-	-	-	-	-
13050	2001	<牛乳及び乳製品> （その他） チーズホエーパウダー	2.2	-	-	-	0.7	-	-	-	-	-	-

可食部100 g 当たり													備　考
有　機　酸													
酒石酸	α-ケトグルタル酸	クエン酸	サリチル酸	p-クマル酸	コーヒー酸	フェルラ酸	クロロゲン酸	キナ酸	オロト酸	ピログルタミン酸	プロピオン酸	計	
TARAC	GLUAKAC	CITAC	SALAC	PCHOUAC	CAFFAC	FERAC	CHLRAC	QUINAC	OROTAC	PYROGAC	PROPAC	OA	
(.................... g.....................)				(.....................mg.....................)						(.........................g.........................)			
-	-	0.2	-	-	-	-	-	-	-	-	-	0.2	
-	-	0.1	-	-	-	-	-	-	-	-	-	0.5	
-	-	0.3	-	-	-	-	-	-	-	-	-	1.3	
-	-	0.2	-	-	-	-	-	-	-	-	-	0.2	
-	-	0.1	-	-	-	-	-	-	-	-	-	0.1	
-	-	0.2	-	-	-	-	-	-	-	-	-	0.2	
-	-	2.0	-	-	-	-	-	-	-	-	-	2.7	

15 菓子類

食品番号	索引番号	食品名	水分	有機酸 (可食部100 g 当たり)									
				ギ酸	酢酸	グリコール酸	乳酸	グルコン酸	シュウ酸	マロン酸	コハク酸	フマル酸	リンゴ酸
		成分識別子	WATER	FORAC	ACEAC	GLYCLAC	LACAC	GLUCAC	OXALAC	MOLAC	SUCAC	FUMAC	MALAC
		単位	(.... g ....)										
15007	2046	<和生菓子・和半生菓子類>　うぐいすもち　こしあん入り	40.0	-	-	-	-	-	(0)	-	-	-	(0)
15011	2052	<和生菓子・和半生菓子類>　かるかん	42.5	-	-	-	-	-	0	-	-	-	Tr
15019	2062	<和生菓子・和半生菓子類>　くし団子　みたらし	50.5	-	(0)	-	(Tr)	-	-	-	(0)	-	-
15032	2094	<和生菓子・和半生菓子類>　まんじゅう　とうまんじゅう　こしあん入り	28.0	-	(0)	-	(0)	(0)	-	-	(0)	-	(0)
15037	2103	<和生菓子・和半生菓子類>　ゆべし	22.0	-	(0)	-	(Tr)	-	-	-	(0)	-	-
15044	2110	<和干菓子類>　おのろけ豆	3.0	-	-	-	-	-	(Tr)	-	-	-	(Tr)
15052	2118	<和干菓子類>　小麦粉せんべい　南部せんべい　落花生入り	3.3	-	-	-	-	-	(Tr)	-	-	-	(Tr)
15058	2123	<和干菓子類>　米菓　甘辛せんべい	4.5	-	(Tr)	-	(Tr)	-	-	-	(0)	-	-
15059	2124	<和干菓子類>　米菓　あられ	4.4	-	(Tr)	-	(0.1)	-	-	-	(0)	-	-
15060	2125	<和干菓子類>　米菓　しょうゆせんべい	5.9	-	(Tr)	-	(0.1)	-	-	-	(0)	-	-
15062	2127	<和干菓子類>　ボーロ　そばボーロ	2.0	-	-	-	-	(0)	-	-	-	-	(0)
15127	2139	<菓子パン類>　カレーパン　皮及び具	41.3	-	-	-	-	(Tr)	(0)	-	(0)	(0)	(Tr)
15129	2141	<菓子パン類>　カレーパン　具のみ	64.5	-	-	-	-	Tr	Tr	-	0	Tr	0.1
15070	2142	<菓子パン類>　クリームパン	35.5	-	-	-	-	-	-	-	-	-	-
15130	2143	<菓子パン類>　クリームパン　薄皮タイプ	52.2	-	-	-	-	-	-	-	-	-	-
15072	2145	<菓子パン類>　チョココロネ	33.5	-	(Tr)	-	-	-	-	-	-	-	-
15131	2146	<菓子パン類>　チョコパン　薄皮タイプ	35.0	-	(Tr)	-	-	-	-	-	-	-	-
15073	2149	<ケーキ・ペストリー類>　シュークリーム	56.3	-	-	-	-	-	-	-	-	-	-
15075	2151	<ケーキ・ペストリー類>　ショートケーキ　果実なし	35.0	-	-	-	(0)	-	-	-	-	-	-
15133	2153	<ケーキ・ペストリー類>　タルト　(洋菓子)	50.3	-	-	-	(0)	-	-	-	-	-	(Tr)

可食部100 g 当たり													備　考
有　機　酸												計	
酒石酸	α-ケトグルタル酸	クエン酸	サリチル酸	p-クマル酸	コーヒー酸	フェルラ酸	クロロゲン酸	キナ酸	オロト酸	ピログルタミン酸	プロピオン酸		
TARAC	GLUAKAC	CITAC	SALAC	PCHOUAC	CAFFAC	FERAC	CHLRAC	QUINAC	OROTAC	PYROGAC	PROPAC	OA	
(...............g...............)				(...............mg...............)								(...............g...............)	
-	-	(0)	-	-	-	-	-	-	-	-	-	(0)	原材料配合割合から推計
-	-	0.1	-	-	-	-	-	-	-	-	-	0.1	
-	-	(0)	-	-	-	-	-	-	-	-	-	(Tr)	原材料配合割合から推計
-	-	(0)	-	-	-	-	-	-	-	-	-	(Tr)	原材料配合割合から推計
-	-	(0)	-	-	-	-	-	-	-	-	-	(0.1)	原材料配合割合から推計
-	-	(Tr)	-	-	-	-	-	-	-	-	-	(0.1)	原材料配合割合から推計
-	-	(Tr)	-	-	-	-	-	-	-	-	-	(0.1)	原材料配合割合から推計
-	-	(0)	-	-	-	-	-	-	-	-	-	(0.1)	原材料配合割合から推計
-	-	(Tr)	-	-	-	-	-	-	-	-	-	(0.1)	原材料配合割合から推計
-	-	(0)	-	-	-	-	-	-	-	-	-	(0.1)	原材料配合割合から推計
-	-	-	-	-	-	-	-	-	-	-	-	(0)	原材料配合割合から推計
-	-	(Tr)	-	(0)	(0)	(0.9)	-	(0)	-	-	-	(0.1)	製品全体。部分割合：パン69、具31 15129具のみから推計
-	-	0.1	-	0	0	2.8	-	0	-	-	-	0.3	
-	-	(Tr)	-	-	-	-	-	-	-	-	-	(Tr)	原材料配合割合から推計
-	-	(0.1)	-	-	-	-	-	-	-	-	-	(0.1)	原材料配合割合から推計
-	-	(0.1)	-	-	-	-	-	-	-	-	-	(0.1)	原材料配合割合から推計
-	-	(0.1)	-	-	-	-	-	-	-	-	-	(0.1)	原材料配合割合から推計
-	-	(0.1)	-	-	-	-	-	-	-	-	-	(0.1)	原材料配合割合から推計
-	-	(Tr)	-	-	-	-	-	-	-	-	-	(Tr)	原材料配合割合から推計
-	-	(0.2)	-	-	-	-	-	-	-	-	-	(0.3)	原材料配合割合から推計

15 菓子類

食品番号	索引番号	食品名	水分	有機酸 可食部100g当たり									
				ギ酸	酢酸	グリコール酸	乳酸	グルコン酸	シュウ酸	マロン酸	コハク酸	フマル酸	リンゴ酸
		成分識別子	WATER	FORAC	ACEAC	GLYCLAC	LACAC	GLUCAC	OXALAC	MOLAC	SUCAC	FUMAC	MALAC
		単位	(					g					)
15134	2154	＜ケーキ・ペストリー類＞　チーズケーキ　ベイクドチーズケーキ	46.1	-	-	-	(0.2)	-	-	-	-	-	(0)
15135	2155	＜ケーキ・ペストリー類＞　チーズケーキ　レアチーズケーキ	43.1	-	-	-	(0.2)	-	-	-	-	-	(0)
15078	2168	＜ケーキ・ペストリー類＞　ドーナッツ　ケーキドーナッツ　プレーン	20.0	-	-	-	-	-	-	-	-	-	-
15080	2173	＜ケーキ・ペストリー類＞　パイ　アップルパイ	45.0	-	-	-	-	-	-	-	-	-	(0.1)
15081	2174	＜ケーキ・ペストリー類＞　パイ　ミートパイ	36.2	-	-	-	-	-	(0)	-	(0)	(0)	(Tr)
15083	2176	＜ケーキ・ペストリー類＞　ホットケーキ	40.0	-	-	-	-	-	-	-	-	-	-
15084	2177	＜ケーキ・ペストリー類＞　ワッフル　カスタードクリーム入り	45.9	-	-	-	-	-	-	-	-	-	-
15085	2178	＜ケーキ・ペストリー類＞　ワッフル　ジャム入り	33.0	-	-	-	-	-	-	-	-	-	-
15086	2179	＜デザート菓子類＞　カスタードプリン	74.1	-	-	-	-	-	-	-	-	-	-
15136	2180	＜デザート菓子類＞　牛乳寒天	85.2	-	-	-	-	-	-	-	-	-	-
15087	2182	＜デザート菓子類＞　ゼリー　オレンジ	77.6	-	-	-	-	-	-	-	-	-	(0.1)
15089	2184	＜デザート菓子類＞　ゼリー　ミルク	76.8	-	-	-	-	-	-	-	-	-	-
15090	2185	＜デザート菓子類＞　ゼリー　ワイン	84.1	-	-	-	(Tr)	-	-	-	(Tr)	-	-
15091	2186	＜デザート菓子類＞　ババロア	60.9	-	-	-	(0)	-	-	-	-	-	-
15092	2187	＜ビスケット類＞　ウエハース	2.1	-	-	-	-	-	-	-	-	-	-
15098	2194	＜ビスケット類＞　ビスケット　ソフトビスケット	3.2	-	-	-	-	-	-	-	-	-	-
15100	2197	＜ビスケット類＞　ロシアケーキ	4.0	-	-	-	-	-	-	-	-	-	-
15112	2208	＜キャンデー類＞　ブリットル	1.5	-	-	-	-	-	(0.1)	-	-	-	(Tr)
15137	2211	＜チョコレート類＞　アーモンドチョコレート	2.0	-	0.1	-	-	-	-	-	-	-	-
15114	2212	＜チョコレート類＞　カバーリングチョコレート	2.0	-	0.1	-	-	-	-	-	-	-	-

					有　機　酸								備　考
酒石酸	α-ケトグルタル酸	クエン酸	サリチル酸	p-クマル酸	コーヒー酸	フェルラ酸	クロロゲン酸	キナ酸	オロト酸	ピログルタミン酸	プロピオン酸	計	
TARAC	GLUAKAC	CITAC	SALAC	PCHOUAC	CAFFAC	FERAC	CHLRAC	QUINAC	OROTAC	PYROGAC	PROPAC	OA	
(................. g..................)			(....................mg......................)					(..........................g..........................)					
-	-	(0.3)	-	-	-	-	-	-	-	-	-	(0.5)	原材料配合割合から推計
-	-	(0.3)	-	-	-	-	-	-	-	-	-	(0.5)	原材料配合割合から推計
-	-	(Tr)	-	-	-	-	-	-	-	-	-	(Tr)	原材料配合割合から推計
-	-	(0)	-	-	-	-	-	-	-	-	-	(0.1)	原材料配合割合から推計
-	-	(0)	-	-	-	-	-	(0)	-	-	-	(0.1)	原材料配合割合から推計
-	-	(0.1)	-	-	-	-	-	-	-	-	-	(0.1)	原材料配合割合から推計
-	-	(0.1)	-	-	-	-	-	-	-	-	-	(0.1)	原材料配合割合から推計
-	-	(Tr)	-	-	-	-	-	-	-	-	-	(Tr)	原材料配合割合から推計
-	-	(0.1)	-	-	-	-	-	-	-	-	-	(0.1)	原材料配合割合から推計
-	-	(0.1)	-	-	-	-	-	-	-	-	-	(0.1)	原材料配合割合から推計
-	-	(0.9)	-	-	-	-	-	(0)	-	-	-	(1.0)	原材料配合割合から推計
-	-	(0.1)	-	-	-	-	-	-	-	-	-	(0.1)	原材料配合割合から推計
(Tr)	-	-	-	-	-	-	-	-	-	-	-	(Tr)	原材料配合割合から推計
-	-	(0.1)	-	-	-	-	-	-	-	-	-	(0.1)	原材料配合割合から推計
-	-	(Tr)	-	-	-	-	-	-	-	-	-	(Tr)	原材料配合割合から推計
-	-	(Tr)	-	-	-	-	-	-	-	-	-	(Tr)	原材料配合割合から推計
-	-	(0)	-	-	-	-	-	-	-	-	-	(0)	原材料配合割合から推計
-	-	(0.1)	-	-	-	-	-	-	-	-	-	(0.2)	原材料配合割合から推計
-	-	0.1	-	-	-	-	-	-	-	-	-	0.2	
-	-	0.1	-	-	-	-	-	-	-	-	-	0.2	

15 菓子類

食品番号	索引番号	食 品 名	水分	有 機 酸 可食部100g当たり									
				ギ酸	酢酸	グリコール酸	乳酸	グルコン酸	シュウ酸	マロン酸	コハク酸	フマル酸	リンゴ酸
		成分識別子	WATER	FORAC	ACEAC	GLYCLAC	LACAC	GLUCAC	OXALAC	MOLAC	SUCAC	FUMAC	MALAC
		単位	(.... g ....)										
15116	2214	＜チョコレート類＞　ミルクチョコレート	0.5	-	(0.2)	-	-	-	-	-	-	-	-
15138	2219	＜その他＞　カスタードクリーム	61.8	-	-	-	-	-	-	-	-	-	-

酒石酸	α-ケトグルタル酸	クエン酸	サリチル酸	p-クマル酸	コーヒー酸	フェルラ酸	クロロゲン酸	キナ酸	オロト酸	ピログルタミン酸	プロピオン酸	計	備考
TARAC	GLUAKAC	CITAC	SALAC	PCHOUAC	CAFFAC	FERAC	CHLRAC	QUINAC	OROTAC	PYROGAC	PROPAC	OA	
(..........g..........)			(..........mg..........)				(..........g..........)						
-	-	(0.1)	-	-	-	-	-	-	-	-	-	(0.3)	
-	-	(0.1)	-	-	-	-	-	-	-	-	-	(0.1)	原材料配合割合から推計

可食部100g当たり / 有機酸

16 し好飲料類

食品番号	索引番号	食品名	水分	有機酸 可食部100g当たり										
				ギ酸	酢酸	グリコール酸	乳酸	グルコン酸	シュウ酸	マロン酸	コハク酸	フマル酸	リンゴ酸
		成分識別子	WATER	FORAC	ACEAC	GLYCLAC	LACAC	GLUCAC	OXALAC	MOLAC	SUCAC	FUMAC	MALAC
		単位	(..g..)									
16006	2228	＜アルコール飲料類＞　（醸造酒類）　ビール　淡色	92.8	-	-	0	Tr	0	0	-	0	0	0
16010	2232	＜アルコール飲料類＞　（醸造酒類）　ぶどう酒　白	88.6	-	-	-	(0.1)	-	-	-	(0.1)	-	(0.2)
16011	2233	＜アルコール飲料類＞　（醸造酒類）　ぶどう酒　赤	88.7	-	-	-	(0.2)	-	-	-	(0.2)	-	-
16012	2234	＜アルコール飲料類＞　（醸造酒類）　ぶどう酒　ロゼ	87.4	-	-	-	-	-	-	-	(0.1)	-	(0.2)
16059	2256	＜アルコール飲料類＞　（混成酒類）　缶チューハイ　レモン風味	91.4	-	-	-	-	-	-	-	-	-	0
16029	2253	＜アルコール飲料類＞　（混成酒類）　スイートワイン	75.2	-	(0.1)	-	-	-	-	-	-	-	(0.2)
16048	2272	＜コーヒー・ココア類＞　ココア　ピュアココア	4.0	-	-	-	-	-	0.7	-	-	-	-

酒石酸	α-ケトグルタル酸	クエン酸	サリチル酸	p-クマル酸	コーヒー酸	フェルラ酸	クロロゲン酸	キナ酸	オロト酸	ピログルタミン酸	プロピオン酸	計	備考
TARAC	GLUAKAC	CITAC	SALAC	PCHOUAC	CAFFAC	FERAC	CHLRAC	QUINAC	OROTAC	PYROGAC	PROPAC	OA	
(..........g..........)				(..........mg..........)				(..........g..........)					
-	-	Tr	-	-	-	-	-	-	-	-	-	0.1	
(0.2)	-	-	-	-	-	-	-	-	-	-	-	(0.6)	豪州成分表から推計
(0.2)	-	-	-	-	-	-	-	-	-	-	-	(0.5)	豪州成分表から推計
(0.3)	-	-	-	-	-	-	-	-	-	-	-	(0.6)	豪州成分表から推計
-	-	0.3	-	-	-	0	-	-	-	-	-	0.3	
(0.1)	-	-	-	-	-	-	-	-	-	-	-	(0.4)	豪州成分表から推計
-	-	-	-	-	-	-	-	-	-	-	-	0.7	

17 調味料及び香辛料類

食品番号	索引番号	食品名	水分	ギ酸	酢酸	グリコール酸	乳酸	グルコン酸	シュウ酸	マロン酸	コハク酸	フマル酸	リンゴ酸
		成分識別子	WATER	FORAC	ACEAC	GLYCLAC	LACAC	GLUCAC	OXALAC	MOLAC	SUCAC	FUMAC	MALAC
		単位	(.... g ....)										
17001	2284	＜調味料類＞　（ウスターソース類）　ウスターソース	61.3	-	1.5	-	-	-	-	-	-	-	0
17002	2285	＜調味料類＞　（ウスターソース類）　中濃ソース	60.9	-	1.1								Tr
17003	2286	＜調味料類＞　（ウスターソース類）　濃厚ソース	60.7	-	(1.1)								(Tr)
17085	2287	＜調味料類＞　（ウスターソース類）　お好み焼きソース	58.1	-	0.7								0
17007	2291	＜調味料類＞　（しょうゆ類）　こいくちしょうゆ	67.1	-	0.1	-	0.6	-	-	-	Tr	-	-
17086	2292	＜調味料類＞　（しょうゆ類）　こいくちしょうゆ　減塩	74.4	-	(0.1)	-	(0.5)	-	-	-	(Tr)	-	
17008	2293	＜調味料類＞　（しょうゆ類）　うすくちしょうゆ	69.7	-	0.1	-	0.4	-	-	-	Tr	-	
17139	2294	＜調味料類＞　（しょうゆ類）　うすくちしょうゆ　低塩	70.9	-	0.2	-	0.5	-	-	-	Tr	-	
17010	2296	＜調味料類＞　（しょうゆ類）　さいしこみしょうゆ	60.7	-	(0.2)	-	(0.7)	-	-	-	(Tr)	-	
17011	2297	＜調味料類＞　（しょうゆ類）　しろしょうゆ	63.0	-	(0.2)	-	(0.7)	-	-	-	(Tr)	-	
17087	2298	＜調味料類＞　（しょうゆ類）　だししょうゆ	83.2	-	(0.1)	-	(0.3)	-	-	-	(Tr)	-	
17088	2299	＜調味料類＞　（しょうゆ類）　照りしょうゆ	55.0	-	(Tr)	-	(0.1)	-	-	-	(0)	-	
17090	2306	＜調味料類＞　（食酢類）　黒酢	85.7	-	4.0	-	-	-	-	-	-	-	-
17015	2307	＜調味料類＞　（食酢類）　穀物酢	93.3	-	4.2	-	-	-	-	-	-	-	-
17016	2308	＜調味料類＞　（食酢類）　米酢	87.9	-	4.4	-	-	-	-	-	-	-	-
17091	2309	＜調味料類＞　（食酢類）　果実酢　バルサミコ酢	74.2	-	5.6	-	-	-	-	-	-	-	-
17017	2310	＜調味料類＞　（食酢類）　果実酢　ぶどう酢	93.7	-	4.8	-	-	-	-	-	-	-	-
17018	2311	＜調味料類＞　（食酢類）　果実酢　りんご酢	92.6	-	4.7	-	-	-	-	-	-	-	-

					可食部100 g 当たり								備 考
					有 機 酸								
酒石酸	α-ケトグルタル酸	クエン酸	サリチル酸	p-クマル酸	コーヒー酸	フェルラ酸	クロロゲン酸	キナ酸	オロト酸	ピログルタミン酸	プロピオン酸	計	
TARAC	GLUAKAC	CITAC	SALAC	PCHOUAC	CAFFAC	FERAC	CHLRAC	QUINAC	OROTAC	PYROGAC	PROPAC	OA	
(..........g..........)			(..........mg..........)						(..........g..........)				
-	-	0.1	-	-	-	-	-	-	-	-	-	1.5	
-	-	0.1	-	-	-	-	-	-	-	-	-	1.3	
-	-	(0.1)	-	-	-	-	-	-	-	-	-	(1.3)	17002中濃ソースから推計
-	-	0.1	-	-	-	-	-	-	-	-	-	0.8	
-	-	0.1	-	-	-	-	-	-	-	-	-	0.9	
-	-	(0.1)	-	-	-	-	-	-	-	-	-	(0.7)	17007こいくちしょうゆから推計
-	-	0.1	-	-	-	-	-	-	-	-	-	0.5	
-	-	0.1	-	-	-	-	-	-	-	-	-	0.8	
-	-	(0.1)	-	-	-	-	-	-	-	-	-	(1.1)	17007こいくちしょうゆから推計
-	-	(0.1)	-	-	-	-	-	-	-	-	-	(1.0)	17007こいくちしょうゆから推計
-	-	(Tr)	-	-	-	-	-	-	-	-	-	(0.4)	原材料配合割合から推計
-	-	(Tr)	-	-	-	-	-	-	-	-	-	(0.1)	原材料配合割合から推計
-	-	-	-	-	-	-	-	-	-	-	-	4.0	
-	-	-	-	-	-	-	-	-	-	-	-	4.2	
-	-	-	-	-	-	-	-	-	-	-	-	4.4	
-	-	-	-	-	-	-	-	-	-	-	-	5.6	
-	-	-	-	-	-	-	-	-	-	-	-	4.8	
-	-	-	-	-	-	-	-	-	-	-	-	4.7	

17 調味料及び香辛料類

食品番号	索引番号	食品名	水分	ギ酸	酢酸	グリコール酸	乳酸	グルコン酸	シュウ酸	マロン酸	コハク酸	フマル酸	リンゴ酸
		成分識別子	WATER	FORAC	ACEAC	GLYCLAC	LACAC	GLUCAC	OXALAC	MOLAC	SUCAC	FUMAC	MALAC
		単位	(.. g ....)										
17092	2325	＜調味料類＞　（だし類）　顆粒おでん用	0.9	-	(Tr)	-	(0.2)	-	-	-	(Tr)	-	-
17094	2334	＜調味料類＞　（調味ソース類）　甘酢	67.2	-	(3.1)	-	-	-	-	-	-	-	-
17095	2335	＜調味料類＞　（調味ソース類）　エビチリの素	85.8	-	(0.1)	-	-	-	-	-	-	-	(0)
17096	2337	＜調味料類＞　（調味ソース類）　黄身酢	39.2	-	(1.6)	-	-	-	-	-	-	-	-
17133	2338	＜調味料類＞　（調味ソース類）　魚醤油　いかなごしょうゆ	63.0	Tr	0.2	0	0.3	0	0	0	0.1	0	0
17134	2339	＜調味料類＞　（調味ソース類）　魚醤油　いしる　（いしり）	61.2	Tr	Tr	0	0.1	0	0	0	0	0	0
17135	2340	＜調味料類＞　（調味ソース類）　魚醤油　しょっつる	69.4	0	Tr	0	0.2	0	0	0	0	0	0
17097	2342	＜調味料類＞　（調味ソース類）　ごま酢	53.2	-	(1.9)	-	(0.1)	-	-	-	(0)	-	-
17098	2343	＜調味料類＞　（調味ソース類）　ごまだれ	40.7	-	(1.0)	-	(0.1)	-	-	-	(0)	-	-
17099	2344	＜調味料類＞　（調味ソース類）　三杯酢	76.2	-	(3.0)	-	(Tr)	-	-	-	(0)	-	-
17100	2345	＜調味料類＞　（調味ソース類）　二杯酢	78.7	-	(2.5)	-	(0.3)	-	-	-	(Tr)	-	-
17101	2346	＜調味料類＞　（調味ソース類）　すし酢　ちらし・稲荷用	55.5	-	(2.9)	-	-	-	-	-	-	-	-
17102	2347	＜調味料類＞　（調味ソース類）　すし酢　にぎり用	72.0	-	(3.6)	-	-	-	-	-	-	-	-
17103	2348	＜調味料類＞　（調味ソース類）　すし酢　巻き寿司・箱寿司用	64.1	-	(3.2)	-	-	-	-	-	-	-	-
17104	2349	＜調味料類＞　（調味ソース類）　中華風合わせ酢	60.5	-	(1.7)	-	(0.2)	-	-	-	(Tr)	-	(0)
17108	2352	＜調味料類＞　（調味ソース類）　冷やし中華のたれ	67.1	-	0.9	-	0.2	-	-	-	Tr	-	-
17137	2355	＜調味料類＞　（調味ソース類）　ぽん酢しょうゆ　市販品	77.0	-	0.8	-	0.1	-	-	-	Tr	-	-

酒石酸	α-ケトグルタル酸	クエン酸	サリチル酸	p-クマル酸	コーヒー酸	フェルラ酸	クロロゲン酸	キナ酸	オロト酸	ピログルタミン酸	プロピオン酸	計	備 考
TARAC	GLUAKAC	CITAC	SALAC	PCHOUAC	CAFFAC	FERAC	CHLRAC	QUINAC	OROTAC	PYROGAC	PROPAC	OA	
(................. g................)				(...............mg................)				(.....................g....................)					
-	-	(Tr)	-	-	-	-	-	-	-	-	-	(0.3)	原材料配合割合から推計
-	-	-	-	-	-	-	-	-	-	-	-	(3.1)	原材料配合割合から推計
-	-	(0.1)	-	-	-	-	-	-	-	-	-	(0.1)	原材料配合割合から推計
-	-	-	-	-	-	-	-	-	-	-	-	(1.6)	原材料配合割合から推計
0	0	0	0	0	0	0	0	0	0	0.4	-	0.9	ピルビン酸：0 g
0	0	0	0	0	0	0	0	0	0	0.3	-	0.4	ピルビン酸：Tr
0	0	0	0	0	0	0	0	0	0	0.2	-	0.4	ピルビン酸：0 g
-	-	(Tr)	-	-	-	-	-	-	-	-	-	(1.9)	原材料配合割合から推計
-	-	(Tr)	-	-	-	-	-	-	-	-	-	(1.1)	原材料配合割合から推計
-	-	(0)	-	-	-	-	-	-	-	-	-	(3.0)	原材料配合割合から推計
-	-	(Tr)	-	-	-	-	-	-	-	-	-	(2.8)	原材料配合割合から推計
-	-	-	-	-	-	-	-	-	-	-	-	(2.9)	原材料配合割合から推計
-	-	-	-	-	-	-	-	-	-	-	-	(3.6)	原材料配合割合から推計
-	-	-	-	-	-	-	-	-	-	-	-	(3.2)	原材料配合割合から推計
-	-	(Tr)	-	-	-	-	-	-	-	-	-	(2.0)	原材料配合割合から推計
-	-	-	-	-	-	-	-	-	-	-	-	1.1	
-	-	0.8	-	-	-	-	-	-	-	-	-	1.8	

17 調味料及び香辛料類

食品番号	索引番号	食品名	水分 WATER	ギ酸 FORAC	酢酸 ACEAC	グリコール酸 GLYCLAC	乳酸 LACAC	グルコン酸 GLUCAC	シュウ酸 OXALAC	マロン酸 MOLAC	コハク酸 SUCAC	フマル酸 FUMAC	リンゴ酸 MALAC
				可食部100 g 当たり 有機酸 (……………………… g ………………………)									
17111	2357	＜調味料類＞　（調味ソース類）　マリネ液	83.9	-	(1.3)	-	(Tr)	-	-	-	(Tr)	-	(0.1)
17144	2359	＜調味料類＞　（調味ソース類）　焼きそば粉末ソース	0.1	-	1.0	-	Tr	-	-	-	0.1	-	0.6
17112	2360	＜調味料類＞　（調味ソース類）　焼き鳥のたれ	61.4	-	(Tr)	-	(0.2)	-	-	-	(Tr)	-	-
17113	2361	＜調味料類＞　（調味ソース類）　焼き肉のたれ	52.4	-	(0.1)	-	(0.3)	-	-	-	(Tr)	-	(0.1)
17114	2362	＜調味料類＞　（調味ソース類）　みたらしのたれ	66.3	-	(Tr)	-	(0.1)	-	-	-	(0)	-	-
17036	2366	＜調味料類＞　（トマト加工品類）　トマトケチャップ	66.0	-	0.7	-	-	-	-	-	-	-	-
17042	2369	＜調味料類＞　（ドレッシング類）　半固形状ドレッシング　マヨネーズ　全卵型	16.6	-	0.5	-	-	-	-	-	-	-	-
17043	2370	＜調味料類＞　（ドレッシング類）　半固形状ドレッシング　マヨネーズ　卵黄型	19.7	-	0.5	-	-	-	-	-	-	-	-
17118	2371	＜調味料類＞　（ドレッシング類）　半固形状ドレッシング　マヨネーズタイプ調味料　低カロリータイプ	60.9	0	0.6	-	-	-	-	-	-	-	-
17040	2372	＜調味料類＞　（ドレッシング類）　分離液状ドレッシング　フレンチドレッシング　分離液状	47.8	-	(1.9)	-	-	-	-	-	-	-	-
17116	2373	＜調味料類＞　（ドレッシング類）　分離液状ドレッシング　和風ドレッシング　分離液状	69.4	-	(0.6)	-	(0.1)	-	-	-	(0)	-	-
17117	2375	＜調味料類＞　（ドレッシング類）　乳化液状ドレッシング　ごまドレッシング	38.1	-	(0.7)	-	(0.1)	-	-	-	(0)	-	-
17041	2376	＜調味料類＞　（ドレッシング類）　乳化液状ドレッシング　サウザンアイランドドレッシング	44.1	-	(0.5)	-	-	-	-	-	-	-	(0)
17120	2381	＜調味料類＞　（みそ類）　米みそ　だし入りみそ	49.9	-	-	-	0.1	-	-	-	-	-	-
17145	2382	＜調味料類＞　（みそ類）　米みそ　だし入りみそ　減塩	52.5	-	Tr	-	Tr	-	-	-	Tr	-	-

					可食部100g当たり								
					有 機 酸								
酒石酸	α-ケトグルタル酸	クエン酸	サリチル酸	p-クマル酸	コーヒー酸	フェルラ酸	クロロゲン酸	キナ酸	オロト酸	ピログルタミン酸	プロピオン酸	計	備 考
TARAC	GLUAKAC	CITAC	SALAC	PCHOUAC	CAFFAC	FERAC	CHLRAC	QUINAC	OROTAC	PYROGAC	PROPAC	OA	
(............g............)				(............mg............)				(............g............)					
(0.1)	-	-	-	-	-	-	-	-	-	-	-	(1.4)	原材料配合割合から推計
-	-	0.3	-	-	-	-	-	-	-	-	-	2.0	
-	-	(Tr)	-	-	-	-	-	-	-	-	-	(0.3)	原材料配合割合から推計
-	-	(Tr)	-	-	-	-	-	-	-	-	-	(0.5)	原材料配合割合から推計
-	-	(0)	-	-	-	-	-	-	-	-	-	(0.1)	原材料配合割合から推計
-	-	0.4	-	-	-	-	-	-	-	-	-	1.2	
-	-	-	-	-	-	-	-	-	-	-	-	0.5	
-	-	-	-	-	-	-	-	-	-	-	-	0.5	
-	-	Tr	-	-	-	0.2	-	-	-	-	-	0.7	
-	-	-	-	-	-	-	-	-	-	-	-	(1.9)	原材料配合割合から推計
-	-	(Tr)	-	-	-	-	-	-	-	-	-	(0.7)	原材料配合割合から推計
-	-	(Tr)	-	-	-	-	-	-	-	-	-	(0.8)	原材料配合割合から推計
-	-	(0.2)	-	-	-	-	-	-	-	-	-	(0.6)	原材料配合割合から推計
-	-	-	-	-	-	-	-	-	-	-	-	0.1	
-	-	0.3	-	-	-	-	-	-	-	-	-	0.4	

17 調味料及び香辛料類

食品番号	索引番号	食品名	水分 WATER	ギ酸 FORAC	酢酸 ACEAC	グリコール酸 GLYCLAC	乳酸 LACAC	グルコン酸 GLUCAC	シュウ酸 OXALAC	マロン酸 MOLAC	コハク酸 SUCAC	フマル酸 FUMAC	リンゴ酸 MALAC
								可食部100g当たり 有機酸					
		単位		(... g ....)									
17119	2385	＜調味料類＞　（みそ類）　減塩みそ	46.0	-	-	-	0.2	-	-	-	-	-	-
17121	2388	＜調味料類＞　（みそ類）　辛子酢みそ	43.6	-	(1.0)	-	-	-	-	-	-	-	-
17123	2390	＜調味料類＞　（みそ類）　酢みそ	44.2	-	(1.1)	-	-	-	-	-	-	-	-
17051	2392	＜調味料類＞　（ルウ類）　カレールウ	3.0	-	Tr	-	Tr	-	-	-	Tr	-	0.1
17136	2395	＜調味料類＞　（その他）　キムチの素	58.2	0	0.2	-	0.3	-	0	-	Tr	-	0.1
17054	2399	＜調味料類＞　（その他）　みりん風調味料	43.6	-	0.1	-	0	0	-	-	0	-	0
17069	2415	＜香辛料類＞　しょうが　おろし	88.2	-	-	-	-	-	-	-	-	-	(0.1)

酒石酸	α-ケトグルタル酸	クエン酸	サリチル酸	p-クマル酸	コーヒー酸	フェルラ酸	クロロゲン酸	キナ酸	オロト酸	ピログルタミン酸	プロピオン酸	計	備　考
TARAC	GLUAKAC	CITAC	SALAC	PCHOUAC	CAFFAC	FERAC	CHLRAC	QUINAC	OROTAC	PYROGAC	PROPAC	OA	
(.......... g ....)				(.......... mg ....)				(.......... g ....)					
-	-	-	-	-	-	-	-	-	-	-	-	0.2	
-	-	-	-	-	-	-	-	-	-	-	-	(1.0)	原材料配合割合から推計
-	-	-	-	-	-	-	-	-	-	-	-	(1.1)	原材料配合割合から推計
-	-	0.2	-	-	-	-	-	-	-	-	-	0.4	
-	-	0.4	-	-	-	-	-	-	-	-	-	1.1	
-	-	Tr	-	-	-	-	-	-	-	-	-	0.1	
-	-	(0.1)	-	-	-	-	-	-	-	-	-	(0.2)	食塩相当量(1.5g)を除いた上で06103しょうが生から推計

付　記　1

○ 科学技術・学術審議会　資源調査分科会　委員名簿（肩書は任命当時）

第 8 期（平成 27 年 2 月～平成 28 年 4 月）
　　分 科 会 長　　　　羽入 佐和子　国立研究開発法人理化学研究所理事
　　分科会長代理　　　宮浦 千里　　東京農工大学副学長
　　臨 時 委 員　　　　安井 明美　　国立研究開発法人農業・食品産業技術総合研究機構食
　　　　　　　　　　　　　　　　　　品総合研究所アドバイザー
　　　　 〃 　　　　　渡邊 智子　　千葉県立保健医療大学健康科学部栄養学科教授

第 8 期（平成 28 年 4 月～平成 29 年 2 月）
　　分 科 会 長　　　　宮浦 千里　　東京農工大学副学長
　　分科会長代理　　　小長谷 有紀　大学共同利用機関法人人間文化研究機構理事
　　臨 時 委 員　　　　安井 明美　　国立研究開発法人農業・食品産業技術総合研究機構食
　　　　　　　　　　　　　　　　　　品総合研究所アドバイザー
　　　　 〃 　　　　　渡邊 智子　　千葉県立保健医療大学健康科学部栄養学科教授

第 9 期（平成 29 年 2 月～平成 31 年 2 月）
　　分 科 会 長　　　　宮浦 千里　　東京農工大学副学長
　　分科会長代理　　　小長谷 有紀　大学共同利用機関法人人間文化研究機構理事
　　委　　　　員　　　白波瀬 佐和子 東京大学副学長・同大学院人文社会系研究科文学部社
　　　　　　　　　　　　　　　　　　会学研究室教授
　　臨 時 委 員　　　　石見 佳子　　国立研究開発法人医薬基盤・健康・栄養研究所国立健
　　　　　　　　　　　　　　　　　　康・栄養研究所シニアアドバイザー
　　　　 〃 　　　　　安井 明美　　国立研究開発法人農業・食品産業技術総合研究機構食
　　　　　　　　　　　　　　　　　　品研究部門アドバイザー
　　　　 〃 　　　　　渡邊 智子　　千葉県立保健医療大学健康科学部栄養学科教授

第 10 期（平成 31 年 4 月～）
　　分 科 会 長　　　　宮浦 千里　　東京農工大学副学長
　　分科会長代理　　　小長谷 有紀　国立民族学博物館超域・フィールド科学研究部教授
　　委　　　　員　　　白波瀬 佐和子 東京大学大学院人文社会系研究科教授・副学長
　　臨 時 委 員　　　　石見 佳子　　東京農業大学総合研究所教授
　　　　 〃 　　　　　安井 明美　　国立研究開発法人農業・食品産業技術総合研究機構食
　　　　　　　　　　　　　　　　　　品研究部門アドバイザー
　　　　 〃 　　　　　渡邊 智子　　淑徳大学看護栄養学部栄養学科教授

○ 科学技術・学術審議会　資源調査分科会　審議の過程（食品成分表関連）

第37回　資源調査分科会　平成27年3月18日
・食品成分委員会の設置について

第39回　資源調査分科会　平成28年12月13日
・平成28年度公表（日本食品標準成分表2015年版（七訂）追補2016年）について

第40回　資源調査分科会　平成29年3月22日
・食品成分委員会の設置について

第41回　資源調査分科会　平成29年11月24日
・平成29年度公表（日本食品標準成分表2015年版（七訂）追補2017年）について

第42回　資源調査分科会　平成30年11月29日
・平成30年度公表（日本食品標準成分表2015年版（七訂）追補2018年）について

第43回　資源調査分科会　平成31年4月18日
・食品成分委員会の設置について

第44回　資源調査分科会　令和元年12月3日
・「日本食品標準成分表2020年版（八訂）」（仮称）に向けた主要論点について

第45回　資源調査分科会　令和2年12月22日
・日本食品標準成分表の改訂について

○　食品成分委員会について（第45回資源調査分科会（平成31年4月18日）改訂）
　1　目的
　　日本食品標準成分表（以下「成分表」という。）は、昭和25年に取りまとめられて以降、60余年にわたって改訂・拡充が重ねられ、現在では、一般家庭や各種の給食・調理現場等での栄養管理・指導面、国民健康・栄養調査や食料需給表策定等の行政面、更に栄養学や医学等の教育・研究面において、幅広く活用されている。

　　特に近年、食生活の改善を通した生活習慣病の予防の重要性が一層高まるとともに、単身世帯や共働き世帯の増加に伴い、加工食品や中食・外食ニーズが増大し、こうした現代型食生活に対応した食品成分の情報取得の要請が高まる中、食品成分に関する唯一の公的データである成分表の重要性は、一層高まってきているところである。

　　こうした食品成分に対するニーズに迅速に応える観点から、2015年版（七訂）策定以降は、2016年からの各年において、その時点で成分表への収載を決定した食品成分を公表する追補を公表してきたところである。

　　成分表の更なる充実に向け、第10期においては、これまでの追補等による蓄積を踏まえた全面改訂を行う。具体的には、

　①　2015年版（七訂）策定時の2,191食品に係る新規取得データに基づく見直しに加え、

各年に追補又は検討を了した新規食品（2019 年度末までに約 200 食品を見込む。）を新た
に収載し、収載食品全体の整序を図る。

②　2015 年版（七訂）策定以降において取扱いを変更した成分（ナイアシン当量及び低分子
量の食物繊維等の成分の追加、アミノ酸成分値に係る補正係数の導入）を改訂版に反映させ
るとともに、食物繊維の変更等に伴う炭水化物組成の取扱いについて検討し成案を得る。

③　成分変化率、成分値に係るデータ来歴等の関係資料の充実、冊子版及びデータ版に関す
るユーザビリティの向上を図る。

これらの課題の検討を進めるため、資源調査分科会は、食品成分委員会を設置し、成分表に関
する諸課題に取り組むこととする。

2　調査審議事項
　・「日本食品標準成分表 2020 年版（八訂）」（仮称）の策定について
　・アミノ酸、脂肪酸及び炭水化物に関する成分表の策定について
　・その他成分表の改訂に関連する事項について

3　調査審議方法
　資源調査分科会の下に、分科会長が指名する委員、臨時委員及び専門委員をもって構成され
る食品成分委員会を設置する。
　食品成分委員会は、2 の事項に関して調査審議を行い、資源調査分科会に報告を行うものとす
る。

○　科学技術・学術審議会　資源調査分科会　食品成分委員会　委員名簿
（五十音順、肩書は任命当時）

臨 時 委 員　齋藤　洋昭　　石川県立大学生物資源環境学部食品科学科教授（第 6,7,8,9,期専
門委員、第 10 期臨時委員）

　〃　　　　佐々木　敏　　東京大学大学院医学系研究科教授（第 6,7,8,9 期専門委員、第 10
期臨時委員）

　〃　　◎安井　明美　　国立研究開発法人農業・食品産業技術総合研究機構食品研究部門
アドバイザー（第 6 期専門委員、第 7,8,9,10 期臨時委員、
第 6,7,8,9,10 期主査）

　〃　　　　安井　健　　（元）独立行政法人農業・食品産業技術総合研究機構近畿中国四
国農業研究センター上席研究員（第 6,7,8,9 期専門委員、第 10 期
臨時委員）

　〃　　○渡邊　智子　　千葉県立保健医療大学健康科学部栄養学科教授（第 6,7 期専門
委員、第 8,9,10 期臨時委員、第 7,8,9,10 期主査代理）

専 門 委 員　東　　敬子　　独立行政法人農業・食品産業技術総合研究機構野菜茶業研究所
野菜病害虫・品質研究領域　野菜品質・機能性研究グループ主
任研究員（第 6,7,8 期）

218

〃	生駒　吉識	国立研究開発法人農業・食品産業技術総合研究機構果樹研究所企画管理部業務推進室長（第6,7,8期）
〃	石原　賢司	国立研究開発法人水産研究・教育機構中央水産研究所水産物応用開発研究センター主任研究員（第10期）
〃	石見　佳子	独立行政法人国立健康・栄養研究所食品保健機能研究部長（第6,7,8期）
〃	上田　浩史	国立研究開発法人農業・食品産業技術総合研究機構野菜花き研究部門野菜病害虫・機能解析研究領域品質機能ユニット長（第9,10期）
〃	大坪　研一	新潟大学大学院自然科学研究科教授（第6,7,8期）
〃	小河原　雅子	一般財団法人日本食品分析センター多摩研究所栄養科学部ビタミン分析一課課長（第6,7,8期）
〃	久保田　紀久枝	東京農業大学総合研究所教授（第6,7,8,9期）
〃	小竹　英一	国立研究開発法人農業・食品産業技術総合研究機構食品研究部門食品分析研究領域成分特性解析ユニット上級研究員（第9,10期）
〃	小林　美穂	国立研究開発法人農業・食品産業技術総合研究機構畜産研究部門畜産物研究領域上級研究員（第8,9,10期）
〃	佐々木　啓介	国立研究開発法人農業・食品産業技術総合研究機構畜産研究部門畜産物研究領域食肉品質ユニット長（第7,8,9,10期）
〃	鈴木　亜夕帆	株式会社レオック安全・衛生管理本部栄養・衛生マネージャー（第9,10期）
〃	関谷　敦	国立研究開発法人森林研究・整備機構森林総合研究所九州支所チーム長（特用林産担当）（第6,7,8,9期）
〃	高橋　文人	一般財団法人日本食品分析センター多摩研究所栄養科学部ビタミン分析一課課長（第8,9,10期）
〃	瀧本　秀美	国立研究開発法人医薬基盤・健康・栄養研究所国立健康・栄養研究所栄養疫学・食育研究部長（第8,9,10期）
〃	竹林　純	国立研究開発法人医薬基盤・健康・栄養研究所国立健康・栄養研究所食品保健機能研究部食品分析研究室長（第9,10期）
〃	立木　美保	国立研究開発法人農業・食品産業技術総合研究機構果樹茶業研究部門上級研究員（第10期）
〃	内藤　成弘	国立研究開発法人農業・食品産業技術総合研究機構食品研究部門食品分析研究領域長（第9,10期）
〃	長尾　昭彦	独立行政法人農業・食品産業技術総合研究機構食品総合研究所食品素材科学研究領域上席研究員（第6,7,8期）
〃	中村　ゆり	国立研究開発法人農業・食品産業技術総合研究機構果樹茶業研究部門生産・流通研究領域長（第8,9期）
〃	野村　将	国立研究開発法人農業・食品産業技術総合研究機構畜産草地研

究所畜産物研究領域上席研究員（第 6,7,8 期）

〃　　　平出　政和　　国立研究開発法人森林研究・整備機構森林総合研究所きのこ・
　　　　　　　　　　　　森林微生物研究領域領域チーム長（第 10 期）

〃　　　本田　佳子　　女子栄養大学大学院医療栄養学研究室教授（第 8,9,10 期）

〃　　　村田　昌一　　長崎大学大学院　水産・環境科学総合研究科教授（第 6,7,8,9 期）

〃　　　門間　美千子　国立研究開発法人農業・食品産業技術総合研究機構食品研究部
　　　　　　　　　　　　門加工流通研究領域長（第 8,9,10 期）

（◎は主査、〇は主査代理）

○ 科学技術・学術審議会　資源調査分科会　食品成分委員会　調査審議の過程

第 11 回　食品成分委員会　平成 28 年 2 月 12 日
・今後の課題と対応方向について
・平成 28 年度分析食品について
・有機酸の分析について

第 12 回　食品成分委員会　平成 28 年 11 月 25 日
・平成 28 年度公表（日本食品標準成分表 2015 年版（七訂）追補 2016 年）について
・平成 29 年度食品分析について
・今後の課題と対応の進捗について

第 13 回　食品成分委員会　平成 29 年 4 月 28 日
・平成 29 年スケジュール等について
・今後の課題と対応の進捗について

第 14 回　食品成分委員会　平成 29 年 11 月 7 日
・平成 29 年度公表（日本食品標準成分表 2015 年版（七訂）追補 2017 年）について）
・平成 30 年度食品分析について
・今後の課題と対応の進捗について

第 15 回　食品成分委員会　平成 30 年 3 月 1 日
・平成 30 年の検討食品について
・平成 30 年度作業スケジュール等について
・追補 2018 年　構成イメージ
・今後の課題と対応方向について
・収載依頼食品の受け入れについて

第 16 回　食品成分委員会　平成 30 年 10 月 30 日
・日本食品標準成分表 2015 年版（七訂）追補 2018 年）について
・平成 31 年度食品分析について
・今後の課題と対応の進捗について
・（七訂）分析マニュアルの補遺の公表について
・収載値の根拠データの取扱いと収載値を計算する方法について
・食物繊維の収載方針について

第 17 回　食品成分委員会　令和元年 5 月 27 日

・運営規則の確認等について

・第 10 期食品成分委員会の課題について

・令和元年度の作業計画について

第 18 回　食品成分委員会　令和元年 11 月 26 日

(1)　令和元年度の検討結果について

・本年度検討食品の成分値（案）等について

・本年度検討結果の報告・公表について

(2)　「日本食品標準成分表 2020 年版（八訂）」（仮称）に向けた論点について

・エネルギー値の算出方法の変更と成分表頭項目について

・調理済み食品の取扱いについて

(3)　令和 2 年度分析食品について

第 19 回　食品成分委員会　令和 2 年 11 月 26 日

(1)　「日本食品標準成分表 2020 年版（八訂）」（案）について

・本年度検討食品の成分値（案）等について

・「日本食品標準成分表 2020 年版（八訂）」（案）について

・「日本食品標準成分表 2020 年版（八訂）」（案）の報告・公表について

(2)　今後の課題と対応の進捗について

・令和 3 年度分析食品について

○　文部科学省　科学技術・学術政策局政策課資源室（事務局）

松本　万里	資源室長		太田　孝弘	前 資源室長
松本　信二	資源室室長補佐		伊藤　香里	前 資源室室長補佐
佐藤　正也	資源室係長		猪股　英史	前 資源室室長補佐
古川　絶不	資源室専門職		宮原　有香	前 資源室専門官
犬塚　華代	資源室		中村　俊吾	前 資源室専門官
			榎本　洋子	前 資源室専門職
			滑川　美朝	前 資源室
			山口　弘子	前 資源室

　日本食品標準成分表 2020 年版（八訂）の作成に当たって多くの関係者に御協力頂いた。ここに、深く謝意を表する次第である。

付　記　2

○　成分表の電子版について

　　本成分表の電子ファイルは、文部科学省のホームページで公表する。収載している各表の項目は次頁以降のとおり。

［電子版で公開する各表］

日本食品標準成分表 2020 年版（八訂）

　　本表

日本食品標準成分表 2020 年版（八訂）　　アミノ酸成分表　編

　　第 1 表　可食部 100 g 当たりのアミノ酸成分表

　　第 2 表　基準窒素 1 g 当たりのアミノ酸成分表

　　第 3 表　アミノ酸組成によるたんぱく質 1 g 当たりのアミノ酸成分表（ホームページで公開）

　　第 4 表　（基準窒素による）たんぱく質 1 g 当たりのアミノ酸成分表（ホームページで公開）

日本食品標準成分表 2020 年版（八訂）　　脂肪酸成分表　編

　　第 1 表　可食部 100 g 当たりの脂肪酸成分表

　　第 2 表　脂肪酸総量 100 g 当たりの脂肪酸成分表

　　第 3 表　脂質 1 g 当たりの脂肪酸成分表　（ホームページで公開）

日本食品標準成分表 2020 年版（八訂）　　炭水化物成分表　編

　　本表　可食部 100 g 当たりの炭水化物成分表（利用可能炭水化物及び糖アルコール）

　　別表 1　可食部 100 g 当たりの食物繊維成分表

　　別表 2　可食部 100 g 当たりの有機酸成分表

○　文部科学省ホームページ（日本食品標準成分表・資源に関する取組）

　　（https://www.mext.go.jp/a_menu/syokuhinseibun/）

　　【文部科学省のホームページの QR コード】

　　なお、各成分を食品ごとに検索可能なデータベースを以下で公表している。

○　食品成分データベース

　　（https://fooddb.mext.go.jp/）

　　【食品成分データベースの QR コード】

食品名別索引

『日本食品標準成分表2020年版（八訂）』の記載食品等を索引にした。本編では記載のない食品等もある。

＊別名。成分表では備考欄に記載。

食品名	食品番号	索引番号
【あ】		
アーティチョーク	06001	462
	06002	463
アーモンド	05001	414
	05002	415
	05040	416
アーモンドチョコレート	15137	2211
あいがも	11205	1871
アイスクリーム	13042	1993
	13043	1994
アイスクリーム類	13042	1993
	13043	1994
	13044	1995
	13045	1996
	13046	1997
	13047	1998
アイスミルク	13044	1995
あいなめ	10001	1159
アイヌねぎ ＊	06071	543
合いびきハンバーグ	18050	2460
和え物類	18024	2432
	18025	2433
	18026	2434
	18039	2481
青えんどう	04012	320
	04013	321
青きな粉	04109	352
あおさ	09001	1101
青汁	16056	2274
青大豆	04104	334
	04105	335
	04080	343
	04082	348
	04096	349
青大豆きな粉 ＊	04030	351
あおちりめんちしゃ ＊	06314	844
青とさか	09030	1132
青菜の白和え	18024	2432
青ねぎ ＊	06227	733
	06352	734
あおのり	09002	1102
青ピーマン	06245	754
	06246	755
あおます ＊	10126	1300
	10127	1301
	10128	1302
	10129	1303
あおみつば ＊	06278	803
	06279	804
あおやぎ ＊	10305	1519
赤	16011	2233
あかいか	10342	1559
赤色トマト	06182	672
赤色ミニトマト	06183	673
あかうお ＊	10030	1194
赤えんどう	04074	322
	04075	323
あかがい	10279	1489
赤貝(さるぼう)味付け缶詰 ＊	10318	1510
赤キャベツ ＊	06064	536
赤米	01181	125
	01183	135
赤こんにゃく	02042	213
あかしか	11114	1758
あかせんまい ＊	11097	1738
赤たまねぎ	06156	638
あかちりめんちしゃ ＊	06315	845
赤とうがらし ＊	06172	659
赤とさか	09029	1131
赤肉	11003	1614
	11006	1617
	11010	1621
	11013	1626
	11017	1630
	11021	1636
	11025	1640
	11028	1643
	11029	1644
	11032	1649
	11301	1650
	11302	1651
	11036	1655
	11041	1660
	11045	1664
	11051	1671

食品名	食品番号	索引番号
赤肉	11055	1675
	11058	1678
	11059	1679
	11253	1680
	11258	1685
	11265	1692
	11267	1694
	11062	1697
	11066	1701
	11069	1706
	11073	1710
	11077	1716
	11081	1720
	11084	1723
	11085	1724
	11109	1753
	11110	1754
	11114	1758
	11275	1759
	11294	1760
	11295	1761
	11117	1764
	11121	1768
	11127	1775
	11134	1783
	11138	1787
	11140	1789
	11278	1790
	11279	1791
	11143	1794
	11147	1798
	11151	1802
	11156	1807
	11160	1811
	11162	1813
	11204	1867
紅肉種	07164	924
赤肉種	07057	957
	07077	970
	07174	1025
赤ピーマン	06247	756
	06248	757
赤身	10253	1454
	10450	1456
	10451	1457
	10452	1458
	10453	1459
	10454	1460
	10455	1461
	10456	1462
	10256	1464
	10425	1467
あかめいも ＊	02050	229
	02051	230
赤飯	01118	174
あかめチコリ ＊	06187	681
赤ワイン ＊	16011	2233
あきあじ ＊	10134	1308
	10135	1309
	10136	1310
	10137	1311
	10138	1312
	10139	1313
	10140	1314
	10141	1315
	10142	1316
	10143	1317
	10447	1318
あきさけ ＊	10134	1308
	10135	1309
	10136	1310
	10137	1311
	10138	1312
	10139	1313
	10140	1314
	10141	1315
	10142	1316
	10143	1317
	10447	1318
秋獲り	10087	1256
あくまき	01119	175
揚げ	01172	29
	01180	110
揚げせんべい	15057	2122
揚げ玉 ＊	01172	29

食品名	食品番号	索引番号
あげはん ＊	10386	1609
揚げパン	15125	2134
あけび	07001	863
	07002	864
あげまき	10280	1490
あご ＊	10421	1411
	10422	1412
あこうだい	10002	1160
あごだし	17130	2312
あさ	05003	417
アサイー	07181	865
あさうり ＊	06106	579
	06107	580
	06108	581
あさがおな ＊	06298	826
	06299	827
あさつき	06003	464
	06004	465
あさり	10281	1491
	10282	1492
	10283	1493
	10284	1494
あじ ＊	10003	1161
	10389	1162
	10004	1163
	10005	1164
	10390	1165
	10006	1166
	10007	1167
	10391	1168
	10392	1169
あしたぐさ ＊	06005	466
	06006	467
あしたば	06005	466
	06006	467
味付け	01135	197
	04067	404
	05002	415
	05005	420
	05006	421
	05021	437
	05026	446
	05027	447
	05028	449
	05029	450
	05030	452
	05031	453
	10061	1228
	10096	1266
	10166	1358
	10177	1370
	10262	1471
	10284	1494
味付け缶詰	10318	1510
	10359	1580
	11106	1750
味付けのり	09005	1105
味付け開き干し	10072	1240
味付け瓶詰	08003	1049
アジの南蛮漬け	18038	2446
あじまめ ＊	06260	771
あじ類	10003	1161
	10389	1162
	10004	1163
	10005	1164
	10390	1165
	10006	1166
	10007	1167
	10391	1168
	10392	1169
	10393	1170
	10394	1171
	10008	1172
	10009	1173
	10010	1174
	10011	1175
	10012	1176
	10013	1177
	10014	1178
あずき	04001	306
	04002	307
	04003	308
	04004	309
	04005	310
	04101	311

食品名	食品番号	索引番号
あずき	04102	312
	04103	313
	04006	314
	15001	2038
アスパラガス	06007	468
	06008	469
	06327	470
	06009	471
アセロラ	07003	866
	07159	867
	07004	868
厚揚げ ＊	04039	367
圧搾	17082	2429
アップルパイ	15080	2173
厚焼きたまご	12018	1943
アテモヤ	07005	869
アトランティックサーモン ＊	10144	1319
	10433	1320
	10434	1321
	10435	1322
	10145	1323
	10436	1324
	10437	1325
	10438	1326
	10439	1327
	10440	1328
	10441	1329
	10442	1330
	10443	1331
	10444	1332
あなご	10015	1179
	10016	1180
アピオス ＊	02068	206
	02069	207
あひる	11206	1872
	11247	1873
	11284	1874
あひる卵	12020	1922
油揚げ	04040	368
	04084	369
油いため	06327	470
	06331	486
	06375	494
	06333	534
	06094	564
	06335	615
	06336	636
	06389	637
	06338	647
	06170	657
	06379	668
	06342	687
	06206	702
	06344	705
	06345	713
	06381	718
	06349	727
	06351	732
	06352	734
	06246	755
	06248	757
	06394	759
	06250	761
	06397	778
	06359	784
	06373	791
	06398	817
	06384	860
	08037	1048
	08038	1053
	08041	1061
	08044	1065
	08046	1073
	08050	1088
	08051	1093
	08052	1097
	09052	1135
	09055	1138
あぶらえ ＊	05004	419
あぶらこ ＊	10001	1159
あぶらざめ ＊	10167	1359
あぶらつのざめ	10167	1359
油ふ	01177	101
脂身	10254	1455
	10257	1465

食品名	食品番号	索引番号
牛乳及び乳製品	13021	1966
	13022	1967
	13023	1968
	13024	1969
	13025	1970
	13053	1971
	13054	1972
	13026	1973
	13027	1974
	13028	1975
	13029	1976
	13030	1977
	13031	1978
	13032	1979
	13033	1980
	13034	1981
	13035	1982
	13036	1983
	13037	1984
	13038	1985
	13039	1986
	13055	1987
	13056	1988
	13057	1989
	13058	1990
	13040	1991
	13041	1992
	13042	1993
	13043	1994
	13044	1995
	13045	1996
	13046	1997
	13047	1998
	13048	1999
	13049	2000
	13050	2001
牛乳寒天	15136	2180
ぎゅうひ	15013	2054
牛飯の具	18031	2439
きゅうり	06065	537
	06066	538
	06067	539
	06068	540
	06069	541
	06070	542
キュラソー	16028	2251
京いも *	02052	231
	02053	232
凝固剤:塩化マグネシウム	04097	357
	04099	360
凝固剤:硫酸カルシウム	04098	358
	04100	361
ぎょうざ	18002	2475
ぎょうざの皮	01074	107
ぎょうじゃにんにく	06071	543
きょうな *	06072	796
	06073	797
	06074	798
	06360	805
きょうにんじん *	06218	721
	06219	722
	06220	723
	06221	724
業務用	14029	2032
	14034	2033
	14030	2036
	14031	2037
	17089	2305
強力粉	01020	21
	01021	22
	01023	23
玉露	16033	2257
	16034	2258
魚醤 *	17107	2341
魚醤油	17133	2338
	17134	2339
	17135	2340
	17107	2341
魚肉ソーセージ	10388	1611
魚肉ハム	10387	1610
きよみ	07163	921
魚類	10001	1159
	10002	1160
(あじ類)	10003	1161
	10389	1162
	10004	1163
	10005	1164
	10390	1165

食品名	食品番号	索引番号
魚類 (あじ類)	10006	1166
	10007	1167
	10391	1168
	10392	1169
	10393	1170
	10394	1171
	10008	1172
	10009	1173
	10010	1174
	10011	1175
	10012	1176
	10013	1177
	10014	1178
	10015	1179
	10016	1180
	10017	1181
	10018	1182
	10019	1183
	10020	1184
	10021	1185
	10022	1186
	10023	1187
	10024	1188
	10025	1189
	10026	1190
	10027	1191
	10028	1192
	10029	1193
	10030	1194
	10031	1195
	10032	1196
	10033	1197
	10034	1198
	10035	1199
	10036	1200
	10037	1201
	10038	1202
	10039	1203
	10040	1204
	10041	1205
(いわし類)	10042	1206
	10043	1207
	10044	1208
	10045	1209
	10046	1210
	10047	1211
	10048	1212
	10049	1213
	10395	1214
	10050	1215
	10051	1216
	10052	1217
	10053	1218
	10054	1219
	10396	1220
	10445	1221
	10055	1222
	10056	1223
	10057	1224
	10058	1225
	10059	1226
	10060	1227
	10061	1228
	10062	1229
	10063	1230
	10064	1231
	10397	1232
	10065	1233
	10066	1234
	10067	1235
	10068	1236
	10069	1237
	10070	1238
	10071	1239
	10072	1240
	10073	1241
	10074	1242
	10075	1243
	10076	1244
	10077	1245
	10078	1246
	10079	1247
	10080	1248
	10081	1249
	10082	1250
(かじき類)	10083	1251
	10084	1252
	10085	1253

食品名	食品番号	索引番号
魚類 (かじき類)	10398	1254
(かつお類)	10086	1255
	10087	1256
	10088	1257
	10089	1258
	10090	1259
	10446	1260
	10091	1261
	10092	1262
	10093	1263
	10094	1264
	10095	1265
	10096	1266
	10097	1267
	10098	1268
	10099	1269
	10100	1270
(かれい類)	10101	1271
	10102	1272
	10103	1273
	10399	1274
	10104	1275
	10105	1276
	10106	1277
	10107	1278
	10108	1279
	10424	1280
	10109	1281
	10400	1282
	10110	1283
	10111	1284
	10112	1285
	10113	1286
	10114	1287
	10115	1288
	10401	1289
	10116	1290
	10117	1291
	10118	1292
	10119	1293
	10120	1294
	10121	1295
	10122	1296
	10123	1297
	10124	1298
	10125	1299
(さけ・ます類)	10126	1300
	10127	1301
	10128	1302
	10129	1303
	10130	1304
	10131	1305
	10132	1306
	10133	1307
	10134	1308
	10135	1309
	10136	1310
	10137	1311
	10138	1312
	10139	1313
	10140	1314
	10141	1315
	10142	1316
	10143	1317
	10447	1318
	10144	1319
	10433	1320
	10434	1321
	10435	1322
	10145	1323
	10436	1324
	10437	1325
	10438	1326
	10439	1327
	10440	1328
	10441	1329
	10442	1330
	10443	1331
	10444	1332
	10146	1333
	10402	1334
	10147	1335
	10148	1336
	10149	1337
	10150	1338
	10151	1339
	10152	1340
	10153	1341

食品名	食品番号	索引番号
魚類 (さば類)	10154	1342
	10155	1343
	10156	1344
	10403	1345
	10404	1346
	10405	1347
	10406	1348
	10157	1349
	10158	1350
	10159	1351
	10160	1352
	10161	1353
	10162	1354
	10163	1355
	10164	1356
	10165	1357
	10166	1358
(さめ類)	10167	1359
	10168	1360
	10169	1361
	10170	1362
	10171	1363
	10172	1364
	10173	1365
	10407	1366
	10174	1367
	10175	1368
	10176	1369
	10177	1370
	10178	1371
	10179	1372
(ししゃも類)	10180	1373
	10181	1374
	10182	1375
	10183	1376
	10184	1377
	10185	1378
	10186	1379
	10187	1380
	10188	1381
	10189	1382
	10190	1383
(たい類)	10191	1384
	10192	1385
	10193	1386
	10194	1387
	10195	1388
	10408	1389
	10196	1390
	10197	1391
	10198	1392
(たら類)	10199	1393
	10409	1394
	10200	1395
	10201	1396
	10202	1397
	10203	1398
	10204	1399
	10205	1400
	10206	1401
	10207	1402
	10208	1403
	10209	1404
	10210	1405
	10448	1406
	10211	1407
	10213	1408
	10214	1409
	10215	1410
	10421	1411
	10422	1412
	10212	1413
	10216	1414
	10217	1415
	10218	1416
	10219	1417
	10220	1418
	10221	1419
	10222	1420
	10223	1421
	10224	1422
	10225	1423
	10226	1424
	10227	1425
	10228	1426
	10229	1427
	10230	1428
	10231	1429

246

食品名	食品番号	索引番号
湯葉	04060	395
	04091	396
ゆべし	15037	2103
湯戻し	04091	396
ゆりね	06296	824
	06297	825
【 よ 】		
洋菓子	15133	2153
ようかん	15038	2104
	15039	2105
	15040	2106
ようさい	06298	826
	06299	827
幼雌穂	06181	671
洋種なばな	06203	699
	06204	700
養殖	10017	1181
	10025	1189
	10026	1190
	10027	1191
	10028	1192
	10065	1233
	10067	1235
	10119	1293
	10120	1294
	10121	1295
	10130	1304
	10131	1305
	10144	1319
	10433	1320
	10434	1321
	10435	1322
	10145	1323
	10436	1324
	10437	1325
	10438	1326
	10439	1327
	10440	1328
	10441	1329
	10442	1330
	10443	1331
	10444	1332
	10185	1378
	10193	1386
	10194	1387
	10195	1388
	10408	1389
	10235	1432
	10410	1433
	10236	1434
	10243	1442
	10411	1443
	10450	1456
	10451	1457
	10452	1458
	10453	1459
	10454	1460
	10455	1461
	10456	1462
	10275	1485
	10290	1502
	10292	1504
	10293	1505
	10430	1506
	10321	1535
	10322	1536
	10323	1537
	10415	1544
	10416	1545
	10329	1546
洋なし *	07091	984
	07092	985
洋なす *	06193	689
	06194	690
洋風だし	17026	2323
洋風料理	18040	2448
	18001	2449
	18041	2450
	18043	2451
	18044	2452
	18018	2453
	18045	2454
	18011	2455
	18015	2456
	18042	2457
	18005	2458
	18004	2459
	18050	2460
洋風料理	18051	2461
	18052	2462
	18019	2463
	18020	2464
	18021	2465
	18022	2466
	18008	2467
	18009	2468
	18006	2469
	18007	2470
	18010	2471
	18016	2472
	18003	2473
	18014	2474
葉柄	06119	593
	06167	654
	06168	655
	06256	767
	06257	768
	06310	839
	06311	840
ヨーグルト	13025	1970
	13053	1971
	13054	1972
	13026	1973
	13027	1974
ヨーロッパすもも *	07081	976
	07082	977
よしきりざめ	10168	1360
よしる *	17134	2339
よめな	06300	828
よもぎ	06301	829
	06302	830
よもぎな *	06301	829
	06302	830
【 ら 】		
ラード	14016	2026
ラーメンスープ	17142	2332
	17143	2333
ラー油	17006	2290
ライスペーパー	01169	171
ライチー	07144	1034
ライト	10260	1469
	10263	1472
ライプオリーブ *	07038	891
ライマビーン *	04070	408
	04093	409
らいまめ	04070	408
	04093	409
ライム	07145	950
ライむぎ	01142	204
	01143	205
ライ麦粉	01143	205
ライ麦パン	01032	40
らうすこんぶ *	09013	1113
らくがん	15066	2131
	15066	2131
	15067	2132
	15068	2133
ラクトアイス	13045	1996
	13046	1997
ラズベリー	07146	1035
らっかせい	05034	456
	05035	457
	05044	458
	05045	459
	05036	460
	05037	461
	06303	831
	06304	832
落花生油	14014	2023
落花生入り	15052	2118
らっきょう	06305	833
	06306	834
らっきょう類	06305	833
	06306	834
	06307	835
ラディッシュ *	06240	747
ラム	11201	1860
	11202	1861
	11282	1862
	11246	1863
	11203	1864
	11283	1865
	16020	2243
ラムネ	15106	2210
卵黄	12010	1935
	12011	1936
卵黄	12012	1937
	12013	1938
卵黄型	17043	2370
卵白	12014	1939
	12015	1940
	12016	1941
ランプ	11026	1641
	11027	1642
	11028	1643
	11056	1676
	11057	1677
	11058	1678
	11082	1721
	11083	1722
	11084	1723
【 り 】		
リーキ	06308	836
	06309	837
リーフセロリ *	06075	544
	06076	545
リーフパイ	15096	2196
リーフレタス	06314	844
リーンタイプ	01206	34
リオナソーセージ	11191	1848
陸稲穀粒	01102	150
	01103	151
	01104	152
	01105	153
陸稲めし	01106	154
	01107	155
	01108	156
	01109	157
リコッタ	13058	1990
りしりこんぶ	09019	1120
リッチタイプ	01207	35
	01035	45
リブロース	11011	1622
	11249	1623
	11248	1624
	11012	1625
	11013	1626
	11014	1627
	11037	1656
	11039	1657
	11038	1658
	11040	1659
	11041	1660
	11042	1661
	11254	1681
	11256	1682
	11255	1683
	11257	1684
	11258	1685
	11259	1686
	11067	1702
	11269	1703
	11268	1704
	11068	1705
	11069	1706
	11070	1707
	11086	1725
りゅうがん	07147	1036
粒状	01072	104
粒状大豆たんぱく	04055	389
料理ぎく *	06058	529
	06059	530
料理酒	17138	2400
緑色種	06353	751
緑茶類	16033	2257
	16034	2258
	16035	2259
	16036	2260
	16037	2261
	16038	2262
	16039	2263
	16040	2264
	16041	2265
りょくとう	04071	410
	04072	411
緑豆はるさめ	02039	272
	02061	273
りょくとうもやし	06291	818
	06292	819
緑肉種	07054	953
	07135	1024
りん茎	06153	633
	06154	634
	06155	635
りん茎	06336	636
	06389	637
	06156	638
	06223	726
	06349	727
	06296	824
	06297	825
	06305	833
	06307	835
りん茎及び葉	06337	639
りん茎葉	06232	739
	06308	836
	06309	837
りんご	07148	1037
	07176	1038
	07180	1039
	07149	1040
	07150	1041
	07151	1042
	07152	1043
	07153	1044
	07154	1045
りんご酢	17018	2311
【 る 】		
ルウ類	17051	2392
	17052	2393
ルコラ *	06319	838
ルッコラ	06319	838
ルバーブ	06310	839
	06311	840
【 れ 】		
レアチーズケーキ	15135	2155
れいし *	07144	1034
冷凍	02012	228
	06017	481
	06025	492
	06374	493
	06375	494
	06050	520
	06177	665
	06178	666
	06378	667
	06379	668
	06216	716
	06380	717
	06381	718
	06269	789
	06372	790
	06373	791
	06382	858
	06383	859
	06384	860
	07181	865
	07182	972
	18007	2459
	18008	2466
	18009	2468
	18006	2469
	18010	2471
	18016	2472
冷めん	01150	116
レーズン *	07117	1006
レギュラータイプ	01209	44
レタス	06312	841
	06361	842
レタス類	06312	841
	06361	842
	06313	843
	06314	844
	06315	845
	06362	846
	06316	847
レッドオニオン *	06156	638
レッドキャベツ	06064	536
レッドチコリ *	06187	681
レッドビート *	06243	752
	06244	753
レッドラズベリー *	07146	1035
レバー *	11092	1733
	11166	1818
	11232	1908
レバーソーセージ	11192	1849
レバーペースト	11196	1853
レモン	07155	951
	07156	952
レモン風味	16059	2256
れんこだい *	10189	1382
れんこん	06317	848

本書は、文部科学省ウェブサイト（https://www.mext.go.jp/a_menu/syokuhinseibun/）から「日本食品標準成分表2020年版（八訂）」（令和2年12月、文部科学省科学技術・学術審議会資源調査分科会報告）の引用又は出典によるものです

日本食品標準成分表2020年版（八訂）
炭水化物成分表
—利用可能炭水化物、糖アルコール及び有機酸—

令和3年2月1日　第1刷発行　　　定価は表紙に表示してあります。

編　集　　文部科学省　科学技術・学術審議会
　　　　　資源調査分科会

発　行　　蔦 友 印 刷 株 式 会 社
印　刷　　〒381-8511
　　　　　長野県長野市平林 1 − 34 − 43
　　　　　お問い合わせ先
　　　　　電 話 0 3 （3 8 1 1）5 3 4 3
　　　　　http://www.tsutatomo.co.jp/

発　売　　全 国 官 報 販 売 協 同 組 合
　　　　　〒114-0012
　　　　　東京都北区田端新町 1 − 1 − 14
　　　　　販売部
　　　　　電 話 0 3 （6 7 3 7）1 5 0 0

ISBN978-4-904225-31-8

政 府 刊 行 物 販 売 所 一 覧

政府刊行物のお求めは、下記の政府刊行物サービス・ステーション（官報販売所）
または、政府刊行物センターをご利用ください。

◎政府刊行物サービス・ステーション（官報販売所）

	〈名　称〉	〈電話番号〉	〈FAX番号〉		〈名　称〉	〈電話番号〉	〈FAX番号〉
札　幌	北海道官報販売所 （北海道官書普及）	011-231-0975	271-0904	名古屋駅前	愛知県第二官報販売所 （共同新聞販売）	052-561-3578	571-7450
青　森	青森県官報販売所 （成田本店）	017-723-2431	723-2438	津	三重県官報販売所 （別所書店）	059-226-0200	253-4478
盛　岡	岩手県官報販売所	019-622-2984	622-2990	大　津	滋賀県官報販売所 （澤五車堂）	077-524-2683	525-3789
仙　台	宮城県官報販売所 （仙台政府刊行物センター内）	022-261-8320	261-8321	京　都	京都府官報販売所 （大垣書店）	075-746-2211	746-2288
秋　田	秋田県官報販売所 （石川書店）	018-862-2129	862-2178	大　阪	大阪府官報販売所 （かんぽう）	06-6443-2171	6443-2175
山　形	山形県官報販売所 （八文字屋）	023-642-8887	624-2719	神　戸	兵庫県官報販売所	078-341-0637	382-1275
福　島	福島県官報販売所 （西沢書店）	024-522-0161	522-4139	奈　良	奈良県官報販売所 （啓林堂書店）	0742-20-8001	20-8002
水　戸	茨城県官報販売所	029-291-5676	302-3885	和 歌 山	和歌山県官報販売所 （宮井平安堂内）	073-431-1331	431-7938
宇 都 宮	栃木県官報販売所 （亀田書店）	028-651-0050	651-0051	鳥　取	鳥取県官報販売所 （鳥取今井書店）	0857-23-1213	53-4395
前　橋	群馬県官報販売所 （煥乎堂）	027-235-8111	235-9119	松　江	島根県官報販売所 （今井書店）	0852-24-2230	27-8191
さいたま	埼玉県官報販売所 （須原屋）	048-822-5321	822-5328	岡　山	岡山県官報販売所 （有文堂）	086-222-2646	225-7704
千　葉	千葉県官報販売所	043-222-7635	222-6045	広　島	広島県官報販売所	082-962-3590	511-1590
横　浜	神奈川県官報販売所 （横浜日経社）	045-681-2661	664-6736	山　口	山口県官報販売所 （文栄堂）	083-922-5611	922-5658
東　京	東京都官報販売所 （東京官書普及）	03-3292-3701	3292-1604	徳　島	徳島県官報販売所 （小山助学館）	088-654-2135	623-3744
新　潟	新潟県官報販売所 （北越書館）	025-271-2188	271-1990	高　松	香川県官報販売所	087-851-6055	851-6059
富　山	富山県官報販売所 （Booksなかだ本店）	076-492-1192	492-1195	松　山	愛媛県官報販売所	089-941-7879	941-3969
金　沢	石川県官報販売所 （うつのみや）	076-234-8111	234-8131	高　知	高知県官報販売所	088-872-5866	872-6813
福　井	福井県官報販売所 （勝木書店）	0776-27-4678	27-3133	福　岡	福岡県官報販売所 ・福岡県庁内 ・福岡市役所内	092-721-4846 092-641-7838 092-722-4861	751-0385 641-7838 722-4861
甲　府	山梨県官報販売所 （柳正堂書店）	055-268-2213	268-2214	佐　賀	佐賀県官報販売所	0952-23-3722	23-3733
長　野	長野県官報販売所 （長野西沢書店）	026-233-3187	233-3186	長　崎	長崎県官報販売所	095-822-1413	822-1749
岐　阜	岐阜県官報販売所 （郁文堂書店）	058-262-9897	262-9895	熊　本	熊本県官報販売所 （金龍堂内）	096-354-5963	352-5665
静　岡	静岡県官報販売所	054-253-2661	255-6311	大　分	大分県官報販売所	097-532-4308	536-3416
名 古 屋	愛知県第一官報販売所	052-961-9011	961-9022	宮　崎	宮崎県官報販売所 （田中書店）	0985-24-0386	22-9056
豊　橋	・豊川堂内	0532-54-6688	54-6691	鹿 児 島	鹿児島県官報販売所	099-285-0015	285-0017
				那　覇	沖縄県官報販売所 （リウボウ）	098-867-1726	869-4831

◎政府刊行物センター（全国官報販売協同組合）

	〈電話番号〉	〈FAX番号〉
霞 が 関	03-3504-3885	3504-3889
仙　台	022-261-8320	261-8321

各販売所の所在地は、コチラから→ https://www.gov-book.or.jp/portal/shop/